TRONG PHÒNG CHỜ VỚI BÁC SĨ WYNN
- TẬP 2

TRONG PHÒNG CHỜ VỚI BÁC SĨ WYNN - TẬP 2

PGS. BS. Huỳnh Wynn Trần

NXB Thế Giới - Xuất bản lần thứ nhất tại Việt Nam, 2023
NXB Liên Phật Hội (United Buddhist Publisher)
Tái bản lần thứ nhất tại Hoa Kỳ, 2023
NXB Wynn Medical Center (Wynn Medical Center Publisher)
Tái bản lần thứ hai tại Hoa Kỳ, 2024

Hiệu đính và thiết kế bản in: Nguyễn Minh Tiến
ISBN: 979-8-3305-6707-2

Copyright @ BS. Huỳnh Wynn Trần, 2024

Không phần nào trong xuất bản phẩm này được phép sao chép hay phát hành dưới bất kỳ hình thức hoặc phương tiện nào mà không có sự cho phép trước bằng văn bản của tác giả.

© All rights reserved. No part of this book may be reproduced by any means without prior written permission from the author.

PGS. BS. Huỳnh Wynn Trần

Trong phòng chờ
VỚI BÁC SĨ
WYNN

TẬP 2

WYNN MEDICAL CENTER PUBLISHER

Mục lục

PHẦN 01
SỨC KHỎE - DINH DƯỠNG - LÀM ĐẸP

♦ **SỨC KHỎE - DINH DƯỠNG** 11
01. Chăm sóc vết thương: không dùng oxy già 11
02. Những chiếc máy (có thể cứu mạng) nên có ở nhà 14
03. Nước tiểu màu gì là tốt? 19
04. Siêu âm trong chẩn đoán y khoa và chữa trị
bệnh khớp 25
05. Thải độc bằng cà phê: nguy hiểm và không có
bằng chứng khoa học 29
06. Thuốc bổ não 36
07. Thuốc bổ thận 41
08. Tiểu đêm... và tiểu nhiều lần................................. 46
09. Tôi có cần uống thực phẩm chức năng 50
10. Vitamin A (Retinol, axit retinoic)............................ 53
11. Vitamin E.. 58
12. Mười loại thuốc nên có sẵn trong nhà 64
13. Cách đọc kết quả xét nghiệm máu 74

◆ **LÀM ĐẸP** 93
01. Ăn gì bổ da? 93
02. Cách chữa sẹo (thẹo) 98
03. Kéo dài lông mi 104
04. Làm sao để triệt lông vĩnh viễn 108
05. Retinol: Loại kem mỗi người đều nên có ... 113

PHẦN 02
KIẾN THỨC VỀ CÁC LOẠI BỆNH

01. Bệnh bạch biến (Vitiligo) 119
02. Bão Cytokine và Bradykinin 124
03. Bệnh cường giáp (Hyperthyroidism) 131
04. Bệnh suy giáp (Hypothyroidism) 139
05. Bệnh thiếu máu (Anemia) 143
06. Bệnh tự miễn 150
07. Chóng mặt 158
08. Đau chân 165
09. Đau khớp háng 169
10. Đau lưng, thoát vị đĩa đệm và gai cột sống ... 174
11. Đau vai 181
12. Gan nhiễm mỡ 187
13. Giời leo (Shingles) 193
14. Bệnh hen suyễn (Asthma) 199
15. Hở van tim 207
16. Hội chứng tiền mãn kinh 211
17. Lạnh tay, chân 219

18. Bệnh lupus ban đỏ (Systemic lupus erythematorus) ... 223
19. Mụn cóc 230
20. Mụn mọc ngược (Inversa acne - hidradenitis suppurativa) 237
21. Ngón tay bị kẹt (ngón tay cò súng) - trigger finger 241
22. Phì đại tuyến tiền liệt 245
23. Bệnh sưng phù chân 250
24. Tụt huyết áp: chỉ số quan trọng không nên xem thường 255
25. Ung thư có những dấu hiệu gì? 261
26. Vẹo cột sống (Scoliosis) 266
27. Viêm gan C (Hepatitis C) 272
28. Viêm gan siêu vi B (HBV) - kẻ giết người thầm lặng .. 279
29. Bệnh viêm loét bao tử do H. pylori 285
30. Viêm thấp khớp (ra) có thể chữa dứt hẳn? 290

8

PHẦN 01

SỨC KHỎE
DINH DƯỠNG
LÀM ĐẸP

SỨC KHỎE - DINH DƯỠNG

01 CHĂM SÓC VẾT THƯƠNG: KHÔNG DÙNG OXY GIÀ (HYDROGEN PEROXIDE)

Tôi từng nhận một ca bệnh chỉ đơn giản là trầy da đầu gối, nhưng vết loét ngày càng rộng, không lành và đau nhức. Hỏi ra mới biết bệnh nhân rửa vết thương bằng oxy già (Hydrogen peroxide) mỗi ngày vì bác nghe nói dùng chất này có thể sát trùng vết thương. Đúng là oxy già giết vi khuẩn, nhưng nó cũng làm tổn thương các mô và làm chậm quá trình lành da. Vì vậy, vết thương của bác không lành và còn tệ hơn. Đây cũng là lý do bác sĩ không khuyên bệnh nhân dùng oxy già hay rượu để rửa vết thương.

XÁC ĐỊNH LOẠI, ĐỘ NẶNG NHẸ CỦA VẾT THƯƠNG, ĐỂ CÓ CÁCH CHỮA PHÙ HỢP

Vết thương được chia làm ba cấp độ là nhẹ, vừa và nặng tùy theo mức độ tổn thương và độ sâu của vết thương. Vết thương nhẹ, chỉ tổn thương phần thượng bì; vết thương vừa, tổn thương cả thượng bì và hạ bì; vết thương nặng, tổn thương cả thượng, hạ bì và mô mỡ cũng như mạch máu bên dưới.

Vết thương cũng được phân loại đơn giản hay phức tạp (ảnh hưởng đến một cơ quan hay nhiều cơ quan), mới hay cũ hoặc dựa vào nguồn gốc vết thương như cắt, bỏng, bị chèn ép, bị tai nạn, bị bắn, hay các nguyên nhân tổn thương khác.

Vết thương nặng, phức tạp, liên quan nhiều bệnh cần có bác sĩ chuyên khoa (bác sĩ da liễu hay bác sĩ điều trị vết thương) và điều dưỡng để chăm sóc, theo dõi. Vết thương nặng lâu lành có thể cần phẫu thuật cắt bỏ vùng da chết hay cần thêm các loại băng đặc biệt để giúp lành vết thương.

CHĂM SÓC VẾT THƯƠNG CÀNG SỚM CÀNG TỐT ĐỂ CÓ KẾT QUẢ TỐT NHẤT

Ngay khi vừa bị thương, quý vị nên rửa bằng nước sạch và xà phòng nhẹ để làm sạch và lấy chất bẩn từ vết thương. Nếu vết thương chảy máu, dùng băng gạc ép nhẹ để cầm máu. Nếu vết thương chảy máu liên tục thì quý vị nên đi gặp bác sĩ ngay.

- Với vết cắt sâu, quý vị cần gặp bác sĩ để khâu chỉ trong vòng 48 giờ, khi lành vết thương sẽ bớt sẹo.
- Với vết bỏng, dùng nước sạch rửa vết bỏng và giữ sạch. Nếu có các bọng nước, quý vị đừng đụng vào làm vỡ bọc.
- Dùng kem kháng sinh (Triple antibiotic) hoặc Petroleum jelly bôi lên vết thương, sau đó dùng băng cá nhân dán lại. Ngăn ngừa nhiễm trùng bằng cách giữ sạch vết thương.

Chăm sóc vết thương hằng ngày bằng cách theo dõi kỹ, nếu có mủ hay chảy dịch có thể dùng nước ấm để rửa sạch, bôi kem kháng sinh và dùng băng cá nhân dán lên.

Vết thương do chó hay người cắn cần được rửa sạch, tiêm ngừa uốn ván, và có thể cần uống thuốc kháng sinh.

Ngừa uốn ván (Tetanus) cần được tiêm 10 năm một lần. Vết thương từ đất hay vùng bẩn có thể cần tiêm vắc-xin Tetanus.

LÀM SAO ĐỂ VẾT THƯƠNG MAU LÀNH

- Vết thương cần dinh dưỡng, cần oxy, cần sạch sẽ, cần độ ẩm và cần có máu lưu thông tốt đến chỗ có vết thương để mau lành.
- Chữa các bệnh nền như tiểu đường, cao huyết áp hay bệnh phổi giúp vết thương lành nhanh hơn.
- Tập thể dục nhẹ, hạn chế kéo rộng vùng vết thương.
- Ngủ đủ giấc, ăn đủ chất, ăn uống cân bằng, với nhiều rau cải xanh, vitamin từ trái cây tươi (không phải uống vitamin) sẽ giúp vết thương mau lành.

KHI NÀO QUÝ VỊ CẦN GẶP BÁC SĨ?

- Vết thương không lành hay loét to thêm, chảy mủ, sưng nhức hay lan đỏ ra.
- Tê hay yếu vùng gần vết thương hay vùng xa vết thương (nghi ngờ tổn thương dây thần kinh).
- Sốt, ớn lạnh, hay mệt mỏi, gợi ý vết thương gây nhiễm trùng cấp tính toàn thân.

KẾT LUẬN

- Chăm sóc vết thương theo hướng dẫn của bác sĩ.
- Không dùng các chất làm tổn thương da và mô như oxy già hay rượu.
- Quý vị nên có sẵn các kem trị thương ở nhà như kem trụ sinh Triple Antibiotic hay Petroleum.

02 NHỮNG CHIẾC MÁY (CÓ THỂ CỨU MẠNG) NÊN CÓ Ở NHÀ

Sau đại dịch Covid-19, chúng ta ngày càng nhận thấy sức khỏe là quan trọng nhất. Các loại máy dưới đây có thể cứu mạng hoặc giúp quý vị tìm ra những căn bệnh nguy hiểm. Xin lưu ý, tôi không quảng cáo hay ủng hộ cho bất kỳ nhãn hiệu máy nào. Bài viết này gợi ý những chiếc máy quý vị nên có, nhất là chiếc máy số 1 đến số 4, máy số 5 thì tùy trường hợp.

MÁY ĐO HUYẾT ÁP (BLOOD PRESSURE MONITOR)

Các nghiên cứu cho thấy bệnh cao huyết áp chính là nguyên nhân của đột quỵ (do vỡ mạch máu), trụy tim (nghẽn mạch máu do xơ vữa động mạch), hay suy thận mạn tính (do hư cầu thận), và các bệnh về mạch khác. Cao huyết áp cũng làm tăng tỷ lệ tử vong khi bệnh nhân có những bệnh mạn tính khác như ung thư, mỡ máu cao, hay tiểu đường. Tuy biết là nguy hiểm nhưng chúng ta thường ít đo huyết áp.

Rất nhiều bệnh nhân chỉ đo huyết áp khi đi khám bác sĩ hoặc vào dịp đặc biệt (có máy đo huyết áp miễn phí). Đo huyết áp tại phòng khám đôi khi không chính xác do hội chứng cao huyết áp khi gặp bác sĩ (White Coat Syndrome). Tại các sự kiện, quý vị có thể vội vã hoặc mệt mỏi khiến cho việc đo huyết áp không chính xác (quá cao hoặc quá thấp). Tốt nhất là đo huyết áp tại nhà để theo dõi huyết áp của mình.

- Cách dùng: Quý vị ngồi yên thả lỏng trong vài phút, đo bên tay trái hoặc tay phải, nhớ ngồi cùng một tư thế và đo cùng một thời điểm mỗi ngày sẽ cho kết quả chính xác hơn.
- Cách đọc: Máy đo huyết áp sẽ có ba chỉ số: hai chỉ số đầu là huyết áp khi tim bóp lại và khi tim thả lỏng, chỉ số cuối cùng là nhịp tim. Quý vị nên ghi hết ba chỉ số vào sổ để theo dõi.

Huyết áp bình thường trong khoảng 120/80 mmHg, huyết áp cao khi kết quả đo trên 130/90 mmHg, huyết áp lên đến 180/100 mmHg sẽ làm tăng rủi ro vỡ mạch máu dẫn đến đột quỵ. Huyết áp thấp là dưới 90/60 mmHg.

Nhịp tim bình thường là 60-100, nhịp tim trên 100 cộng thêm triệu chứng khó thở, tim đập thình thịch thì quý vị phải gọi bác sĩ ngay. Quý vị có thể mua các nhãn hiệu uy tín như Omron hay CareTouch.

MÁY ĐO ĐƯỜNG HUYẾT (BLOOD GLUCOSE MONITOR)

Là chiếc máy không thể thiếu với những ai bị tiểu đường. Với người không bị tiểu đường, máy cũng rất quan trọng khi có thể cho biết lý do quý vị mệt mỏi, ngất xỉu như bị tụt đường huyết hay tăng đường huyết.

Quý vị nên kiểm tra đường huyết thường xuyên tại nhà, ít nhất là 1 lần/tuần. Tốt nhất là đo trước khi ăn vào một giờ nhất định. Quý vị cũng nên kiểm tra chỉ số phần trăm đường bám vào hồng cầu HbA1C (6,5% trở lên là tiểu đường). Xét nghiệm chỉ số HbA1C 3-6 tháng một lần cộng với kiểm tra hằng ngày sẽ cho biết chính xác bệnh tiểu đường có được kiểm soát tốt hay không.

- Cách dùng: Tùy vào mỗi loại máy mà có sự hướng dẫn khác nhau. Quý vị đọc theo chỉ dẫn trên máy, đút que thử vào máy, và chờ đến khi có dấu hiệu bỏ giọt máu vào.
- Cách đọc: Cần biết khi đo là no hay đói vì kết quả đọc sẽ khác nhau. Chỉ số đường huyết bình thường là 70-99 mg/dL khi đói. Khoảng 100-125 mg/dL là tiền tiểu đường và trên 126 mg/dL thì có thể đã mắc bệnh tiểu đường. Lượng đường huyết dưới 54 mg/dL là nguy hiểm, có thể gây mệt mỏi và ngất xỉu.

Chỉ số đường huyết sau khi ăn thường dưới 140 mg/dL. Nếu trong khoảng 140-199 mg/dL là tiền tiểu đường và trên 200 mg/dL sau ăn 2 giờ thì có thể đã mắc bệnh tiểu đường.

Tại Mỹ, máy đo đường huyết thường sẽ do bảo hiểm chi trả. Mua máy ngoài thị trường giá khoảng 20-30 đô la.

MÁY ĐO OXY TRONG MÁU (PULSE OXIMETER)

Máy này quan trọng với những quý vị có bệnh về phổi như COPD, viêm phổi mạn tính, bệnh suyễn, hay gần đây là bệnh Covid-19.

- Cách dùng: Kẹp ngón tay trỏ hay ngón giữa vào máy, bấm công tắc và đợi kết quả.
- Cách đọc: Máy sẽ có 2 chỉ số tính bằng phần trăm là chỉ số oxy trong máu và số còn lại là nhịp tim.

Chỉ số oxy bình thường là trên 95%. Tuy nhiên, với người bệnh phổi thì chỉ số bình thường có thể trên 90%. Nếu chỉ số tụt dưới 95% và có thêm triệu chứng khó thở, mệt mỏi, thì bệnh nhân nên đi khám bác sĩ ngay.

Chỉ số dưới 90% thường sẽ cần thở oxy. Với bệnh Covid-19 thì chỉ số này rất quan trọng, bệnh nhân nên kiểm tra thường xuyên.

Chỉ số nhịp tim bình thường là 60-100.

MÁY ĐO THÂN NHIỆT (THERMOMETER)

Là chiếc máy rất cần thiết, nhất là những lúc quý vị thấy nóng hay ớn lạnh trong người. Hiện nay có loại máy dùng tia hồng ngoại để đo nhiệt độ chính xác.

- Cách dùng: Bấm nút dò và nhắm vào trán cho đến khi nghe tiếng bíp và hiện ra nhiệt độ đo.
- Cách đọc: Nhiệt độ bình thường dao động trong khoảng 97-99°F (36,1-37,2°C). Trên 38°C là sốt. Khi đo nhiệt độ, nhớ ghi vị trí đo như: "Nhiệt độ trên trán là 37,2°C."

MÁY CUNG CẤP OXY (OXGEN CONCENTRATOR/ GENERATOR)

Là chiếc máy cần thiết cho những ai bị bệnh phổi mạn tính hay viêm phổi cấp tính cần oxy, như trường hợp bệnh Covid-19. Các nghiên cứu chỉ ra thở oxy sớm và kịp thời sẽ làm giảm tổn thương lên tim phổi do giảm áp lực làm việc lên hai cơ quan này và khả năng hồi phục bệnh sẽ tốt hơn. Máy này thường chạy bằng điện, có thể có pin dự phòng trong vài giờ nếu mang lên máy bay.

- Cách dùng: Cắm điện, bật công tắc và gắn ống thở vào đầu ra của máy. Khi dùng nasal cannula (ống thông mũi) thì quý vị phải đeo chắc vào đầu, có hai đầu ra oxy chĩa thẳng vào sâu trong mũi để khi ngủ không bị lệch ra ngoài.

Sau khi bật máy lên thì dùng tay chỉnh lượng oxy thở qua máy cho đến khi thấy đỡ hơn và máy đo oxy trên ngón tay hiển thị oxy trên 90%. Nếu đã dùng oxy mà vẫn không thấy đỡ hơn và chỉ số oxy vẫn không cải thiện thì phải gọi bác sĩ ngay.

Hiện nay tại Mỹ, các hãng bảo hiểm và Medicare có thể cho bệnh nhân thuê máy hay bình oxy trong thời gian 3 năm. Bác sĩ sẽ kê đơn oxy và hãng thuốc/dụng cụ sẽ làm giấy tờ cho quý vị.

Trong trường hợp quý vị muốn mua thì máy này có bán trên thị trường, gọi là oxygen concentrator/machine và giá dao động từ vài trăm đến vài ngàn đô la.

KẾT LUẬN

Những chiếc máy trên sẽ giúp quý vị hiểu về tình hình sức khỏe của mình tốt hơn và tạo các thói quen chăm sóc sức khỏe hằng ngày.

Nếu chỉ mua được một chiếc máy thì quý vị nên mua máy đo huyết áp để dùng mỗi ngày.

03 NƯỚC TIỂU MÀU GÌ LÀ TỐT?

Tôi nhận được khá nhiều câu hỏi về nước tiểu như màu sắc, số lần đi tiểu, hay bọt tiểu. Bài viết này phân tích chức năng quan trọng của nước tiểu, lý do nước tiểu có màu khác nhau, và cách xem phân tích nước tiểu.

NƯỚC TIỂU LÀ THƯỚC ĐO SỨC KHỎE QUAN TRỌNG

Thận lọc các chất thải và tiết ra ngoài qua dạng nước tiểu. Vì vậy, nước tiểu là cách gián tiếp để kiểm tra sức khỏe của thận và cả cơ thể, như cách chúng ta thử nghiệm khói xe để xem máy xe chạy có ổn không.

Nước tiểu chủ yếu gồm nước, muối, chất điện giải (kali và phosphorus), ure, axit uric, và nhiều chất khác. Tùy vào thức ăn, thuốc uống, và cơ địa mỗi người mà nước tiểu còn có thêm các chất khác tạo ra mùi và màu sắc khác nhau.

Bọng đái (bàng quang) của chúng ta trung bình chứa được 300-400 ml nước tiểu ban ngày và có thể tăng đến 800 ml tích trữ ban đêm, giúp chúng ta có giấc ngủ dài mà không phải thức dậy đi tiểu. Tùy vào cơ thể mỗi người mà kích cỡ bọng đái có thể khác nhau.

Mỗi ngày chúng ta tạo ra khoảng 1-2 lít nước tiểu, tùy vào lượng nước chúng ta uống vào. Khi bệnh nhân nhập viện, nhất là khi vào khoa Cấp cứu (ICU), chức năng thận và bài tiết là rất quan trọng, bác sĩ sẽ tính xem bệnh nhân tạo ra bao nhiêu nước tiểu tùy vào cân nặng, thường là 1-2 ml/kg/giờ.

MÀU SẮC, MÙI, VÀ TẦN SUẤT ĐI TIỂU NÓI LÊN RẤT NHIỀU VỀ SỨC KHỎE

Màu của nước tiểu thường là vàng nhạt cho đến vàng đậm, do chất urochrome tạo ra. Đây là chất từ tế bào hồng cầu bị phân hủy. Nước tiểu sẽ có màu vàng nhạt cho đến trong suốt nếu chúng ta uống quá nhiều nước hay dùng thuốc lợi tiểu (diuretics).

Ngược lại nước tiểu vàng đặc, màu nâu đậm gợi ý chúng ta bị thiếu nước, hay nguy hiểm hơn là có những bệnh về gan. Nếu nước tiểu có màu quá nhạt hay quá đậm trong nhiều ngày thì quý vị nên gặp bác sĩ để tìm ra nguyên nhân. Cơ thể chúng ta là một bộ máy tuyệt vời, thận sẽ tự hiệu chỉnh màu nước tiểu nếu có sự thay đổi nào đối với cơ thể. Ví dụ như nước tiểu sẽ đổi màu từ vàng đậm thành vàng nhạt nếu chúng ta uống đủ nước.

Thường nước tiểu có mùi khai nhẹ. Tuy nhiên, ăn nhiều thực phẩm bổ dưỡng như măng tây (asparagus) hay uống nhiều vitamin B6 cũng có thể làm nước tiểu khai nồng hơn. Ngoài ra, thiếu nước cũng khiến nước tiểu có mùi khai nồng và màu nâu đậm.

ĐI TIỂU BAO NHIÊU LẦN TRONG NGÀY?

Thông thường, một người khỏe mạnh sẽ đi tiểu trung bình 6 lần (từ 4-10 lần) trong ngày. Tùy vào cơ thể, tuổi tác, và tình trạng cơ thể mà quý vị có thể đi tiểu nhiều hơn người khác. Ví dụ như phụ nữ có thai sẽ đi tiểu nhiều hơn do bọng đái bị ép, khả năng tích nước ít đi. Người lớn tuổi cũng sẽ đi tiểu nhiều lần hơn so với người trẻ.

Cách tốt nhất để biết quý vị đi tiểu nhiều hay ít là so sánh với tần suất bình thường của quý vị những ngày trước. Ví dụ mỗi ngày quý vị đi tiểu khoảng 6 lần, nhưng bây giờ quý vị đi tiểu khoảng 10-12 lần một ngày (cứ 1-2 giờ đi tiểu một lần) nghĩa là tăng lần đi tiểu, và nếu tần suất đi tiểu nhiều liên tục trong vài ngày, quý vị nên khám bác sĩ vì đây có thể là dấu hiệu của nhiễm trùng đường tiểu, phì đại tuyến tiền liệt, hay các bệnh lý khác về thận.

Tiểu nhiều lần trong ngày có thể là dấu hiệu của tiểu đường hay các bệnh lý khác về nội tiết ví dụ như thấp hay quá cao canxi (hypo-hypercalcemia).

Thuốc lợi tiểu cũng làm quý vị đi tiểu nhiều hơn. Một số thuốc như chlorothiazide, hydrochlorothiazide (trị cao huyết áp), furosemide, torsemide (trị cao huyết áp hay suy tim), spironolactone (trị cao huyết áp hay trị mụn), triamterene (trị cao huyết áp)... có tác dụng làm lợi tiểu.

Nếu quý vị thấy mắc tiểu đột ngột, thậm chí không kịp đi tiểu mà đã ra ướt quần thì đó có thể là dấu hiệu bọng đái quá nhạy cảm (overactive bladder).

Cuối cùng, cà phê, trà, các thuốc tăng lực cũng có thể làm quý vị đi tiểu nhiều hơn.

NƯỚC TIỂU MÀU ĐỎ HAY HỒNG LÀ DO GÌ?

Những loại đồ ăn như củ cà rốt, củ dền tím, quả dâu, các loại quả mọng có thể làm nước tiểu đổi màu đỏ hay hồng. Ngoài ra có máu trong nước tiểu (sạn thận), các bệnh về nhiễm trùng đường tiểu, bệnh về tuyến tiền liệt, hay khối u cũng có thể khiến nước tiểu có màu đỏ.

NƯỚC TIỂU MÀU XANH LÁ CÂY HAY MÀU LẠ KHÁC

Thường là do thuốc uống ví dụ như thuốc gây mê propofol, thuốc promethazine (trị ho), thuốc cimetidin (trị đau bao tử), hay metoclopramide (trị ói mửa), nhiều thuốc khác, hoặc các chất cản quang, thuốc điều trị nhiễm trùng do vi khuẩn pseudomonas. Bác sĩ sẽ hỏi quý vị có uống thuốc gì mới gần đây, có dùng chất cản quang khi chụp hình, hoặc có ăn uống gì lạ hay không vì đây có thể là lý do nước tiểu đổi màu.

NƯỚC TIỂU CÓ BỌT HAY CÓ MÀU TRẮNG ĐỤC

Thỉnh thoảng nước tiểu sẽ có bọt, nhưng bọt ra quá nhiều một cách thường xuyên, hay có màu trắng đục có thể gợi ý những bệnh nguy hiểm về thận như mất protein hay nhiễm trùng. Một trong những chức năng quan trọng của thận là lọc giữ lại protein qua các màng lưới ở cầu thận. Nếu cầu thận bị hư, lưới bị vỡ thì protein lọt ra ngoài, lẫn vào trong nước tiểu, tạo ra các bọt. Xét nghiệm phân tích nước tiểu là cách hiệu quả để tìm ra protein niệu.

XÉT NGHIỆM NƯỚC TIỂU LÀ GÌ?

Phân tích nước tiểu (Urinalysis, UA) là một xét nghiệm cơ bản nhưng có thể cho biết nhiều thứ về bệnh như nhiễm trùng đường tiểu, thận, tiểu đường hay các bệnh khác. Xét nghiệm UA có thể dùng làm chẩn đoán hay theo dõi các bệnh lý.

Trước khi xét nghiệm nước tiểu, quý vị nhớ nói cho bác sĩ nghe mình có uống thuốc gì, có ăn gì lạ hay không, hoặc đang/sắp/hết kinh nguyệt vì những điểm này có thể làm ảnh hưởng đến kết quả chẩn đoán bằng nước tiểu.

Lấy nước tiểu sạch và lấy nước tiểu giữa dòng. Khi quý vị lấy nước tiểu, chùi rửa cẩn thận xung quanh lỗ tiểu, đợi đi tiểu một lát rồi mới đưa lọ vào lấy nước tiểu.

Kết quả phân tích nước tiểu bình thường, các chỉ số khác với các chỉ số bình thường có thể gợi ý những bệnh khác nhau.

- Màu: vàng nhẹ.
- Độ trong: nhìn thấu.
- pH nước tiểu, khoảng từ 5,0-8,0, lưu ý là pH có thể từ axit đến bazơ vì vậy dịch kết quả phải tùy vào cơ địa của mỗi người.
- Độ đặc (concentration): 1,005-1,025. Nước tiểu đặc thì độ đặc cao và nước tiểu lỏng sẽ có độ đặc thấp.
- Máu: Không có hoặc ít hơn 3 hồng cầu. Có máu trong nước tiểu sẽ cần thêm xét nghiệm khác để tìm ra lý do như sỏi thận, viêm cầu thận, hay các bệnh khác về hệ tiết niệu.
- Hồng cầu: 0-2 tế bào xem dưới kính hiển vi.
- Bạch cầu: 0-5 tế bào xem dưới kính hiển vi.
- Đường: không có hoặc thấp hơn 15 mg/dL.
- Ketone: không có, nếu có đường trong nước tiểu, bệnh nhân cần phải xét nghiệm bệnh tiểu đường và các bệnh khác bằng thử máu.
- Nitrite/Esterase: không có, đây là các sản phẩm của bạch huyết cầu gợi ý có nhiễm trùng đường tiểu.
- Bilirubin: không có, nếu có thì có thể là bệnh lý về gan.

- Urobilirubin: rất ít (0,5-1 mg/dL).
- Vi khuẩn: không có.
- Nấm: không có.

Nhìn chung, nước tiểu có thể xem là khỏe mạnh khi hầu hết các chất quan trọng như protein, đường, bilirubin, Nitrite/Esterase đều không có.

KẾT LUẬN

Nước tiểu là dấu hiệu quan trọng để theo dõi sức khỏe chúng ta. Bất kỳ thay đổi nào về màu sắc, mùi, và tần suất kéo dài đều có thể là dấu hiệu bệnh lý nguy hiểm.

Quý vị nên uống vừa đủ nước (không nên quá nhiều, không nên quá ít) bằng cách uống nước ngay mỗi khi khát (khô môi hay khô da) và đi tiểu ngay khi mắc tiểu.

04 SIÊU ÂM TRONG CHẨN ĐOÁN Y KHOA VÀ CHỮA TRỊ BỆNH KHỚP

SIÊU ÂM LÀ GÌ?

Siêu âm là kỹ thuật chẩn đoán hình ảnh mà bác sĩ thường chỉ định cho quý vị để xem cấu trúc bên trong cơ thể. Máy siêu âm gửi ra các sóng siêu âm dò tìm, khi gặp vật thể sẽ phản xạ lại. Tùy vào loại chất liệu vật thể như nước, xương, mạch máu, hay mô mềm mà sóng phản xạ lại nhanh hay chậm, máy tính sẽ dựa vào phản xạ của sóng âm để tạo ra hình ảnh. Đây cũng là cách tàu ngầm dò đường trong lòng đại dương.

Siêu âm không phải là bức xạ, không có tác dụng phụ như tia X-quang hay chụp CT nên thường được dùng nhiều trong chẩn đoán.

Tuy nhiên, siêu âm hình ảnh có những điểm yếu như sóng âm không phản xạ tốt trong không khí hay cấu trúc xương nên nếu bác sĩ muốn xem xương hoặc hình ảnh có không gian thì chụp CT và MRI có thể tốt hơn.

SIÊU ÂM DÙNG ĐỂ LÀM GÌ?

Siêu âm ngày nay được dùng hầu như ở tất cả các chuyên khoa. Dưới đây là một vài chỉ định làm siêu âm mà bác sĩ gia đình (tại Mỹ) của quý vị thường hay gửi đi và bác sĩ chuyên khoa sẽ theo dõi:

- Xem hình ảnh cấu trúc tử cung, buồng trứng, theo dõi thai nhi (sản phụ khoa).

- Xem túi mật và các bệnh về sạn mật, gan, và các cơ quan vùng bụng (nội khoa).
- Xem dòng chảy, tốc độ, và đánh giá thành tĩnh mạch, động mạch, xem có bị nghẽn hay không (tim mạch).
- Xem các khối u ở vú (nội khoa, sản khoa).
- Xem khối u, hình ảnh của tuyến giáp (nội tiết).
- Thăm dò và xem hình ảnh tuyến tiền liệt (nam khoa, tiết niệu).
- Đánh giá viêm sụn, cấu trúc xương, và tràn dịch (cơ xương khớp).
- Khối u dưới da và độ dày của da (da liễu).
- Hình ảnh tim, độ bóp, và các bệnh lý của tim (tim mạch).
- Tai nạn, chấn thương: xem xuất huyết nội tạng (FAST study) (cấp cứu và hồi sức).
- Và nhiều chỉ định khác.

QUÝ VỊ NÊN CHUẨN BỊ GÌ TRƯỚC KHI ĐI SIÊU ÂM?

Đa số các xét nghiệm siêu âm không cần phải chuẩn bị gì cả. Quý vị chỉ cần ăn mặc thoải mái, rộng rãi, và đừng đeo đồ nữ trang, vàng bạc đá quý (trên tay, trên cổ). Quý vị cũng đừng mang những đồ có giá trị khi đi siêu âm.

Tuy nhiên, có một vài xét nghiệm siêu âm mà quý vị cần kiêng và chuẩn bị trước như:

- Siêu âm túi mật, gan, lá lách, hay tụy: bác sĩ sẽ yêu cầu không nên ăn hay uống nhiều đồ dầu mỡ trước 12 tiếng.
- Siêu âm thận hay vùng chậu: bác sĩ có thể sẽ dặn quý vị uống 4-6 ly nước trước khi làm siêu

âm khoảng 1 tiếng để bọng đái được đầy nước, hoặc yêu cầu nhịn ăn 12 giờ trước khi làm siêu âm để hạn chế khí ga (gas) trong ruột (có thể làm ảnh hưởng đến chất lượng hình ảnh).

- Siêu âm động mạch chính (Aorta): Quý vị có thể phải nhịn ăn 12 giờ trước khi làm.
- Siêu âm cho trẻ em: Có thể có những hướng dẫn khác. Quý vị nhớ hỏi bác sĩ trước khi dẫn trẻ em đi siêu âm.

TRONG LÚC SIÊU ÂM

Kỹ thuật viên siêu âm hay bác sĩ sẽ bôi gel (chất keo) lên chỗ cần siêu âm để che không khí, giúp sóng siêu âm chuyển từ đầu dò siêu âm qua cơ thể tốt hơn, và tạo ra hình ảnh rõ ràng. Chất gel này thường không gây ra dị ứng gì cả. Sau khi quý vị làm siêu âm xong thì dùng khăn lau sạch.

Có nhiều loại đầu dò siêu âm mà kỹ thuật viên hay bác sĩ sẽ dùng, tùy vào loại bệnh hay cơ quan mà bác sĩ muốn xem thì sẽ dùng các đầu dò khác nhau. Thường thì đầu dò hình chữ nhật có tần sóng cao nhất, thích hợp với các cấu trúc gần da như xương khớp. Đầu dò hình vuông nhỏ gọn thường dùng trong tim mạch. Đầu dò rẻ quạt to tần sóng thấp dùng để tìm các hình ảnh sâu bên trong cơ thể như gan, mật, hay tụy.

Một số siêu âm đặc biệt đưa đầu dò vào bên trong cơ thể như siêu âm tim thông qua thực quản hay siêu âm tuyến tiền liệt thông qua đường ruột. Siêu âm tử cung đôi khi sẽ dùng đầu dò đưa vào âm đạo để thấy rõ hơn tử cung và niêm mạc. Những siêu âm này có thể gây cảm giác khó chịu nên bệnh nhân thường được dùng thuốc hỗ trợ (như trong trường hợp siêu âm tim) và cần bác sĩ giải thích cặn kẽ.

Thời gian mỗi cuộc siêu âm tùy theo loại siêu âm và chỉ định khám. Thường mỗi cuộc siêu âm sẽ mất khoảng 30 phút từ lúc chuẩn bị cho đến lúc kết thúc.

THEO DÕI VỚI KẾT QUẢ SIÊU ÂM

Bác sĩ chuyên khoa chẩn đoán hình ảnh (radiologist) sẽ đọc hình ảnh siêu âm và cho kết quả chẩn đoán. Quý vị nên trở lại gặp bác sĩ đã đặt chỉ định siêu âm để thảo luận về kết quả. Ví dụ như bác sĩ sản khoa chỉ định siêu âm vùng chậu thì quý vị nên quay lại gặp bác sĩ sản khoa.

SIÊU ÂM TRONG CHỮA TRỊ VÀ CAN THIỆP KHỚP

Siêu âm ngày càng quan trọng trong chẩn đoán và chữa trị bệnh về khớp, máy móc và đầu dò cũng trở nên gọn nhẹ hơn, cho phép siêu âm các khớp nhỏ như ngón tay hoặc ngón chân với độ chính xác cao. Đa số các xét nghiệm và chẩn đoán về bệnh khớp ngày nay đều cần kỹ thuật siêu âm. Dùng siêu âm để hỗ trợ sinh thiết sụn (ultrasound-guided synovial biopsy) là một kỹ thuật mới đang được áp dụng tại Hoa Kỳ và nhiều nơi trên thế giới. Kỹ thuật này cho phép bác sĩ lấy mẫu sinh thiết của sụn khớp gối hay khớp cổ tay, từ đó phân tích sụn để tìm ra chính xác bệnh, phân tích gen, và tìm thuốc thích hợp cho trị liệu.

Dùng siêu âm để hỗ trợ can thiệp như tiêm thuốc hay hút dịch đã trở nên phổ biến vì độ chính xác cao và làm thủ tục nhanh chóng. Ngày nay các thủ thuật tiêm vào xương đa số đều có sự hỗ trợ của siêu âm, đặc biệt tại các khớp phức tạp như khớp cổ chân, khớp háng, khớp vai, hay lưng.

05. THẢI ĐỘC BẰNG CÀ PHÊ: NGUY HIỂM VÀ KHÔNG CÓ BẰNG CHỨNG KHOA HỌC

Tôi nhận được nhiều câu hỏi của quý vị về thải độc bằng cà phê qua đường hậu môn (thụt tháo bằng cà phê – Coffee enema). Dựa vào khuyến cáo của các bệnh viện và trường y khoa như Harvard, Mayo Clinic và Viện Y tế Quốc gia Hoa Kỳ (NIH), tôi viết bài này để chỉ ra rằng thải độc bằng cà phê qua đường hậu môn là một cách làm nguy hiểm, không có bằng chứng khoa học.

THẢI ĐỘC BẰNG CÀ PHÊ LÀ GÌ?

Thụt rửa ruột già là một thủ thuật y khoa, nhằm làm sạch bên trong ruột già để bác sĩ có thể xem cấu trúc bên trong ruột (nội soi ruột) hay các chỉ định khác. Thải độc bằng cà phê là cách thụt rửa ruột già bằng việc đưa hỗn hợp nước có chứa cà phê vào đường hậu môn.

Ruột già (colon) của chúng ta là phần cuối trong đường tiêu hóa, bắt đầu từ miệng, thực quản, bao tử, ruột non và cuối cùng là ruột già. Chức năng chính của ruột già là giữ nước, hấp thụ nước và các khoáng chất cho cơ thể. Bằng cách này, thức ăn đã qua xử lý khi đến ruột già (bã thức ăn) sẽ rắn lại, tạo thành phân và chuẩn bị đào thải ra ngoài.

Khi phần cuối của ruột già (gọi là trực tràng) chứa đầy phân thì sẽ căng giãn ra, khiến chúng ta có cảm giác muốn đi cầu. Ruột già nắm giữ chức năng quan trọng trong việc cân bằng nước, các khoáng chất, và các chức năng quan trọng khác. Các bệnh về đường tiêu hóa cũng hay xảy ra ở ruột già như viêm ruột, bệnh trĩ, táo bón...

Ruột già còn là nơi chứa rất nhiều vi khuẩn sống cộng sinh, cả lợi và hại. Cơ thể chúng ta cần những vi khuẩn này để hấp thụ và tiêu hóa thức ăn. Các nghiên cứu từ trường Y Harvard cho rằng hàng tỷ vi khuẩn sống trong ruột có thể ảnh hưởng đến sức khỏe, chẳng hạn như rủi ro mắc ung thư, bệnh thấp khớp, hay các bệnh mạn tính khác.[1]

Nói ngắn gọn là chúng ta vừa cần vi khuẩn tốt trong ruột, vừa cần có sự cân bằng giữa vi khuẩn tốt và xấu. Khi có quá nhiều vi khuẩn xấu sinh sôi trong ruột, chúng ta có thể bị bệnh (như viêm ruột) hay các bệnh khác. Chủ đề về vi khuẩn trong ruột (gut microbiota và probiotic) tôi sẽ nói kỹ hơn ở một bài khác.

Trong thủ thuật thụt rửa ruột già bằng cà phê, một lượng lớn nước cà phê đưa vào bên trong đại tràng qua đường hậu môn (khoảng 500-1.000 cc, thậm chí vài lít tùy vào chỉ dẫn của các "bác sĩ" online), lượng nước này làm căng phình đại tràng, dẫn đến cảm giác muốn đi cầu, và "bệnh nhân" sẽ đi hết mọi thứ ra ngoài. Khi thụt rửa bằng cách này, các khoáng chất, các vi khuẩn (cả tốt và xấu) đều sẽ bị thải ra ngoài, để lại thành ruột già trơn tru và dễ bị viêm nhiễm khi bệnh nhân ăn uống trở lại.

Việc thụt rửa bằng cafe bắt đầu từ những năm 1920, khi một bác sĩ người Mỹ gốc Đức tên Max

---

[1] https://www.health.harvard.edu/staying-healthy/can-gut-bacteria-improve-your-health

Gerson tìm ra các trị liệu nhức đầu của mình thông qua một số dược chất từ tự nhiên, trong đó có dùng cà phê. Sau đó, ông cho rằng các chất này có thể chữa trị ung thư và nhiều bệnh khác. Trong bài lý luận của mình vào năm 1920, Gerson cho rằng, cà phê, là chất chống oxy hóa mạnh, có thể hấp thụ qua đường ruột già nhiều hơn qua đường miệng, gấp đến bảy lần so với cách ăn uống hằng ngày, và ông cho rằng đây là cách tốt nhất để cơ thể thải độc.[1] Dĩ nhiên, các nghiên cứu về sau và cả FDA lẫn hội Ung thư Anh Quốc đều nhiều lần chứng minh các tuyên bố của Gerson là không khoa học trong việc chữa trị.[2]

Gần 100 năm sau, cách chữa trị này vẫn còn lan truyền tại Việt Nam, Mỹ, và nhiều nơi trên thế giới.

VÌ SAO CHỌN CÀ PHÊ LÀM CHẤT THỤT RỬA?

Vì cà phê có tính chống oxy hóa mạnh. Nhiều nghiên cứu chỉ ra các tính năng tốt cho sức khỏe của cà phê, bao gồm uống cà phê có thể sống lâu hơn và tăng cường khả năng tập trung (xem video số #140 trên kênh Youtube của tôi).[3]

Vì vậy, nhiều người nghĩ rằng nếu cà phê tốt như vậy thì đưa vào bên trong ruột già cũng sẽ tốt, giúp chống oxy hóa và thải độc. Đây là cách suy nghĩ nguy hiểm vì ruột già, như tôi phân tích bên trên, được thiết kế để hấp thụ nước, khoáng chất, và là nơi chứa các vi khuẩn cộng sinh chứ không phải được thiết kế để xổ và đưa chất từ bên ngoài vào trong.

---

[1] https://www.theatlantic.com/health/archive/2013/02/a-brief-history-of-coffee-enemas/273076/
[2] https://www.cancerresearchuk.org/about-cancer/cancer-in-general/treatment/complementary-alternative-therapies/individual-therapies/gerson
[3] https://www.youtube.com/watch?v=cywkvT-9wWs

THẢI ĐỘC BẰNG CÀ PHÊ QUA ĐƯỜNG HẬU MÔN NGUY HIỂM ĐẾN SỨC KHỎE VÀ KHÔNG CÓ BẰNG CHỨNG KHOA HỌC

Rất nhiều bác sĩ và chuyên gia về bệnh đường tiêu hóa, các bệnh viện và trường Y nổi tiếng đã cảnh báo về thủ thuật này từ rất lâu nhưng những bài viết do các "bác sĩ Facebook" nghĩ ra vẫn được chia sẻ đều đều.

Trường Y khoa Harvard, trong bài viết The dubious practice of detox (Tạm dịch: Giải độc – cách chữa trị mơ hồ) có chỉ ra việc thụt rửa hậu môn bằng cà phê không có bằng chứng cải thiện sức khỏe hay giải độc mà còn dẫn đến rủi ro mất nước, mất cân bằng chất điện giải, ảnh hưởng đến khả năng đi vệ sinh, và mất cân bằng vi khuẩn cộng sinh.[1]

Nghiên cứu từ bệnh viện Mayo Clinic cũng chỉ ra không có bằng chứng gì là việc thụt rửa ruột già bằng cà phê sẽ tăng cường hệ miễn dịch, làm "sạch chất độc" và cải thiện sức khỏe.[2] Ngược lại, thủ thuật này có thể gây ra những biến chứng cực kỳ nguy hiểm như dẫn đến tử vong (như một vài trường hợp đã được đăng trên tạp chí y khoa JAMA).[3] Thụt rửa nhiều lần có thể dẫn đến viêm, bỏng thành niêm mạc ruột hoặc có thể dẫn đến hoại tử phải cắt bỏ ruột như một vài ca bệnh đã công bố.

Một nghiên cứu đăng trên tạp chí chuyên khoa về tiêu hóa của Hội Bác sĩ chuyên khoa đường tiêu hóa Hoa Kỳ (American College of Gastroenterology) đã công bố "Thụt rửa ruột già bằng cà phê là thủ thuật

---

[1] https://www.health.harvard.edu/staying-healthy/the-dubious-practice-of-detox
[2] https://www.mayoclinic.org/healthy-lifestyle/consumer-health/expert-answers/colon-cleansing/faq-20058435/
[3] https://pubmed.ncbi.nlm.nih.gov/7420666/

gây rủi ro sức khỏe, không có hiệu quả, và không có bằng chứng khoa học."

Viện Y tế Quốc gia Hoa Kỳ (NIH) chỉ ra rằng thụt rửa thải độc là không khoa học, ngoài ra, họ còn dẫn chứng FDA đã đưa nhiều công ty bán chất thụt rửa ra tòa vì quảng cáo sai sự thật và gây tổn hại đến sức khỏe.

Còn rất nhiều biến chứng nguy hiểm khác mà quý vị chỉ cần Google "coffee enema complications" sẽ thấy ngay.

TÔI NGHE NGƯỜI KHÁC/GIÁO SƯ BÁC SĨ NÓI HOẶC CÓ CUỐN SÁCH HƯỚNG DẪN THỤT RỬA CÀ PHÊ LÀ CÁCH LÀM HIỆU QUẢ, VẬY TÔI NÊN TIN AI?

Trong y học thực chứng, ý kiến của chuyên gia có giá trị thấp nhất. Đơn giản là vì một bác sĩ hay chuyên gia không thể hiểu và biết hết mọi thứ. Một số chuyên gia như bác sĩ hoặc tiến sĩ, thậm chí đã từng đoạt giải Nobel, như Tiến sĩ Linus Pauling, sau này đã có những phát biểu rất sai về vitamin C và ung thư. Y học luôn thay đổi với các bằng chứng mới cập nhật mỗi ngày, nên ý kiến chuyên gia chỉ nên để tham khảo, không nên là bằng chứng. Khi ra tòa, các ý kiến chuyên gia cũng có giá trị thấp nhất.

Các bài viết của tôi dựa vào những nghiên cứu tổng hợp và khuyến cáo từ các bệnh viện, tạp chí y khoa có tên tuổi, FDA và Viện sức khỏe Hoa Kỳ, vì những nơi này có hàng ngàn bác sĩ và chuyên gia phân tích tổng hợp rất nhiều nghiên cứu để tìm ra các bằng chứng khoa học. Dựa vào các bằng chứng này mới đưa ra những khuyến cáo phù hợp.

CHÚNG TA CÓ CẦN GIẢI ĐỘC?

Bình thường, gan và thận chúng ta lọc và thải các chất độc ra ngoài mỗi ngày, vì vậy không cần phải giải độc gì cả. Điều chúng ta cần là ngưng đầu độc cho cơ thể bằng cách không uống rượu (làm xơ gan), không uống nhiều thuốc không có chỉ dẫn của bác sĩ (làm hư thận), dẫn đến suy yếu hai cơ quan quan trọng này.

Y khoa hiện nay không có bằng chứng là chúng ta "bị độc" và cần phải giải. Cơ thể chúng ta là một bộ máy kỳ diệu, có thể cân bằng và điều chỉnh các tổn thương. Ví dụ như độ pH trong máu luôn ở mức ổn định 7,4 (7,35-7,45) vì nếu độ pH cao hay thấp thì các protein sẽ không hoạt động tối ưu được. Các độc tố, nếu có, cũng sẽ luôn được cân bằng và đào thải ra ngoài. Khái niệm độc tố chỉ đơn giản là liều lượng.

Quý vị có thể nghe lại bài nói chuyện của tôi về giải độc gan (video #19 trên kênh Youtube Dr Wynn Tran).[1]

CHẾ ĐỘ ĂN UỐNG LÀNH MẠNH CHÍNH LÀ CÁCH TỐT NHẤT CHỐNG ĐỘC TỐ

Khi ăn quá nhiều thức ăn bổ (như protein từ đồ biển) chúng ta tích tụ nhiều độc tố gút (gout) dẫn đến viêm khớp. Chỉ cần thay đổi chế độ ăn uống thì độc tố này sẽ không còn nữa.

Khi chúng ta hút thuốc lá, chất độc nicotin thấm vào máu và ảnh hưởng đến các cơ quan khác. Chỉ cần bỏ hút thuốc là chúng ta đã ngừng tích tụ độc tố.

Khi chúng ta uống bia rượu là đã tự mang độc tố vào cơ thể. Ngưng bia rượu là giúp cơ thể đào thải chất độc.

Ăn quá nhiều đồ ăn, dù là không hại như rau, củ cải, vẫn có thể trở thành độc do cơ thể không đào thải hết. Chế độ ăn uống cân bằng, ngon miệng, ăn ít, và

---

[1] https://www.youtube.com/watch?v=EolUveThKZA

ăn nhiều bữa, kết hợp với uống đủ nước và tập thể dục là cách giải độc tốt nhất

AI KHÔNG NÊN TỰ THẢI ĐỘC BẰNG CÀ PHÊ TẠI NHÀ?

Nhìn chung, quý vị không nên tự thải độc bằng cà phê tại nhà vì cách làm này vừa nguy hiểm, vừa không có bằng chứng khoa học. Những bệnh nhân dưới đây càng không nên thử vì có thể dẫn đến nhiễm trùng cấp hay tử vong.

- Bệnh nhân có bệnh về đường ruột như viêm ruột mạn tính, bệnh trĩ không nên tự thải độc vì có thể bị nhiễm trùng cấp tính, dẫn đến tử vong.
- Bệnh nhân có bệnh mạn tính về tim mạch, thận, hay chất điện giải (thấp hay cao Sodium-Natri, Potassium-Kali) càng không nên làm vì việc mất nước và chất điện giải có thể dẫn đến rối loạn nhịp tim, nguy hiểm đến tính mạng.
- Bệnh nhân ung thư càng không nên làm vì những rủi ro nêu trên.

QUÝ VỊ NÊN ĐI GẶP BÁC SĨ NẾU CÓ THẮC MẮC VỀ GIẢI ĐỘC VÀ THẢI ĐỘC THAY VÌ ĐỌC BÀI ONLINE

Sức khỏe là vàng. Quý vị nên gặp bác sĩ để được giải đáp các thắc mắc. Khi 50 tuổi nên làm nội soi ruột, khi đó bác sĩ sẽ hướng dẫn quý vị cách thụt rửa ruột già một cách an toàn.

Chúng ta mang độc tố vào cơ thể, rồi sau đó tự tìm cách giải độc nhanh chóng, một cách không dựa vào khoa học. Thay vì vậy, hãy thay đổi cách sống và chế độ ăn uống để đừng mang độc tố vào người.

06 THUỐC BỔ NÃO

Nhiều quý vị hỏi tôi uống gì cho bổ não vì dạo này thấy mình nhanh quên, đầu óc không còn minh mẫn nữa. Bài viết này chia sẻ những cách để "bổ não" hiệu quả nhất, tác dụng của các thuốc "bổ não" bán trên thị trường và các thuốc được FDA (Cục quản lý Thực phẩm và Dược phẩm Hoa Kỳ) chấp thuận.

NÃO LÀ CƠ QUAN QUAN TRỌNG NHẤT, CẦN ĐƯỢC CHĂM SÓC TỐT NHẤT

Mọi quyết định trong cuộc đời chúng ta đều đến từ những suy nghĩ trong bộ não, nơi chứa khoảng 86 tỷ tế bào thần kinh. Phần lớn các tế bào thần kinh này chỉ được sinh ra một lần. Số lượng tế bào não sẽ giảm dần theo thời gian hoặc giảm do các tổn thương vùng não (đột quỵ hay cao huyết áp).

Cách đây nhiều năm, nhiều người cho rằng các tế bào não chúng ta không có khả năng tái tạo và phục hồi. Đến những năm 2000, các nhà nghiên cứu lần đầu tiên chỉ ra não khỉ có thể tạo thêm các tế bào thần kinh ở vùng hồi hải mã (Hippocampus). Nghiên cứu cũng cho thấy các tế bào thần kinh thuộc vùng quan trọng trong việc củng cố trí nhớ này có thể phát triển và tái tạo thêm. Điều này giải thích vì sao luyện tập trí nhớ và tập thể dục là một cách quan trọng để giữ trí nhớ.

Vì vậy, điểm mấu chốt cơ bản để "bổ não" là đối xử tốt với não bộ, đừng để các hoạt động gây tổn hại não xảy ra thường xuyên thì nó sẽ tự phục hồi nhanh chóng.

BẢY CÁCH CHĂM SÓC TỐT BỘ NÃO

1. Ngủ đầy đủ

Giấc ngủ là chìa khóa quan trọng giúp cơ thể chúng ta tái tạo và phục hồi sau một ngày căng thẳng. Các nghiên cứu cho thấy thiếu ngủ là nguyên nhân gây tổn hại não thường gặp nhất. Thiếu ngủ vài ngày có thể làm não không còn khả năng đưa ra quyết định, thiếu ngủ thường xuyên dẫn đến tổn thương não do não không có thời gian nghỉ ngơi. Quý vị nào thức cả đêm, sáng sẽ thấy cả người mệt mỏi và không còn minh mẫn, nhạy cảm trong việc quyết định. Quý vị bị thiếu ngủ hay ngủ không đủ phải gặp bác sĩ để chữa trị ngay vì tình trạng này kéo dài có thể ảnh hưởng đến trí nhớ và não bộ.

2. Tập thể dục đều đặn

Tập thể dục đều đặn giúp quá trình lão hóa của não bộ chậm lại, máu huyết lưu thông tốt, giúp các tế bào hỗ trợ thần kinh khỏe mạnh, nhờ vậy có một bộ não khỏe mạnh. Quý vị nhớ tập thể dục 3 lần mỗi tuần, mỗi lần ít nhất 15 phút để có kết quả tốt.

Tập vật lý trị liệu sau khi bị đột quỵ cũng là một cách hiệu quả để giúp não bộ tái tạo và làm việc có năng suất hơn. Một số nghiên cứu chỉ ra rằng tập vật lý trị liệu thường xuyên có thể giúp các tế bào thần kinh tái tạo và cải thiện chức năng vận động.

3. Kiểm tra huyết áp hằng ngày

Cao huyết áp là căn bệnh giết người thầm lặng vì thường không có triệu chứng. Cao huyết áp dẫn đến xơ vữa động mạch ở não, dẫn đến thiếu máu cục bộ, làm tổn thương các vùng li ti trong não, và lâu dài dẫn đến mất trí nhớ do một phần tế bào não bị chết.

Vì vậy, việc kiểm tra huyết áp và duy trì huyết áp ổn định sẽ giúp cho não chúng ta khỏe hơn

4. Dinh dưỡng cân bằng

Ăn uống tốt và cân bằng là một cách bảo vệ não hiệu quả. Các nghiên cứu chỉ ra chế độ ăn uống kiểu Địa Trung Hải gồm nhiều cá, ngũ cốc, rau cải xanh, trái cây tươi, quả ô liu và các loại hạt giúp não khỏe mạnh và giảm nguy cơ mắc bệnh mất trí Alzheimer. Với người Việt, chế độ ăn uống nhiều cá, ít thịt đỏ, nhiều rau cải tươi, trái cây tươi giàu vitamin, kết hợp với hạt và ngũ cốc cũng là một lựa chọn tốt. Nói tóm lại, nên ăn uống đa dạng, ăn ít nhưng ngon, chú trọng vào chất lượng chứ không phải số lượng.

5. Kiểm tra đường huyết, mỡ máu, và các chỉ số máu khác

Thường xuyên kiểm tra các chỉ số xét nghiệm về đường huyết và cholesterol LDL, vì những chỉ số này cao có thể tăng rủi ro bệnh tim mạch và đột quỵ. Kiểm tra nồng độ axit uric thường xuyên với bệnh gút để giảm tổn thương mạch máu và khớp do axit uric gây ra. Kiểm tra các chức năng thận, gan và tuyến giáp để đảm bảo não nhận được lượng máu và dinh dưỡng tối ưu.

6. Tập thể dục não

Não chúng ta cũng như cơ thể, cần có các bài tập thể dục để não tiếp tục phát triển. Các nghiên cứu chỉ ra rằng đọc sách (chứ không phải lướt mạng xã hội) là một cách hiệu quả giúp não bộ luyện tập. Khi đọc sách, chúng ta tập cho não kỹ năng phân tích, nhớ và tổng hợp vấn đề.

Học thêm một số kỹ năng mới như nhảy, làm bánh, chơi đàn, hay học thêm một bằng đại học khác, hoặc học bất kỳ cái gì thú vị sẽ khiến não chúng ta được kích thích hơn.

7. Tham gia các hoạt động xã hội

Kết nối với những người thân giúp não chúng ta khỏe hơn. Covid-19 khiến nhiều người ở nhà, không gặp mặt hay nói chuyện thường xuyên với bạn bè, dẫn đến trầm cảm và mất trí nhớ. Các nghiên cứu chỉ ra cuộc sống có giao tiếp xã hội giúp não chúng ta hoạt động tốt hơn, gặp nhau trực tiếp là cách hữu hiệu nhất thay vì gặp online hay qua mạng xã hội.

Cần lưu ý với mạng xã hội như Facebook hay Youtube vì khi dùng nhiều quá các ứng dụng này, thay vì kết nối với mọi người thì con người lại càng cô đơn hơn.

CÁC "THUỐC BỔ NÃO" CÓ TÁC DỤNG HAY KHÔNG?

Các nghiên cứu cho thấy "thuốc" gọi là "bổ não" hiện nay không thể chứng minh tác dụng phục hồi não. Do có nhiều nguyên nhân khiến não bị tổn thương nên uống một loại "thuốc" sẽ không hiệu quả. Phần lớn thuốc bổ não trên thị trường đều là thực phẩm chức năng dạng vitamin hay chất chống oxy hóa. Quý vị nên thảo luận với bác sĩ trước khi dùng các "thuốc bổ" này vì thực phẩm chức năng có chất bảo quản, có thể làm suy thận nếu sử dụng không đúng cách.

Thuốc Ginkgo Biloba (bạch quả) thường được xem là có tác dụng bổ não, nhưng nghiên cứu không chứng minh được chúng hiệu quả trong việc giảm chứng mất trí nhớ.

Các thuốc chữa mất trí nhớ được FDA chấp thuận:

*Lưu ý: Các thuốc này có thể có những tác dụng phụ nguy hiểm, quý vị cần gặp bác sĩ để chẩn đoán và kê đơn.

- Aducanumab là thuốc mới được FDA chấp thuận gần đây để chữa bệnh mất trí nhớ Alzheimer. Thuốc này là thuốc kháng amyloid bằng cách bám vào và ức chế các amyloid, giảm thiểu rủi ro tổn thương do amyloid tạo ra trong não.
- Donepezil, Rivastigmine, Galantamine là các thuốc ức chế cholinesterase, là loại cải thiện tín hiệu giữa các tế bào não. Lưu ý là thuốc này không cải thiện tế bào não nhưng cải thiện tín hiệu truyền dẫn giữa các tế bào não, giúp chúng hoạt động hiệu quả hơn.
- Memantine là thuốc cải thiện và kiểm soát glutamate, cải thiện tín hiệu truyền dẫn cho tế bào não.

KẾT LUẬN

Chỉ cần chăm sóc não bằng bảy cách như trên thì não sẽ có khả năng phục hồi nhanh chóng.

Các thuốc bổ quảng cáo trên mạng thường không có tác dụng, có khi còn làm tổn thương thận.

Thuốc chữa mất trí nhớ phải do bác sĩ kê đơn và theo dõi vì có thể có những tác dụng phụ nguy hiểm.

07 THUỐC BỔ THẬN

UỐNG THUỐC NÀO BỔ THẬN?

Thực ra không nhất thiết phải dùng thuốc bổ vì thận là cơ quan tuyệt vời, có khả năng phục hồi. Chỉ cần chúng ta không gây hại thận là đã "bổ thận" rồi. Cũng như cách chúng ta làm bổ não bằng việc không gây hại não.

THẬN LÀ CÁI MÁY LỌC CHĂM CHỈ LÀM VIỆC CẢ ĐỜI

Mỗi ngày, mỗi quả thận của chúng ta làm việc không ngừng nghỉ, lọc khoảng 200 lít máu, loại khoảng 2 lít chất độc hại ra khỏi cơ thể dưới dạng nước tiểu và chất thải. Chúng ta có hai quả thận, nếu chẳng may một quả hư thì quả thận còn lại vẫn lọc tốt. Các nghiên cứu chỉ ra chúng ta có thể sống bình thường chỉ với một quả thận. Thận ngoài chức năng lọc máu còn là cơ quan nội tiết, tiết ra hormone giúp hiệu chỉnh và cân bằng huyết áp, hiệu chỉnh các chất điện giải, và nhiều chức năng quan trọng khác.

Bên trong mỗi quả thận là hàng triệu máy lọc li ti (đơn vị thận-nephron), với một bộ lọc ở giữa. Bộ lọc này rất dễ bị tổn thương. Ví dụ như áp lực đổ về bộ lọc li ti nhiều quá (cao huyết áp) hay ít có nước vào bộ lọc này (như khi bị tụt huyết áp, thiếu nước) cũng làm bộ phận lọc bị hư. Nếu máu đổ về máy lọc bị "bẩn" trong trường hợp bệnh nhân bị tiểu đường hoặc máu nhiễm mỡ, hay bệnh nhân dùng nhiều thuốc cũng có thể làm bộ lọc li ti này tổn thương.

Thuốc uống, đặc biệt là thuốc giảm đau (NSAID) và thuốc kháng sinh (Antibiotic) là những thứ có thể làm hại thận nếu uống liên tục và lâu dài.

Thực phẩm chức năng hoặc các thuốc không cần kê đơn (OTC)[1] cũng là lý do khác dẫn đến suy thận.[2]

Vì vậy, chữa thận (hay "bổ thận") bắt đầu bằng việc chỉnh lại áp lực (kiểm soát huyết áp) và làm sạch "nguồn máu" đổ vào thận (như chữa tiểu đường, mỡ máu cao, hay không dùng thuốc bừa bãi), ngủ đủ và tập thể dục.

Thận hư dẫn đến các bệnh khác nguy hiểm hơn, giảm chất lượng cuộc sống và tăng rủi ro tử vong

Một khi bệnh nhân bị suy thận mạn (Chronic Kidney Disease) thì các bệnh khác có rủi ro tăng cao. Ví dụ suy thận làm rủi ro về tiểu đường, tim mạch nặng hơn, dẫn đến nguy cơ trụy tim hay đột quỵ. Hoặc suy thận cũng làm bệnh gút (gout) nặng hơn do chất axit uric không được thải ra ngoài hoàn toàn, làm đau khớp nặng hơn.

Khi bệnh nhân chạy thận nhân tạo (Dialysis) thì các rủi ro tử vong càng cao. Nghiên cứu cho thấy chỉ còn khoảng 50% bệnh nhân còn sống sau 5 năm chạy thận nhân tạo.[3] Vì vậy, ngăn ngừa tử vong từ bệnh thận mạn tính bắt đầu bằng việc kiểm soát tốt các giai đoạn suy thận, và làm chậm quá trình tiến triển bệnh khiến bệnh nhân phải chạy thận nhân tạo.

---

[1] OTC: Over the Counter, tức là các thuốc có thể mua tự do mà không cần có toa bác sĩ.
[2] https://health.clevelandclinic.org/supplements-otcs-may-hurt-kidneys/
[3] https://www.renalfellow.org/2018/09/19/what-are-survival-rates-for-dialysis-patients/

BỆNH SUY THẬN MẠN (CKD) CHỦ YẾU LÀ DO LỐI SỐNG

Nghiên cứu từ Viện Y tế Quốc gia Hoa Kỳ (NIH)[1] cho thấy các lý do chính dẫn đến bệnh thận là do các bệnh có nguyên nhân từ lối sống của chúng ta.

Tiểu đường: là lý do hàng đầu dẫn đến suy thận mạn. Đường huyết cao làm tổn thương vĩnh viễn các bộ lọc li ti, làm tăng các bệnh động mạch máu ở cầu thận. Kiểm soát tiểu đường có thể làm phục hồi chức năng thận, nhiều trường hợp có thể phục hồi hoàn toàn nếu bệnh tiểu đường chưa nặng.

Cao huyết áp: là lý do khác dẫn đến bệnh thận mạn tính. Huyết áp cao làm tổn thương vĩnh viễn các bộ lọc li ti ở cầu thận, làm xơ cứng động mạch. Kiểm soát huyết áp thường sẽ cải thiện chức năng thận.

Các bệnh tự miễn hoặc di truyền: là những bệnh có thể chẩn đoán sớm, như lupus, viêm khớp dạng thấp, viêm cầu thận hay bệnh suy thận do di truyền trong gia đình.

Thuốc (gồm cả thực phẩm chức năng): là những lý do gần đây trở nên phổ biến do bệnh nhân dùng thuốc quá liều. Thuốc giảm đau và thuốc kháng sinh làm bộ lọc thận bị viêm sưng, dẫn đến tổn thương lâu dài. Với thực phẩm chức năng, các hóa chất bảo quản và chất phụ gia cũng có thể làm tổn thương bộ lọc thận.

Tập thể dục thường xuyên giúp tim bơm máu đến thận điều hòa và hiệu quả, là cách hữu hiệu để "bổ thận". Khi tập thể dục, máu lọc qua thận tốt hơn, chúng ta uống nước nhiều hơn, thận càng làm việc lọc chất thải tốt hơn.

---

[1] https://www.niddk.nih.gov/health-information/kidney-disease/chronic-kidney-disease-ckd/causes

CHẨN ĐOÁN BỆNH THẬN BẮT ĐẦU BẰNG CHỈ SỐ ĐỘ LỌC CẦU THẬN GFR (GLOMERULAR FILTRATION RATE) VÀ CHỈ SỐ CREATININ (CR.)

Do ở giai đoạn đầu của bệnh thận mạn tính không có triệu chứng nên bác sĩ sẽ dùng các chỉ số xét nghiệm để chẩn đoán bệnh thận. GFR là chỉ số lọc thận quan trọng nhất mà quý vị cần nhớ khi gặp bác sĩ, chỉ số này ước tính thận chúng ta lọc được bao nhiêu mililít mỗi phút. Dựa vào chỉ số GFR có thể ước lượng sức khỏe và khả năng lọc của thận. Khi chúng ta càng lớn tuổi thì chỉ số GFR càng giảm theo thời gian.

Lưu ý là khi đọc dịch chỉ số GFR, bác sĩ phải xem xét kèm theo các bệnh lý khác như cao huyết áp, tiểu đường, hay mỡ máu cao, bệnh viêm khớp (do dùng thuốc thường xuyên), nhiễm trùng (dùng trụ sinh) hay dùng thực phẩm chức năng vì những bệnh này có thể ảnh hưởng đến chỉ số GFR.

Nhìn chung, chỉ số GFR càng cao thì càng tốt. Ví dụ như trên 90 là rất tốt, GFR khoảng 60-90 là bình thường nhưng cần theo dõi. Khi GFR dưới 60 là nguy hiểm. Chúng ta cần theo dõi xem chỉ số này có xu hướng tăng hay giảm, và nếu giảm thì giảm nhanh hay giảm chậm. Ví dụ như GFR tháng này là 55, ba tháng sau vẫn là 55 và các chỉ số huyết áp, tiểu đường, và mỡ máu vẫn ổn định thì chúng ta tiếp tục theo dõi.

Chỉ số Creatinin (Cr.) là chất thải trong quá trình thoái hóa creatin từ các cơ của cơ thể. Thường thận sẽ lọc chất thải này ra ngoài nên chúng ta sẽ thấy chỉ số Cr. thấp. Khi suy thận, vì khả năng lọc giảm nên chỉ số Cr. có thể tăng cao. Thường chỉ số Cr. thấp hơn

1,4 ở nam và thấp hơn 1,2 ở nữ. Khi máu có chỉ số Cr. cao, kết hợp với giảm GFR thì khả năng cao là quý vị đã bị suy thận.

Bác sĩ sẽ cho quý vị siêu âm, chụp CT, hay MRI để xem cấu trúc thận. Bác sĩ cũng có thể yêu cầu thêm các xét nghiệm khác để kiểm tra xem có bị nghẽn động mạch hay không để tìm nguyên nhân suy thận.

CHỮA TRỊ BỆNH THẬN BẰNG CÁCH CHỮA CÁC NGUYÊN NHÂN TRÊN

Các thuốc huyết áp, đặc biệt là dòng ACEI/ARB được dùng để hỗ trợ và phục hồi bệnh thận. Nghiên cứu chỉ ra ACEI giảm rủi ro các biến chứng về thận.[1] Chữa tiểu đường, chữa các bệnh tự miễn, và dùng thuốc giảm đau không phải NSAID (như APAP) và dùng thuốc theo chỉ dẫn của bác sĩ sẽ giúp chữa trị bệnh thận mạn tính.

KẾT LUẬN

Hiểu tầm quan trọng của thận để bảo vệ và nâng niu hai quả thận ngay từ hôm nay bằng cách uống nước đầy đủ, kiểm tra huyết áp, kiểm soát tiểu đường, chế độ ăn uống vừa phải, cân bằng. Khi đã mắc bệnh thận mạn tính, chúng ta cần tìm cách giữ độ lọc thận GFR ổn định, nếu phục hồi được thì càng tốt. Gặp bác sĩ để chữa trị bệnh thận càng sớm càng tốt.

Cẩn thận với các loại thuốc giảm đau, chỉ dùng khi cần thiết. Cẩn thận với các loại thực phẩm chức năng. Uống quá nhiều và bừa bãi sẽ dẫn đến "hư thận" thay vì "bổ thận".

---

[1] https://www.ncbi.nlm.nih.gov/pmc/articles/PMC7242277/

08 TIỂU ĐÊM... VÀ TIỂU NHIỀU LẦN

Gần đây quý vị thức dậy lúc nửa đêm để đi tiểu? Quý vị có cảm giác buồn đi tiểu nhiều lần trong ngày? Bài viết này sẽ nêu ra những lý do có thể dẫn đến tiểu đêm, đi tiểu nhiều lần và những dấu hiệu quan trọng khác khi đi tiểu.

Nhìn chung, lý do chúng ta đi tiểu nhiều là do đường tiết niệu bị ảnh hưởng. Đường tiết niệu gồm thận, ống dẫn nước tiểu từ thận (niệu quản), bọng đái, ống dẫn nước tiểu từ bọng đái ra ngoài (niệu đạo). Ngoài ra, tuyến tiền liệt cũng là một phần quan trọng trong hệ tiết niệu và có thể là nguyên nhân dẫn đến đi tiểu nhiều ở nam giới.

NGUYÊN NHÂN

Có rất nhiều lý do có thể khiến chúng ta đi tiểu nhiều, vì vậy, bác sĩ sẽ hỏi quý vị nhiều câu hỏi về bệnh sử, thậm chí có những chi tiết cá nhân như quan hệ tình dục (có thể liên quan đến nhiễm trùng đường tiểu). Bác sĩ cũng sẽ xem lại các thuốc quý vị đang uống, các bệnh quý vị đang chữa. Cách chữa trị đi tiểu nhiều lần tùy thuộc vào lý do gây ra. Quan trọng nhất là phải tìm ra những nguyên nhân tiềm ẩn, ví dụ như ung thư (tuyến tiền liệt), hay tiểu đường để chữa trị tận gốc.

Nhiễm trùng, tổn thương, hay các bệnh liên quan đến đường tiết niệu như nhiễm trùng đường tiểu (UTI), viêm thận, sạn thận, suy thận, phì đại tuyến tiền liệt, ung thư tuyến tiền liệt, viêm tuyến tiền liệt, bọng đái nhạy cảm, co giãn cơ bọng đái (dẫn đến tiểu són), là những lý do hay gặp nhất khiến bệnh nhân đi tiểu nhiều lần và tiểu đêm.

Các bệnh lý khác cũng có thể khiến đi tiểu nhiều lần gồm bệnh tiểu đường, bệnh tim mạch, bệnh về hormone, bệnh tâm thần, uống rượu nhiều, phụ nữ có thai, hay bệnh về đường ruột mạn tính. Bệnh tiểu đường khi không kiểm soát là một trong những lý do thường gặp của đi tiểu nhiều lần.

Tác dụng phụ của liệu pháp chữa trị ung thư cũng có thể là một nguyên nhân. Rất nhiều thuốc hóa trị ung thư có tác dụng phụ làm đi tiểu nhiều hay kích thích đường tiểu, ví dụ như Cisplatin. Các trị liệu ung thư khác như xạ trị vùng chậu để chữa ung thư ruột, ung thư bọng đái, hay các ung thư khác vùng chậu có thể kích thích bọng đái và làm ảnh hưởng đến đường tiểu, gây ra tiểu nhiều.

Phẫu thuật cắt bỏ tuyến tiền liệt do ung thư, hay cắt bỏ tử cung, và một phần âm đạo cũng có thể dẫn đến tiểu nhiều và gây khó chịu đường tiểu.

Tác dụng phụ của thuốc như thuốc cao huyết áp, thuốc giảm sưng chân, thuốc tim mạch, hay uống quá nhiều cà phê. Các thuốc có thể làm đi tiểu nhiều là thiazide diuretics (Chlorothiazide, Hydrochlorothiazide), potassium-sparing diuretics (Triamterene), hay loop diuretics (Furosemide và Bumetanide).

Các bệnh hay tổn thương của các cơ quan gần đó như tổn thương lên cơ bắp hay xương vùng chậu cũng ảnh hưởng đến bọng đái và đường tiết niệu.

Ngoài việc đi tiểu nhiều, bệnh nhân còn có thể có các triệu chứng khác kèm theo như đau nhức, rát buốt (sạn thận), muốn tiểu ngay, khó tiểu (rặn không ra), tiểu không kiểm soát, có mùi khó chịu (ngoài mùi nước tiểu thông thường).

KHI NÀO QUÝ VỊ NÊN GẶP BÁC SĨ?

Nhìn chung, khi thay đổi thói quen đi tiểu kéo dài là lúc quý vị nên gặp bác sĩ.

Đặc biệt là việc thay đổi thói quen đi tiểu này xuất hiện đột ngột dù không uống thuốc mới, không có phẫu thuật, hay không có gì thay đổi trong cuộc sống. Thêm nữa, khi đi tiểu nhiều làm giấc ngủ quý vị bị gián đoạn, ngủ mất ngon và dẫn đến các bệnh lo âu khác.

Tuy nhiên, nếu bệnh nhân đi tiểu nhiều và có thêm các triệu chứng dưới đây, quý vị cần phải đưa bệnh nhân đến gặp bác sĩ sớm hơn, vì đây là những dấu hiệu có thể do các bệnh nguy hiểm khác gây ra:

- Tiểu ra máu (nguy cơ sạn thận, ung thư, và các bệnh nguy hiểm khác về thận);
- Nước tiểu đổi thành màu đỏ, đen, hay nâu sậm;
- Tiểu rát, tiểu buốt;
- Đau vùng bụng dưới kèm theo khi đi tiểu;
- Khó tiểu mặc dù mắc tiểu, rặn hoài không ra;
- Tiểu không kiểm soát, bị tiểu són;
- Sốt, ớn lạnh, đau bụng, kèm theo đi tiểu nhiều;
- Đau lưng kèm theo đi tiểu nhiều;
- Chảy mồ hôi, sụt cân;
- Thay đổi nhận thức, mê sảng.

Hệ tiết niệu, bộ máy lọc thải, là một hệ cơ quan quan trọng trong cơ thể mà chúng ta thường bỏ quên.

Chúng ta hay quên đi tiểu, ráng nhịn tiểu, uống ít nước... tất cả đều có thể dẫn đến tổn thương hệ tiết niệu. Rất nhiều bệnh về đường tiết niệu có thể ngăn ngừa bằng cách ăn uống cân bằng, uống nước đầy đủ và đi tiểu ngay khi cần.

09 TÔI CÓ CẦN UỐNG THỰC PHẨM CHỨC NĂNG

Bệnh nhân nữ, 52 tuổi, không có triệu chứng gì, mọi thứ khoẻ mạnh, lần đầu đến gặp bác sĩ để hỏi về thuốc bổ. Hiện nay cô đang uống 5 loại thực phẩm chức năng.

BÁC SĨ KHUYÊN GÌ TRONG TRƯỜNG HỢP NÀY?

Tại Mỹ, thực phẩm chức năng (TPCN - dietary supplements, vitamins) hay còn gọi là thuốc bổ, là một thị trường lớn với 90.000 loại sản phẩm, tạo ra khoảng 30 tỷ đô la hằng năm. Một kết quả nghiên cứu được công bố vào tháng 10 năm 2017 trên tạp chí The Journal of Nutrition, với sự tham gia của khoảng 3500 người Mỹ có độ tuổi từ 60 trở lên, cho thấy có đến 70% trong số đó dùng ít nhất một loại TPCN và 54% có dùng một hoặc hai loại.[1]

Tôi thường nói chuyện về chủ đề TPCN trên Tivi và các báo đài, ý chính là TPCN không thể và không bao giờ thay thế được chế độ ăn uống cân bằng, khoẻ mạnh từ thực phẩm tươi sống. Tuy nhiên, TPCN có thể có vai trò trong một số trường hợp thiếu chất trong chế độ dinh dưỡng như khi thiếu vitamin B12.

Các nghiên cứu cho thấy TPCN rất ít có tác dụng thực sự. Một nghiên cứu tổng hợp (dựa trên 179 nghiên cứu được thu thập ngẫu nhiên trong số kết quả nghiên cứu đã công bố từ tháng 1 năm 2012 đến tháng 10 năm 2017) về 4 loại TPCN được mua nhiều

---

[1] https://www.health.harvard.edu/staying-healthy/do-you-need-a-daily-supplement

nhất là Vitamin D, Vitamin C, Canxi, và vitamin tổng hợp cho thấy dùng 4 loại này không hề hỗ trợ gì trong việc ngăn ngừa bệnh tim mạch,[1] là loại bệnh gây tử vong hàng đầu tại Mỹ.

Tuy nhiên, kết quả nghiên cứu Physician's Health Study II đăng năm 2012 về dùng vitamin tổng hợp, cho thấy nam giới giảm được 9% rủi ro ung thư.[2] Nghiên cứu này nhận chịu nhiều chỉ trích do chỉ thực hiện trên các bác sĩ nam tại Mỹ, đa số là người khoẻ mạnh không có bệnh.

Điều rủi ro cao nhất của TPCN là chất lượng của chúng không được FDA kiểm soát và khi chúng ta mua trên Amazon, thậm chí Costco, chúng ta cũng không chắc rằng các sản phẩm này có tác dụng thật sự hay không. Vì vậy, đa số các TPCN này, theo luật của FDA, đều ghi rõ trên lọ là "không có tác dụng thay thế thuốc chữa bệnh" (This product is not intended to diagnose, treat, cure, or prevent any disease.)

VẬY THÌ TẠI SAO NHIỀU NGƯỜI VẪN DÙNG TPCN?

Theo bác sĩ Manson, giáo sư y khoa tại Harvard[3] cũng như các nhà nghiên cứu khác cho rằng TPCN có thể có tác dụng tâm lý, và tác dụng tâm lý này có thể làm tinh thần người dùng tốt hơn.

TPCN VẪN CÓ THỂ TỐT CHO MỘT SỐ TRƯỜNG HỢP

Bệnh nhân rủi ro cao thiếu vitamin D nên uống bổ sung vitamin D, nhất là trong mùa Covid-19, vì vitamin D được chứng minh là quan trọng cho hệ

---

[1] https://www.acc.org/about-acc/press-releases/2018/05/29/10/15/most-vitamin-mineral-supplements-not-shown-to-lower-heart-disease-risk
[2] https://www.acc.org/latest-in-cardiology/clinical-trials/2012/11/05/11/43/phs-ii-cancer
[3] https://www.health.harvard.edu/staying-healthy/do-you-need-a-daily-supplement

miễn dịch và sức khoẻ của xương. Nhưng uống quá nhiều (thừa vitamin D) lại không tốt.

Bệnh nhân loãng xương có thể cần vitamin D và canxi. Bệnh nhân bị bệnh đường ruột mạn tính như bệnh Crohn, không thể dùng Lactose (Intolerance) và bệnh nhân ăn chay trường (không thịt cá, sữa, trứng) thường dễ thiếu Vitamin B12 do vậy cần bổ sung vitamin B12. Người lớn tuổi cũng có rủi ro về thiếu vitamin B12 do hấp thụ vitamin ít hơn nếu mắc bệnh viêm bao tử (gastritis).

MỘT SỐ TÁC DỤNG PHỤ NGUY HIỂM CỦA TPCN NẾU UỐNG QUÁ LIỀU

Liều Beta Carotene cao có thể dẫn đến ung thư phổi, liều vitamin E cao có thể dẫn đến đột quỵ. Vitamin K có thể tương tác với thuốc chống đông máu (blood thinner).Vitamin B6 liều cao có thể dẫn đến tổn thương thần kinh. Uống quá nhiều Vitamin D có thể dẫn đến sỏi thận.

Trở lại câu chuyện nữ bệnh nhân gặp bác sĩ ở trên. Bệnh nhân vừa vào giai đoạn mãn kinh, cô không có triệu chứng gì, xét nghiệm máu cho thấy vitamin D hơi thấp. Bác sĩ khuyên cô chỉ nên uống Vitamin D, bỏ bớt 4 loại TPCN còn lại, dặn cô tập thể dục, ăn uống cân bằng. Ba tháng sau cô trở lại khoẻ mạnh và vitamin D bình thường.

Vì vậy, trước khi quyết định uống TPCN, quý vị nên gặp bác sĩ để tìm hiểu về TPCN và cách dùng. Bác sĩ sẽ hỏi về cuộc sống của quý vị, chế độ ăn uống, thể thao, và làm xét nghiệm. Nếu quý vị cần bổ sung TPCN, bác sĩ sẽ chỉ định, đừng tự quyết định uống TPCN hay nghe lời "bác sĩ Facebook" hay "bác sĩ Google".

10. VITAMIN A (RETINOL, AXIT RETINOIC)

Nhiều quý vị hỏi tôi về vitamin A, làm sao biết mình thiếu hay dư (thậm chí ngộ độc) vitamin A. Bài viết này chỉ ra những điều quan trọng về vitamin A và trả lời câu hỏi của quý vị. Lưu ý là tôi có nói về vitamin B, C, D, E, và Canxi trong những video trên Youtube, quý vị hãy nghe để có kiến thức đầy đủ về vitamin. Tại Hoa Kỳ, rất hiếm tình trạng thiếu vitamin A, trong khi khả năng ngộ độc, dùng quá liều vitamin A xảy ra khá nhiều.

VITAMIN A LÀ GÌ?

Vitamin A là loại vitamin hòa tan trong chất béo, giữ vai trò quan trọng trong thị lực, phát triển tế bào, sinh sản, thai nhi, và hệ miễn dịch. Vitamin A cũng có thể chống oxy hóa bằng cách trung hòa các chất làm tổn thương tế bào.

Có 2 loại vitamin A: Một là vitamin A dạng có sẵn (preformed, như Retinol, Retinyl Esters), khi hấp thụ vào cơ thể có thể sử dụng ngay, loại khác là tiền vitamin (provitamin Carotenoid như Beta-Carotene) sẽ từ từ chuyển hóa thành vitamin A khi vào bên trong cơ thể. Cả hai loại này khi vào cơ thể sẽ được chuyển thành retinal và axit retinoic, là dạng vitamin A hoạt động (active) có thể tham gia vào quá trình trao đổi chất. Vitamin A được dự trữ trong gan dưới dạng retinyl esters, sau đó chuyển thành all-trans-retinol để bám vào các protein thụ thể của retinol, hòa vào máu đi khắp cơ thể.

Vitamin A có nhiều trong trái cây tươi, rau quả nhiều màu sắc, sữa, thịt, gan, cá và dầu cá.

VAI TRÒ QUAN TRỌNG CỦA VITAMIN A

Vitamin A được biết đến như một vitamin bổ dưỡng và cần thiết cho đôi mắt, giúp chúng ta nhìn rõ cuộc đời. Retinal là dạng hoạt động của vitamin A, kết hợp với protein opsin để tạo ra rhodopsin, một phân tử quan trọng giúp mắt nhận ra màu sắc và củng cố khả năng nhìn ban đêm. Vitamin A giúp bảo vệ và duy trì giác mạc, giúp bảo vệ kết mạc (Conjunctiva) ở bên ngoài mắt. Vì vậy, nếu mắt quý vị yếu, hay gặp các vấn đề khác về mắt thì bác sĩ thường kiểm tra vitamin A. Các nghiên cứu chỉ ra vitamin A đầy đủ (nồng độ beta carotene, alpha carotene, và beta cryptoxanthin cao) có thể giảm rủi ro của bệnh AMD (bệnh thoái hóa điểm vàng) bằng các hoạt động chống oxy hoá và tổn thương lên võng mạc.[1]

Vitamin A giúp các mô liên kết khác duy trì chức năng như làn da, ruột, phổi, bàng quang, và tai trong. Vitamin A hỗ trợ hệ miễn dịch bằng cách hỗ trợ tế bào T phát triển. Vitamin A cực kỳ quan trọng trong việc phát triển mô phôi, vì vậy đóng vai trò đặc biệt với phôi thai trong giai đoạn đầu của thai nhi, nhưng quá nhiều vitamin A cũng có thể gây nguy hiểm cho bé.[2]

THIẾU VITAMIN A THƯỜNG XẢY RA Ở CÁC NƯỚC KÉM PHÁT TRIỂN

Theo Tổ chức Y tế Thế giới (WHO), thiếu vitamin A thường xảy ra ở các nước nghèo khi chế độ dinh

---

[1] https://pubmed.ncbi.nlm.nih.gov/11033038/
[2] https://pubmed.ncbi.nlm.nih.gov/9345570/

dưỡng không đầy đủ. Thiếu vitamin A có thể dẫn đến các triệu chứng nguy hiểm như mù mắt, một trong những bệnh thường gặp ở các nước nghèo, ngoài ra còn dẫn đến các bệnh như tiểu đường, tăng rủi ro các bệnh về máu, ảnh hưởng đến thai nhi.

TRIỆU CHỨNG THIẾU VITAMIN A

Thiếu vitamin A có thể có những triệu chứng sau: Mù lòa hay giảm thị lực ban đêm, khô mắt hay đau và ngứa mắt, nhiễm trùng, da khô, ngứa da, chậm phát triển ở trẻ em hay vô sinh. Nhìn chung, đây là những triệu chứng không rõ ràng, cũng có thể xảy ra ở các bệnh khác nên quý vị cần gặp bác sĩ nếu có những triệu chứng trên và đừng vội kết luận các triệu chứng này là do thiếu vitamin A.

Một số bệnh nhân có rủi ro thiếu vitamin A cao như trẻ em sinh non, các bệnh nhân có bệnh mạn tính về đường ruột như Celiac, xơ gan, phẫu thuật đường ruột và bệnh nhân ở các nước kém phát triển. Bệnh nhân tại Hoa Kỳ và Việt Nam ít có rủi ro thiếu vitamin A do có chế độ dinh dưỡng đầy đủ hơn.

TRIỆU CHỨNG KHI DƯ (HAY NGỘ ĐỘC) VITAMIN A

Dùng quá nhiều vitamin A (nhất là qua dạng thực phẩm chức năng) có thể gây ngộ độc. Vitamin A có thể gây ngộ độc cấp tính (> 300.000 đơn vị hay > 100.000 RAE) hay mạn tính (> 100.000 đơn vị hay > 33.000 RAE). Trong hai trường hợp, bệnh nhân có thể có biểu hiện da bị vàng, nhức đầu, đau bụng, ói mửa và chóng mặt. Ngộ độc vitamin A trong thời gian dài có thể dẫn đến thay đổi ở da, tăng men gan, mệt mỏi và các triệu chứng không rõ ràng khác.

Chẩn đoán ngộ độc vitamin A qua bệnh sử dùng vitamin A, và có thể dùng kết quả xét nghiệm để xác nhận. Thường sẽ cho kết quả nồng độ vitamin A cao (> 100 mcg/dl) hơn mức bình thường (28-86 mcg/dl). Trong vài trường hợp ngộ độc vitamin A khẩn cấp, nồng độ vitamin có thể lên đến 2.000 mcg/dl. Nồng độ Canxi cao cũng thường hay thấy với bệnh nhân bị ngộ độc vitamin A.

VITAMIN A TỰ NHIÊN TỐT HƠN VITAMIN A TRONG THỰC PHẨM CHỨC NĂNG

Nhiều sản phẩm thực phẩm chức năng được quảng cáo là chứa vitamin A chất lượng cao. Thật ra, cách tốt nhất để cơ thể hấp thụ vitamin A (cũng như nhiều loại vitamin và khoáng chất khác) là tự nhiên qua đường thực phẩm tươi sống. Đơn giản vì khi chúng ta ăn uống trái cây, thực phẩm có vitamin A thì cơ thể cũng hấp thụ các loại chất khác, kèm thêm chất xơ, và quan trọng là không có chất bảo quản. Vitamin A trong thực phẩm chức năng sẽ có chất bảo quản và thường có nồng độ cao, dễ bị ngộ độc nếu dùng quá liều.

CHÚNG TA CẦN BAO NHIÊU VITAMIN A MỖI NGÀY[1]

Liều dùng vitamin A hiện nay thường được tính bằng đơn vị International Unit (IU – đơn vị quốc tế). Gần đây, Viện Y khoa Hoa Kỳ (IOM) chuyển liều dùng thành RAE (Retinol activity equivalent) để có cách tính hiệu quả hơn vì vitamin A dạng có sẵn (preformed) hấp thụ vào cơ thể khác với tiền vitamin A (provitamin A); 1 mcg Retinol tương đương khoảng

---

[1] https://ods.od.nih.gov/factsheets/VitaminA-Consumer/#h2

3,33 đơn vị. Liều dùng khuyến cáo hằng ngày cho người lớn là 900 mcg RAE (3.000 IU) cho nam và 700 mcg RAE (2.333 IU) cho nữ. Nhìn chung, nếu quý vị ăn uống cân bằng, có rau củ quả màu sáng cộng thêm thịt, sữa, thì sẽ có đầy đủ vitamin A.

VITAMIN A VỚI CHĂM SÓC DA VÀ CHỮA TRỊ BỆNH DA LIỄU

Kem Retinol (Vitamin A) là kem chống lão hoá hiệu quả mà tôi thường đề cập. Dùng kem này quý vị cần theo dõi kỹ vì nếu quá liều có thể làm da khô rát. Thuốc chữa mụn hiệu quả Isotretinoin (Accutane) là một dạng thuốc uống vitamin A liều cao. Dùng thuốc này phải cực kỳ cẩn thận ở phụ nữ mang thai vì có thể gây dị tật ở thai nhi.

KẾT LUẬN

Vitamin A là một vitamin quan trọng hòa tan trong chất béo, đóng vai trò bảo vệ sức khỏe mắt, miễn dịch, và phát triển tế bào. Thiếu vitamin A ít khi xảy ra tại Hoa Kỳ hay Việt Nam.

Dùng vitamin A tốt nhất từ thực phẩm tươi sống vì dễ hấp thụ và ít có rủi ro bị ngộ độc. Dùng quá liều vitamin A dạng thực phẩm chức năng có thể ngộ độc.

Vitamin A được dùng nhiều trong mỹ phẩm (kem chống lão hóa retinol) và có tác dụng chữa trị mụn hiệu quả.

11 VITAMIN E

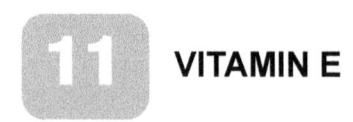

Là vitamin quan trọng giúp chống lão hóa, làm đẹp da, tăng cường hệ miễn dịch và hệ thần kinh. Bài viết này chỉ ra tầm quan trọng của vitamin E, các triệu chứng khi thiếu vitamin E, và cách cung cấp đầy đủ loại vitamin này.

Vitamin E là một nhóm 8 chất hòa tan trong chất béo, trong đó chỉ có chất alpha-tocopherol là loại hấp thụ vào cơ thể và dùng hằng ngày. Gan có nhiệm vụ hấp thụ và lưu trữ vitamin E dạng thô từ thức ăn ở ruột non, sau đó chuyển hóa thành dạng vitamin E hoạt động.

Các họ vitamin E khác (7 loại còn lại) được đào thải ra ngoài.[1] Vitamin E hấp thụ chung với chất béo, vì vậy, cần ăn uống cân bằng có đủ chất béo để cơ thể hấp thụ tốt vitamin E.

CÁC LỢI ÍCH CỦA VITAMIN E

Có thể giảm stress oxy hóa (oxidative stress)

Mỗi ngày chúng ta vận động làm các tế bào hoạt động, tạo ra các stress, tương tự như máy xe chạy tạo ra ma sát nóng, nhanh làm mòn máy. Cơ thể chúng ta có các chất chống oxy hóa, như chống bào mòn hư hao. Vì vitamin E là chất chống oxy hóa mạnh, các nghiên cứu chỉ ra dùng vitamin E liều cao trong thời

---
[1] https://ods.od.nih.gov/factsheets/VitaminE-HealthProfessional/

gian ngắn có thể giảm các stress oxy hóa và giảm các dấu hiệu về viêm sưng.[1] Khi ăn uống theo chế độ kháng viêm, quý vị cũng đã dùng nhiều vitamin E, nhờ vậy các dấu hiệu viêm sưng (Inflammatory marker) cũng sẽ giảm theo.

Có thể giảm rủi ro bệnh tim mạch

Các nghiên cứu chỉ ra khi dùng vitamin E kết hợp với dầu cá có thể làm giảm LDL và Triglyceride,[2] là các rủi ro hàng đầu của bệnh tim mạch và đột quỵ. Lưu ý là chỉ riêng dầu cá Omega-3 cũng có thể giúp giảm rủi ro các bệnh tim mạch nên Vitamin E có thể hỗ trợ dầu cá hiệu quả hơn. Tuy nhiên cần lưu ý là không nên dùng vitamin E quá liều.

Có thể giảm mỡ trong bệnh gan nhiễm mỡ không do rượu (NAFLD). Thường các chỉ số men gan như ALT, AST tăng cao có thể gợi ý gan của quý vị đang viêm. Nghiên cứu năm 2021 cho thấy vitamin E có thể làm giảm men gan ALT và AST,[3] giảm mỡ máu, và cải thiện sức khỏe của gan khi nhiễm mỡ dạng NAFLD.

Có thể giảm đau bụng khi có kinh

Nghiên cứu năm 2018 cho thấy uống vitamin E 200 IU trong tám tuần có thể giúp giảm đau bụng kinh so với không uống.[4] Khi kết hợp với Omega-3 thì tác dụng giảm đau còn rõ rệt hơn. Kết hợp uống ngắn hạn vitamin E và Omega-3 có thể là một lựa chọn tốt hơn so với các loại thuốc giảm đau khác.

---

[1] https://pubmed.ncbi.nlm.nih.gov/29891745/
[2] https://pubmed.ncbi.nlm.nih.gov/31405672/
[3] https://pubmed.ncbi.nlm.nih.gov/32810309/
[4] https://pubmed.ncbi.nlm.nih.gov/29542390/

Có thể cải thiện sức khỏe làn da

Vì là chất chống oxy hóa và chống lão hóa, vitamin E được dùng nhiều trong mỹ phẩm qua dạng thuốc bôi hay thuốc uống. Tuy nhiên, vẫn còn thiếu các bằng chứng về tác dụng của vitamin E trong thẩm mỹ.

Có thể cải thiện chức năng não hay cải thiện trí nhớ, mặc dù bằng chứng không có nhiều và chưa đầy đủ

Thiếu vitamin E có thể dẫn đến các tổn thương mạch máu li ti trong não do oxy hóa hay stress, vì vậy một số bác sĩ giải thích có đầy đủ vitamin E có thể cải thiện chức năng não.

KIỂM TRA NỒNG ĐỘ VITAMIN E

Bác sĩ sẽ kiểm tra nồng độ Alpha-Tocopherol xem quý vị có thiếu vitamin E không. Nồng độ bình thường là 5,5-17 mg/L. Khi nồng độ dưới 4 mg/L thì được xem là thiếu vitamin E.

CÁC TRIỆU CHỨNG THIẾU VITAMIN E

Thiếu vitamin E ít khi xảy ra vì chúng ta đã có đủ trong thức ăn hằng ngày nếu ăn uống cân bằng và đầy đủ, gồm rau củ quả, trái cây nhiều màu sắc. Tuy nhiên, đôi khi vẫn xảy ra tình trạng thiếu vitamin E, nhất là với một số bệnh nhân có rủi ro cao như bệnh nhân mắc bệnh không hấp thụ được chất béo (Fat malabsorption) như bệnh Cystic Fibrosis hay bệnh viêm đường ruột mạn tính (bệnh Crohn). Trẻ em ở các nước kém phát triển cũng có rủi ro thiếu vitamin E cao. Một số hiếm bệnh nhân bị thiếu vitamin E do di truyền.

Triệu chứng khi thiếu vitamin E thường không rõ ràng và có thể do thiếu các vitamin khác kết hợp. Các triệu chứng hay gặp là:

- Yếu cơ bắp tay chân: do vitamin E rất quan trọng trong hệ thần kinh, giúp các dây thần kinh giảm stress oxy hóa và tổn thương, nên khi thiếu vitamin E, dây thần kinh cơ bắp bị tổn thương, dẫn đến các cơ bắp bị yếu đi.
- Đi đứng mất thăng bằng, cũng do hệ thần kinh, đặc biệt là do tế bào thần kinh Purkinje bị tổn thương, dẫn đến các đường truyền tín hiệu và tương tác giữa các tế bào thần kinh giảm đi.
- Tê tay chân do dây thần kinh bị viêm sưng. Lưu ý là dây thần kinh bị ép do gai cột sống cũng có thể gây triệu chứng tương tự.
- Mắt yếu do tổn thương thần kinh vùng mắt.
- Các bệnh miễn dịch, dễ bị nhiễm trùng hay tái nhiễm do hệ miễn dịch yếu.

CÓ NÊN LẤY VITAMIN E TỪ THỰC PHẨM CHỨC NĂNG?

Vì chúng ta có thể lấy vitamin E đầy đủ từ thức ăn hằng ngày nên phần lớn quý vị sẽ không cần phải uống thuốc vitamin E hay dùng thực phẩm chức năng có vitamin E.

Nếu ăn uống đầy đủ mà vẫn thấp vitamin E thì có thể dùng bổ sung. Nên gặp bác sĩ để kiểm tra nồng độ vitamin E và chỉ dùng thực phẩm chức năng khi kết quả của quý vị quá thấp, vì dùng vitamin E quá liều có thể dẫn đến ngộ độc.

UỐNG QUÁ NHIỀU VITAMIN E (NGỘ ĐỘC) CÓ THỂ DẪN ĐẾN TỬ VONG

Tự ý dùng nhiều vitamin E có thể dẫn đến chảy máu, đau nhức cơ bắp, tiêu chảy. Vitamin E cũng có tương tác với thuốc chống đông máu, làm tăng rủi ro chảy máu trong não, có thể dẫn đến đột quỵ do xuất huyết não.[1] Quý vị không nên tự ý uống vitamin E mà nên nhờ bác sĩ tư vấn về chế độ dinh dưỡng hằng ngày và chỉ dùng kèm khi thật cần thiết.

VITAMIN E KHÔNG GIẢM NGĂN NGỪA HAY CHỮA BỆNH UNG THƯ

Các nghiên cứu chỉ ra vitamin E không ngăn ngừa hay chữa trị ung thư. Thậm chí, dùng vitamin E quá nhiều có thể làm tăng rủi ro ung thư tuyến tiền liệt.[2] Có những bài viết trên Facebook hay nguồn không rõ ràng đôi khi khuyên quý vị uống vitamin E để chữa ung thư, điều này hoàn toàn sai lầm.

ĂN UỐNG THẾ NÀO ĐỂ CÓ ĐỦ VITAMIN E

Vitamin E có nhiều trong thức ăn như dầu thực vật, dầu mầm lúa mạch (wheat germ oil), dầu đậu phộng, và dầu olive. Các hạt có nhiều chất béo như hạt hạnh nhân, ngũ cốc, và sữa đều có nhiều vitamin E. Rau cải nhiều vitamin E như rau cải bó xôi (spinach), ớt chuông, và bơ.

Liều dùng vitamin E mỗi ngày ở người lớn là 15 mg. Phụ nữ đang cho con bú có thể cần nhiều vitamin E hơn, khoảng 19 mg mỗi ngày. Với trẻ em thì liều vitamin E cần thiết có thể thấp hơn, 15 mg/ngày.

---

[1] https://www.medicalnewstoday.com/articles/321800
[2] https://ods.od.nih.gov/factsheets/VitaminE-HealthProfessional/

Vitamin E từ thực phẩm tươi thì hầu như không có rủi ro ngộ độc do quá liều vì cơ thể tự hấp thụ và sàng lọc ra ngoài nếu đã có đủ vitamin E. Trong khi đó, lấy vitamin E từ thực phẩm chức năng sẽ có rủi ro bị ngộ độc cao hơn.

KẾT LUẬN

Vitamin E là một vitamin quan trọng mà cơ thể cần mỗi ngày, giúp tăng cường hệ miễn dịch, bảo vệ hệ thần kinh và mạch máu, giúp chúng ta trẻ và khỏe đẹp.

Thiếu vitamin E hiếm khi xảy ra, kiểm tra nồng độ vitamin E với bác sĩ sẽ cho biết chúng ta có cần uống bổ sung hay không.

Vitamin E không ngăn ngừa và chữa trị ung thư. Dùng quá nhiều vitamin E từ thực phẩm chức năng có thể dẫn đến ngộ độc hay tử vong.

12. MƯỜI LOẠI THUỐC NÊN CÓ SẴN TRONG NHÀ[1]

Sau đại dịch Covid-19, chúng ta ngày càng nhận ra rằng việc hiểu và tự chăm sóc sức khỏe rất quan trọng. Những loại thuốc mua ngoài tiệm (không cần kê đơn) dưới đây sẽ có thể giúp quý vị qua cơn nguy cấp.

1. Thuốc nhức đầu hay hạ sốt Acetaminophen (Paracetamol).
2. Thuốc giảm đau hạ sốt họ NSAID (Nonsteroidal Anti-inflammatory drugs).
3. Thuốc chống dị ứng.
4. Thuốc đau bao tử.
5. Thuốc tiêu chảy.
6. Thuốc chống táo bón.
7. Thuốc ngủ.
8. Thuốc bôi trị ngứa da.
9. Thuốc ho, tan đờm và chống nghẹt mũi.
10. Thuốc nhỏ mắt và nhỏ lỗ tai.

Lưu ý là những thuốc này tuy mua không cần bác sĩ kê toa nhưng vẫn có thể có tác dụng phụ nguy hiểm khi uống quá liều hay uống liên tục lâu dài. Ngoài ra những loại thuốc này có thể tương tác với các loại thuốc bạn đang uống, ảnh hưởng đến hiệu quả và tăng tác dụng phụ nguy hiểm.

---
[1] Một số loại thuốc OTC (over-the-counter drugs: thuốc bán không cần toa bác sĩ) có thể khác so với quy định tại Việt Nam (Theo thông tư 07/2017/TT-BYT ban hành danh mục thuốc không kê đơn).

Cách tốt nhất là bạn chỉ nên uống các loại thuốc này trong thời gian ngắn như 1-2 ngày và nếu tình trạng bệnh không giảm thì nên gặp bác sĩ ngay. Dĩ nhiên, nếu có những triệu chứng nguy hiểm hơn, nên gọi cấp cứu hay đi khám bác sĩ ngay lập tức.

Tủ thuốc gia đình nên có số điện thoại của bác sĩ, các loại dị ứng thuốc của người nhà, và các hướng dẫn sử dụng thuốc. Tủ thuốc gia đình phải cách xa tầm với của trẻ em và thú nuôi.

Tôi không ủng hộ hay quảng bá cho bất kỳ thương hiệu thuốc nào, dưới đây là những loại thuốc đã được FDA chấp thuận trên thị trường để chữa các triệu chứng thường gặp. Các loại thuốc dưới đây cũng có thể dùng để chữa các triệu chứng nhẹ của Covid-19.

THUỐC NHỨC ĐẦU HAY HẠ SỐT: ACETAMINOPHEN (TYLENOL HAY PARACETAMOL Ở VIỆT NAM), CÓ THỂ CHỮA CÁC TRIỆU CHỨNG NHẸ CỦA COVID-19

Thuốc họ Acetaminophen (APAP) có thể dùng cho nhiều triệu chứng đau nhức, nóng sốt nhưng thường dùng nhất là cho nhức đầu. Liều dùng là 2 viên 500 mg/lần cho nhức đầu ở người lớn, tối đa 3 lần một ngày (6 viên) hay tổng cộng là 3g, khoảng cách giữa hai lần uống là từ 4-6 giờ. Bệnh nhức đầu kèm theo các triệu chứng nguy hiểm như sốt, co giật, suy nhược cơ thể thì bệnh nhân nên gọi bác sĩ ngay. Lưu ý bệnh nhân có bệnh gan không nên uống quá 3 viên 500 mg/ngày.

Thuốc Acetaminophen còn có liều cực mạnh là 650 mg mỗi viên, có thể dùng cho đau xương khớp hoặc đau nhức. Quý vị có thể uống 2 viên (1.300 mg/ngày), chia thành 2 lần. Nếu bạn uống thuốc rồi mà vẫn còn nhức đầu hay đau nhức thì nên đến gặp bác sĩ.

Nhiều loại thuốc cảm khác như DayQuil, NyQuil, hoặc thuốc giảm đau có á phiện như Percocet, Vicodin có phối hợp thành phần Acetaminophen nên nếu uống thêm Acetaminophen thì phải cẩn thận vì liều tổng cộng có thể cao dẫn đến ngộ độc.

THUỐC GIẢM ĐAU VÀ HẠ SỐT NSAID (ASPIRIN, IBUPROFEN, HAY NAPROXEN) CÓ THỂ CHỮA CÁC TRIỆU CHỨNG NHẸ COVID-19

Các thuốc giảm đau họ NSAID (Nonsteroidal Anti-inflammatory drugs) thường được dùng chữa đau nhức xương khớp vì ngoài tác dụng giảm đau, giảm sốt, thuốc còn có tác dụng giảm viêm sưng. Phụ nữ bị hành kinh cũng có thể dùng các loại thuốc này để giảm đau và giảm co thắt.

Tuy nhiên, các thuốc họ NSAID có thể có tác dụng phụ nguy hiểm như loét bao tử dẫn đến xuất huyết bao tử và tổn thương thận. Liều dùng tùy theo loại thuốc như Ibuprofen là 200 mg hay 400 mg trong khi Naproxen là 500 mg hay Aspirin là 81 mg. Bạn nên uống tối đa 2-3 viên mỗi ngày và ngưng ngay nếu có những triệu chứng như đau bao tử hay buồn nôn. Những ai có bệnh thận mạn tính hay loét bao tử nên hỏi ý kiến bác sĩ trước khi dùng thuốc NSAID.

THUỐC DỊ ỨNG NHƯ DIPHENHYDRAMINE (BENADRYL), LORATADINE (CLARITIN), CETIRIZINE (ZYRTEC), HAY FEXOFENADINE (ALLEGRA)

Dị ứng da như nổi mề đay, ngứa, nổi mẩn đỏ thường hay gặp khi bạn tiếp xúc với phấn hoa, hóa chất, hoặc ăn đồ biển. Bạn có thể uống các thuốc này để giảm triệu chứng ngứa và dị ứng, tuy nhiên cần đi gặp bác sĩ ngay nếu vẫn còn các triệu chứng và da vẫn nổi nhiều mẩn vài ngày sau khi dùng thuốc.

Các loại thuốc chống dị ứng thường là họ antihistamine để ức chế chất histamin tiết ra từ tế bào miễn dịch gây ngứa và sưng đỏ da. Có hai họ antihistamine là loại gây buồn ngủ (Benadryl) và loại không gây buồn ngủ (Loratadine/Claritin, Zyrtec, Allegra). Quý vị cẩn thận khi uống loại gây buồn ngủ và không nên lái xe khi uống. Liều dùng thường là 2-3 viên Benadryl mỗi ngày hoặc 1-2 viên Claritin.

Tất cả các thuốc này đều có thể gây nhức đầu, mệt mỏi và khó chịu bao tử.

THUỐC GIẢM ĐAU BAO TỬ, KHÁNG AXIT (PPI: OMEPRAZOLE, ANTI-H2 FAMOTIDINE, HAY KHÁNG AXIT: TUMS/ CALCIUM CARBONATE/MAGNESIUM HYDROXIDE)

Viêm loét bao tử, ợ chua, ăn không tiêu, đau tức ngực, đầy hơi có thể do quá nhiều axit. Bạn có thể mua các thuốc giảm axit hay kháng axit ở tiệm thuốc để dùng tạm. Nhìn chung, các thuốc họ PPI giảm axit là loại mạnh nhất, tồn tại lâu trong cơ thể, nên chỉ uống Omeprazole trong thời gian ngắn, tối đa 2 tuần. Bạn nên gặp bác sĩ để làm xét nghiệm vi khuẩn H. pylori nếu vẫn còn bị đau sau khi uống PPI. Thuốc PPI uống vào vài giờ sau mới bắt đầu có tác dụng.

Thuốc nhẹ hơn để chữa đau bao tử là thuốc giảm axit họ Antihistamine H2 Famotidine. Ở một số nước, quý vị có thể dùng loại thuốc này trên 2 tuần do ít có tác dụng phụ hơn Omeprazole, nhưng tại Việt Nam, Famotidine chỉ được dùng tối đa cho

2 tuần.[1] Famotidine cũng có thể uống trong trường hợp mang thai. Famotidine không nên uống kèm với rượu vì tác dụng phụ nhức đầu hay chóng mặt tăng cao. Thuốc họ antihistamine H2 uống vào 1-2 giờ sau mới có tác dụng. Thuốc kháng axit (Tums hay Calcium Carbonate/Magnesium Hydroxide) là loại uống vào để trung hòa axit, nên có hiệu quả tức thì trong vòng 30 phút.

Nếu bạn đau bao tử thì nên dùng 1 viên nhai Tums/Calcium Carbonate, sau đó uống kèm Famotidine/PPI để giảm hẳn cơn đau. Lưu ý là các loại thuốc giảm axit/kháng axit đều có thể có tác dụng phụ như chóng mặt nhẹ.

THUỐC TRỊ TIÊU CHẢY LOPERAMIDE /BISMUTH SUB-SALICYLATE

Đây là loại thuốc bạn cần lúc nửa đêm nếu chẳng may bị trúng thực (ngộ độc thức ăn) hay tiêu chảy. Tuy nhiên, chỉ nên dùng 1 trong 2 loại để điều trị. Loperamide làm chậm quá trình chuyển hóa thức ăn trong ruột, giúp cơ thể có thời gian hấp thụ lại nước, làm giảm tiêu chảy. Bismuth cân bằng các chất trong chất lỏng ở ruột, giúp cơ thể hấp thụ lại nước, giảm tiêu chảy. Tác dụng phụ của hai loại thuốc này là táo bón (nếu uống nhiều) và nhức đầu, chóng mặt.

Bạn có thể uống Loperamide/Bismuth 2-3 lần trong ngày cho đến khi dừng tiêu chảy.

Nếu tiêu chảy kéo dài, bạn nên gặp bác sĩ vì có thể liên quan đến những bệnh khác như hội chứng kích thích ruột hay nhiễm trùng đường ruột.

---

[1] Tại Việt Nam, Famotidin bán không cần đơn tối đa cho 14 ngày sử dụng.

THUỐC CHỐNG TÁO BÓN PSYLLIUM, DOCUSAT, MINERAL OIL, POLYETHYLENE GLYCOL

Trái ngược với tiêu chảy, táo bón là một triệu chứng khó chịu khác, muốn đi cầu mà không đi được. Táo bón thường do ít nước trong ruột, làm phân cứng và giảm khả năng di chuyển của phân. Táo bón lâu dài gây ra nhiều tác dụng nguy hiểm như bệnh trĩ, tổn thương ruột, tính tình nóng nảy và nhăn da mặt. Cách chữa táo bón hiệu quả nhất là uống nước kết hợp với ăn nhiều rau/trái cây.

Nếu triệu chứng táo bón vẫn còn, bạn có thể uống thêm thuốc làm mềm phân hay thuốc kích thích đẩy phân ra ngoài.

Thuốc chữa táo bón có rất nhiều loại, từ nhẹ đến nặng, từ thuốc viên cho đến thuốc uống, thậm chí cả viên đặt vào hậu môn. Trong phạm vi bài viết này, bạn nên có các loại thuốc chữa táo bón nhẹ và vừa tại nhà. Các loại thuốc táo bón nặng dùng không cẩn thận có thể dẫn đến mất nước, kiệt sức hay mất cân bằng chất điện giải.

Các loại thuốc uống có thể dùng tại nhà là thuốc Docusate làm mềm phân, thuốc Psyllium tăng chất xơ, dầu Mineral Oil để dễ đi cầu hay thuốc pha nước Polyethylene glycol. Lưu ý là táo bón mạn tính (lâu dài) cần phải gặp bác sĩ để tìm ra nguyên nhân, nhất là trường hợp táo bón do hội chứng ruột kích thích (IBS).

THUỐC NGỦ: MELATONIN, VALERIAN,[1] BENADRYL HAY ACETAMINOPHEN PM

---

[1] Tại Việt Nam, Melatonin và Valerian là thuốc kê đơn (cần có đơn thuốc hợp lệ do bác sĩ kê). Bài viết này không bao gồm thực phẩm chức năng.

Giấc ngủ là nền tảng của một hệ miễn dịch tốt. Khi không ngủ được, chúng ta thấy mệt mỏi, khó chịu, làm việc kém, và dễ mắc bệnh do hệ miễn dịch yếu đi. Vì vậy, dù là trong hay sau đại dịch, bạn đều cần cần phải quan tâm đến giấc ngủ của mình. Khi không ngủ được, bạn có thể dùng các loại thuốc mua ở tiệm để dễ ngủ hơn, các loại thuốc này không gây nghiện và chỉ nên dùng ngắn hạn.

Melatonin là loại hormone tự nhiên do cơ thể tiết ra nhiều khi chuẩn bị đến giờ ngủ và giảm dần khi chúng ta gần thức dậy. Vì vậy, tăng lượng hormone Melatonin bằng cách dùng thuốc là một cách hiệu quả để chữa mất ngủ ngắn hạn. Liều dùng Melatonin thường là 5 mg -10 mg. Tác dụng phụ của thuốc có thể xảy ra là nhức đầu hay chóng mặt khi thức dậy. Quý vị không nên uống hơn 20 mg mỗi tối.

Thuốc ngủ dạng Antihistamine như Benadryl (Diphenhydramine) hay Doxylamine là những dạng kháng histamin gây buồn ngủ. Dùng lâu dài có thể gây các tác dụng phụ nguy hiểm như ác mộng, nhức đầu hay chóng mặt khi thức dậy. Thuốc Antihistamine có thể trộn chung với thuốc giảm đau, giảm sốt Acetaminophen vừa chữa đau nhức vừa gây buồn ngủ như Acetaminophen PM hay Aleve PM.

Valerian là chiết xuất từ cây, dễ gây buồn ngủ, có thể dùng chữa mất ngủ ngắn hạn. Tác dụng phụ có thể xảy ra gồm nhức đầu hay chóng mặt khi thức dậy.

Lưu ý là nếu bị mất ngủ lâu dài, bạn cần gặp bác sĩ vì có thể xảy ra những biến chứng nguy hiểm như đột quỵ, trụy tim, trầm cảm, hay các bệnh tiêu hóa khác.

KEM CHỐNG NGỨA VÀ GIẢM ĐAU HYDROCORTISONE 1% (4), KEM BENADRYL, KEM CALAMINE, VÀ KEM TRỤ SINH (KHÁNG SINH) TRIPLE ANTIBIOTIC

Da nổi mẩn và đỏ ngứa là triệu chứng hay gặp của các bệnh viêm da cơ địa, dị ứng, hay côn trùng cắn. Ngứa là một trong những triệu chứng khó chịu nhất, nếu không chữa sẽ dẫn đến các bệnh về tâm lý. Khi da bị ngứa, bạn sẽ khó ngủ do phải thức dậy gãi liên tục. Có sẵn thuốc bôi chống ngứa ở nhà giúp bạn mau lành da, giảm tổn thương da và ngủ ngon hơn.

Kem Hydrocortisone mua ở hiệu thuốc thường có nồng độ 1%[1] (kem kê trong đơn thường là 2,5%). Hydrocortisone là loại kem steroid thuộc dạng nhẹ. Tuy nhiên, tránh dùng kem này ở vùng da mỏng (da mặt, da vùng cổ, hay vùng kín) hoặc dùng lâu dài vì có thể làm mỏng da và tạo ra mạch máu li ti mất thẩm mỹ.

Kem Benadryl là kem có chất kháng ngứa Antihistamine. Loại này có thể dùng cho người bị dị ứng với kem steroid hoặc dùng kết hợp. Kem Calamine là một lựa chọn khác để trị ngứa và trị đau rát nhẹ, đặc biệt do tiếp xúc với cây bụi rậm.

Kem lotion dưỡng da cũng là một loại kem trị ngứa hiệu quả. Khi da khô, da bị nhăn, thiếu nước nên dễ bị ngứa. Lotion và chất dưỡng da làm da căng láng mịn nên giảm ngứa.

Kem trụ sinh (triple antibiotic) cũng là loại kem bạn nên có, dành cho các trường hợp phỏng nhẹ, đứt tay, gãi ngứa vết thương lâu lành. Kem trụ sinh giúp

---

[1] Tại Việt Nam, Hydrocortisone là thuốc dùng ngoài da không kê đơn với nồng độ $\leq 0,5\%$.

da giữ ẩm và làm lành vết thương đồng thời ngăn ngừa vi khuẩn phát triển.

Thuốc ho, giảm đờm, chống nghẹt mũi (Guaifenesin, Dextromethorphan, Fluticasone,[1] Oxymetazoline[2] xịt, hay Pseudoephedrine)

Ho là một triệu chứng khó chịu khác, kèm theo nghẹt mũi, tăng đờm. Trong mùa Covid-19, đây có thể là những triệu chứng đầu tiên cần phải được chữa ngay lập tức để giảm thiểu các tổn thương vùng hô hấp.

Guaifenesin trị ho bằng cách giảm đờm trong thanh quản, giảm khó chịu và giảm ho trong khi đó Dextromethorphan ức chế phản xạ ho. Kết hợp Dextro/Guaifenesin chữa ho giảm đờm khá hiệu quả. Ngoài ra, dùng thuốc chống dị ứng Loratadine cũng có thể giảm ho nếu là ho do dị ứng.

Nghẹt mũi có thể dùng thuốc xịt Fluticasone hay Oxymetazoline. Lưu ý là không nên dùng thuốc xịt mũi quá lâu do có thể gây nghẹt mũi trở lại. Thay vào đó, tập các bài hít thở để tăng không khí đường mũi. Quý vị bị nghẹt mũi cũng có thể dùng thuốc Pseudoephedrine để cải thiện. Những tác dụng phụ có thể có của các thuốc chống nghẹt mũi/ho là nhức đầu, khô cổ, và đắng cổ.

Lưu ý là quý vị chỉ nên dùng các thuốc này trong thời gian ngắn.

THUỐC NHỎ MẮT (ARTIFICIAL TEARS, ANTI-ALLERGY,

---

[1] Tại Việt Nam, Dextromethasone và Fluticasone là thuốc kê đơn.
[2] Tại Việt Nam, Oxymetazoline là thuốc tra mũi không kê đơn với nồng độ ≤ 0,5%.

ANTIBIOTIC EYE DROPS) VÀ THUỐC NHỎ LỖ TAI

Đôi mắt của chúng ta là cửa sổ nhìn ra thế giới. Các bệnh về mắt như ngứa mắt, đỏ mắt do dị ứng, viêm nhiễm vi khuẩn, virus, hay khô mắt sẽ làm mắt bạn khó chịu. Vì vậy, có sẵn trong nhà lọ nước mắt nhân tạo sẽ giúp đôi mắt mát hơn.

Các loại thuốc nhỏ mắt chống dị ứng chứa ketotifen fumarate[1] là loại nhỏ mắt bác sĩ có thể kê cho quý vị. Loại này dùng chữa các bệnh đỏ mắt, ngứa mắt, hay viêm sưng mắt. Thuốc nhỏ mắt trụ sinh chloramphenicol 0,5% là loại trụ sinh nhỏ vào mắt trong trường hợp mắt bị nhiễm khuẩn. Thuốc nhỏ mắt có chứa steroid như Hydrocortisone có thể mua ngoài tiệm, nhưng cần phải dùng cẩn thận trong trường hợp bạn bị giời leo hay các bệnh nấm ở mắt. Quý vị nên hỏi bác sĩ mắt nếu có bất kỳ thắc mắc gì.

Lỗ tai bị đóng ráy lâu ngày có thể khiến bạn nghe không rõ, đôi khi phải nói thật to làm phiền người xung quanh. Bạn có thể mua dung dịch pha loãng Hydrogen Peroxide-Urea (Debrob) hay dầu Mineral oil để làm mềm ráy tai.

Bạn nên đi khám bác sĩ mắt ngay khi các triệu chứng về mắt không bớt hoặc tệ hơn và cũng nhớ khám tai/thính lực ngay khi không nghe rõ âm thanh xung quanh mình.

---

[1] Tại Việt Nam, Ketotifen dạng nhỏ mắt là thuốc kê đơn.

CÁCH ĐỌC KẾT QUẢ XÉT NGHIỆM MÁU

Nhiều quý vị hỏi tôi về cách đọc hiểu kết quả xét nghiệm máu. Trong bài viết này, tôi sẽ chỉ ra các điểm cơ bản khi đọc hiểu xét nghiệm máu, phân tích xét nghiệm máu tổng quát.

PHẦN I. NHỮNG ĐIỂM QUAN TRỌNG CẦN BIẾT TRONG ĐỌC HIỂU XÉT NGHIỆM MÁU

Đọc hiểu kết quả xét nghiệm tùy theo từng bệnh nhân

Tất cả các xét nghiệm đều cần có lý do như có triệu chứng lâm sàng, tầm soát bệnh, hay theo dõi bệnh. Vì vậy, đọc kết quả xét nghiệm máu phải kết hợp với bệnh sử, triệu chứng lâm sàng, và lý do vì sao bác sĩ của mình lại cho làm các xét nghiệm máu.

Nên ghi lại các kết quả xét nghiệm cũ vì bác sĩ sẽ so sánh kết quả xét nghiệm cũ để theo dõi sự thay đổi, xu hướng, và dự đoán bệnh của quý vị. Quý vị cũng nên nhớ rõ các chỉ số của mình như HbA1C trong bệnh tiểu đường hay hồng cầu (Hb) trong bệnh thiếu máu.

Các khoảng tham chiếu (Reference range) chỉ mang tính tham khảo, không nên quá dựa vào chúng để lo âu. Ví dụ như ngưỡng thấp của bạch cầu (WBC) là 4,0 mà bệnh nhân có kết quả 3,9 thì khoan vội kết luận là thấp bạch cầu, rồi dẫn đến suy đoán về ung thư máu. Với nhiều bệnh nhân, nếu WBC ổn định ở mức 3,5-4,0 thì không sao cả.

Nên làm lại xét nghiệm máu nếu nghi ngờ kết quả hoặc kết quả xét nghiệm không phản ánh triệu chứng lâm sàng

Ví dụ như xét nghiệm hồng cầu của quý vị là Hb 6,0 (bình thường là trên 12) mà bệnh nhân không có triệu chứng của bệnh thiếu máu, da không tái, hay mệt mỏi, thì có khả năng kết quả Hb 6,0 là không chính xác. Rất hiếm xảy ra, nhưng vẫn có trường hợp lỗi tên hay hồ sơ xét nghiệm lab bị nhầm lẫn với một bệnh nhân khác nên kết quả xét nghiệm máu hoàn toàn khác biệt những lần trước.

Cần phân biệt rõ giữa kết quả xét nghiệm tầm soát (screening) và theo dõi bệnh (surveillance)

Xét nghiệm tầm soát dành cho những ai chưa có bệnh và nếu kết quả dương tính thường cần thêm các xét nghiệm khác để tìm ra lý do. Ví dụ: Tầm soát bệnh đường ruột thông qua tìm máu trong phân (FOBT) cho kết quả dương tính gợi ý là có máu trong phân nhưng chưa biết từ đâu ra. Máu có thể từ nhiều nguồn khác nhau như bệnh trĩ hay ung thư ruột già, nên cần làm thêm thủ thuật nội soi để tìm nguyên nhân. Trong khi đó, xét nghiệm theo dõi là xét nghiệm cho bệnh nhân đã có bệnh. Ví dụ: Bệnh ung thư ruột, bác sĩ sẽ theo dõi men CEA trong máu để theo dõi độ ổn định của ung thư sau khi chữa trị.

Quý vị nên nhờ bác sĩ giải thích bệnh khi đọc kết quả xét nghiệm máu

Quý vị không nên tự ý đọc và dịch các kết quả xét nghiệm máu. Bài viết này, vì vậy, chỉ mang tính tham khảo sau khi quý vị đã được tư vấn từ bác sĩ với các kết quả xét nghiệm. Bác sĩ chuyên khoa và bác sĩ gia đình có thể giải thích xét nghiệm máu khác nhau dù cùng một kết quả. Ví dụ với bệnh nhân dương tính +ANA 1:80, bác sĩ gia đình sẽ nói đây là kết quả dương tính, nghi ngờ có bệnh về hệ miễn dịch. Trong khi đó, với bác sĩ chuyên khoa, sau khi thăm khám không thấy các triệu chứng lâm sàng, thì có thể giải thích cho bệnh nhân rằng kết quả +ANA 1:80 là bình thường. Bệnh nhân cần hỏi lại bác sĩ của mình nếu thấy có sự khác biệt.

Bác sĩ chữa người bệnh, chứ bác sĩ không chỉ chữa các con số xét nghiệm

Một lỗi thỉnh thoảng hay gặp là bác sĩ và bệnh nhân quá chú trọng vào các con số xét nghiệm máu và tìm cách chữa trị sao cho các con số này trở lại bình thường. Chúng ta chữa người bệnh chứ không chỉ chữa các con số. Chúng ta chú trọng vào chất lượng cuộc sống bệnh nhân chứ không phải những con chữ trên giấy tờ. Một bệnh nhân 90 tuổi thì chỉ số lọc thận GFR sẽ giảm theo thời gian, có thể chỉ còn 40, nhưng nếu chỉ số này ổn định thì bác sĩ và bệnh nhân chỉ nên tiếp tục theo dõi. Bác sĩ và bệnh nhân không nhất thiết tìm ra mọi lý do vì sao GFR bị thấp (như lấy sinh thiết thận) hay cố gắng tìm cách chữa trị làm sao để GFR trở về khoảng tham chiếu.

Vì vậy, bác sĩ cần có cái nhìn tổng thể, kết hợp bệnh sử, triệu chứng lâm sàng, các chỉ định xét nghiệm, tình hình cơ địa và bệnh lý của mỗi bệnh nhân mà có cách đọc và giải thích kết quả xét nghiệm máu phù hợp nhất.

PHẦN II. ĐỌC HIỂU KẾT QUẢ XÉT NGHIỆM MÁU TỔNG QUÁT (BÁC SĨ GIA ĐÌNH)

Trong phần này và những phần tiếp, chúng tôi sẽ nói kỹ hơn từng loại xét nghiệm từ bác sĩ gia đình cho đến bác sĩ chuyên khoa.

Các xét nghiệm bác sĩ gia đình thường cho làm là:

A. Xét nghiệm tổng phân tích tế bào máu CBC (Complete Blood Count)

B. Bảng chuyển hóa toàn diện (Comprehensive Metabolic Panel Metabolic Panel) và HbA1C

C. Xét nghiệm mỡ máu (Lipid Panel)

D. Xét nghiệm tuyến giáp (Thyroid panel)

E. Phân tích nước tiểu (UA)

F. Nồng độ vitamin D

Khi cầm kết quả xét nghiệm, quý vị cần so sánh kết quả xét nghiệm của mình với khoảng tham chiếu (Reference range). Thường các chỉ số xét nghiệm bất thường sẽ được in hoa, có dấu tròn, hoặc thêm chữ A (Abnormal = bất thường), L (Low = thấp), hay H (High = cao), N (Negative = âm tính), và Pos (Positive = dương tính) kế bên.

Lưu ý là các chỉ số xét nghiệm dựa vào tiêu chuẩn Y khoa tại Hoa Kỳ. Tại Việt Nam, các chỉ số và tham chiếu có thể dùng đơn vị khác.

A. XÉT NGHIỆM CBC CÓ PHÂN LOẠI VÀ ĐẾM SỐ LƯỢNG (WITH DIFFERENTIATION AND ABSOLUTE COUNT)

Xét nghiệm này tập trung vào ba loại tế bào máu là bạch cầu (WBC), hồng cầu (RBC), và tiểu cầu

(Platelet). Bác sĩ sẽ tìm xem quý vị có các bệnh về máu như thiếu máu, nhiễm trùng, ung thư máu, hay xuất huyết do bệnh tiểu cầu hay không. Trong loại xét nghiệm này lại có các xét nghiệm chia nhỏ hơn phân loại các tế bào máu trắng khác nhau.

1. BẠCH CẦU (WBC), KHOẢNG BÌNH THƯỜNG LÀ 4.000-12.000/MICROLITER

Bạch cầu là tế bào quan trọng trong hệ miễn dịch cơ thể. Thông thường, tăng bạch cầu gợi ý có nhiễm trùng vì cơ thể đang phải tăng cường chiến đấu với virus và vi khuẩn. Mặc khác, WBC cũng có thể tăng do thuốc (như thuốc Corticosteroid). Vì vậy, đọc chỉ số WBC phải dựa vào triệu chứng lâm sàng (như sốt/nóng lạnh, hình chụp XR/CT) để chẩn đoán bị nhiễm trùng. Mặc khác, WBC thấp có thể do các bệnh về hệ miễn dịch như Lupus ban đỏ hay HIV. Vì vậy, WBC là một trong những chỉ số đầu tiên và quan trọng để theo dõi hệ miễn dịch của cơ thể.

Sau khi xem về WBC, bác sĩ sẽ giải thích kỹ hơn về từng loại tế bào bạch cầu trong kết quả xét nghiệm của quý vị.

Các loại bạch cầu (WBC types)

Bác sĩ sẽ xét nghiệm 5 loại bạch cầu và xem tỷ lệ phần trăm ra sao, thường chúng có tỷ lệ phần trăm ổn định, thay đổi các chỉ số phần trăm có thể gợi ý các bệnh lý khác về bạch cầu.

Bạch cầu trung tính Neutrophil chiếm 40-60% tổng số tế bào bạch cầu, thường tăng trong trường hợp nhiễm vi khuẩn cấp tính, có thể giảm trong trường hợp nhiễm virus, hoặc sử dụng thuốc ức chế hệ miễn dịch.

Bạch cầu Lympho chiếm 20-40% tổng số tế bào bạch cầu, thường tăng trong trường hợp nhiễm khuẩn (virus, vi khuẩn) cấp tính và mạn tính.

Bạch cầu đơn nhân Monocyte chiếm 2-8% tổng số tế bào bạch cầu, thường tăng khi cơ thể bị nhiễm trùng. Bạch cầu đơn nhân có vai trò tương tự như bạch cầu trung tính, nhưng có thể tồn tại lâu hơn, và có thể biệt hóa thành tế bào khác như đại thực bào để ăn các vi khuẩn hay tế bào chết.

Bạch cầu ái toan Eosinophil chiếm 1-4%. Tăng phần trăm bạch cầu này hay tăng chỉ số đếm gợi ý bệnh dị ứng hay bị nhiễm ký sinh trùng.

Bạch cầu ái kiềm Basophil chiếm khoảng 0.5-1%. Loại bạch cầu này thường tăng khi cơ thể nhiễm trùng hay cao hormone tuyến giáp, và trong một vài trường hợp ung thư.

2. HỒNG CẦU (RED BLOOD CELL)

Hồng huyết cầu giữ vai trò quan trọng trong việc vận chuyển oxy đến khắp nơi trong cơ thể. Đây là tế bào quan trọng sống còn của chúng ta. Vì vậy, chỉ số hồng cầu (Hb) thấp hay cao có thể gợi ý nhiều bệnh nguy hiểm như chảy máu cấp tính hay bệnh thiếu máu mạn tính dẫn đến tử vong nếu không chữa trị kịp thời.

Khi bác sĩ đọc dịch kết quả máu thường kết hợp nhiều chỉ số, như Hct, Hb, MCV và Ferritin để tìm ra lý do bị thiếu máu.

Chỉ số khối hồng cầu Hematocrit (HCT)

Là chỉ số phần trăm của tế bào hồng cầu (RBC) trong máu chúng ta. Ở nam, chỉ số này là 42-47%, trong khi ở nữ chỉ số này thấp hơn từ 37-42%.

Chỉ số Hematocrit thấp gợi ý bị thiếu máu (chảy máu, thiếu máu, có thai) trong khi chỉ số HCT tăng trong bệnh phổi mạn tính, bệnh mạch vành.

Chỉ số huyết sắc tố hay chỉ số hồng cầu Hemoglobin (Hb)

Thường chỉ số Hemoglobin tăng khi bệnh nhân bị mất nước, bệnh tim và bệnh phổi. Hemoglobin giảm khi thiếu máu, chảy máu, các phản ứng gây tan máu. Chỉ số này thường được dùng nhiều để chẩn đoán thiếu máu. Chỉ số Hb thông thường là 14-17 gm/dL (gam/decilit) với nam giới và 12-15 gm/dL với nữ giới. Thông thường, khi chỉ số Hb dưới 7,0 thì bệnh nhân cần phải được truyền máu do cơ thể không đủ máu để tim bơm đến não và các cơ quan quan trọng. Quý vị bị bệnh thiếu máu nhớ hỏi bác sĩ chỉ số Hb của mình để theo dõi.

Thể tích trung bình hồng cầu (MCV), bình thường là 85-95

Thể tích trung bình hồng cầu có thể tăng trong trường hợp thiếu vitamin B12, thiếu axit folic, bệnh gan mạn tính, bệnh nghiện rượu. MCV thấp trong các trường hợp thiếu sắt, bệnh Thalassemia (tan máu bẩm sinh) và các bệnh hồng cầu khác, các bệnh thiếu máu mạn tính, hay bệnh suy thận.

Nồng độ Hemoglobin trung bình hồng cầu (MCHC)

Chỉ số MCHC được tính bằng cách nhân tỷ lệ hồng huyết cầu (Hb) với 100 và chia cho chỉ số khối hồng cầu (Hct). Thường MCHC bình thường khoảng 33,4-35,5 g/dL. Chỉ số MCHC tăng trong trường hợp thiếu máu đa sắc hồng cầu bình thường, chứng hồng cầu hình tròn di truyền nặng hoặc do sự có mặt của các yếu tố ngưng kết lạnh, MCHC giảm trong thiếu máu do giảm axit folic hoặc vitamin B12, xơ gan, nghiện rượu.

3. TIỂU CẦU (PLATELET)

Là tế bào máu nhỏ nhất, giữ vai trò quan trọng trong đông máu và viêm sưng. Mỗi khi có tổn thương mạch máu xảy ra, tiểu cầu xuất hiện và tập trung tại vết thương, giúp cơ thể cầm máu. Chỉ số tiểu cầu thông thường là 150.000-450.000/microliter máu. Chỉ số tiểu cầu thấp hơn 150.000 được xem là thấp. Dưới 50.000 là nguy hiểm và tiểu cầu dưới 20.000 là cực kỳ nguy hiểm, rủi ro cao gây xuất huyết não vì máu không có khả năng đông lại khi mạch máu bị tổn thương, khiến máu liên tục bị chảy. Chỉ số tiểu cầu cao trên 450.000 làm tăng rủi ro cho các bệnh đông máu.

B. XÉT NGHIỆM BẢNG CHUYỂN HÓA TOÀN ĐIỆN (CMP)

CMP gồm 14 chỉ số đo chức năng thận, men gan, các chất điện giải, đường Hac1/BS (Blood Sugar), protein/Albumin, Bicarbonate và các chỉ số khác. Xét nghiệm quan trọng này thường làm định kỳ mỗi năm một lần hay thường xuyên hơn tùy theo bệnh nhân, cho phép bác sĩ theo dõi các bệnh mạn tính (thận, tiểu đường) hay các tác dụng của thuốc lên cơ thể. Bệnh nhân cần nhịn ăn 12 tiếng trước khi làm xét nghiệm để có kết quả chính xác.

1. Xét nghiệm gan chỉ số ALT, AST, ALP và Bilirubin

Các chỉ số này thường được gọi tắt là men gan, sẽ tăng khi gan bị viêm sưng do virus hay rượu, hoặc gan nhiễm mỡ. Các bệnh về viêm gan B, C thường được theo dõi chỉ số men gan thường xuyên để theo dõi gan có viêm sưng hay không.

Chỉ số men gan ALT (thông thường 7-40 IU/L) thường tăng cao hơn chỉ số AST trong trường hợp viêm gan do virus. Ngược lại, chỉ số men gan AST (thông thường 10-34 IU/L) thường tăng cao khi viêm gan do rượu.

Chỉ số ALP (thông thường là 44-147 IU/L) thường tăng rất cao khi gan bị tổn thương hay bệnh nhân có các bệnh lý về xương.

Chỉ số Bilirubin tăng khiến da hay tròng mắt bị vàng, gợi ý các tổn thương về gan hay các bệnh khác như ống mật/túi mật hay đường tiêu hóa. Bilirubin là sản phẩm được tạo ra khi tế bào hồng cầu bị phân hủy, sau đó được đưa ra ngoài qua hệ thống ống mật trong gan. Chỉ số Bilirubin thường có hai dạng, đo trực tiếp (direct) và đo tổng thể (total). Chỉ số Bilirubin tổng thể bình thường là 0,3-1,2 mg/dL trong khi chỉ số trực tiếp Bilirubin bình thường là dưới 0,3 mg/dL.

2. Xét nghiệm thận BUN, Creatinine và eGFR

Chức năng thận BUN/Cr và độ lọc cầu thận ước tính eGFR là một chỉ số quan trọng khác về thận mà quý vị cần theo dõi. Cr. (Creatinine) là chất thải (sản phẩm thoái giáng) từ quá trình vận động của cơ bắp. Thận khỏe mạnh sẽ lọc hết Cr. ra khỏi máu nên chỉ số Cr. bình thường thường thấp, chỉ ở mức 0,74-1,35 mg/dL ở nam và 0,59-1,04 mg/dL ở nữ. Khi thận bị yếu, chức năng thận suy giảm nên chỉ số Cr. trong máu sẽ tăng. Chỉ số Cr. tăng nhanh trong trường hợp thận bị tổn thương cấp tính.

Chỉ số BUN (Blood Urea Nitrogen) đo lượng Nito có trong Ure (Urea Nitrogen) trong máu. Chỉ số BUN bình thường là 6-24 mg/dL. Thận khỏe sẽ lọc hết những chất này và đẩy ra ngoài qua đường tiểu, ngược lại thận yếu sẽ không lọc hết, khiến chỉ số BUN tăng cao. Một số trường hợp khác cũng khiến BUN tăng cao như thiếu nước, sỏi thận, suy tim, xuất huyết đường ruột.

Chỉ số eGFR là chỉ số ước tính độ lọc thận dựa vào chỉ số Creatinin và giới tính, tuổi tác. Tốc độ lọc thận eGFR thường giảm theo tuổi tác. Thường eGFR tốt là trên 90 với người trẻ. Khoảng 60-90 là khoảng cần theo dõi. Khi eGFR dưới 60, quý vị sẽ phải làm thêm các xét nghiệm khác để thăm khám thận như siêu âm thận, đo động mạch thận, và thậm chí phải sinh thiết thận.

3. Xét nghiệm điện giải Na, K, Phosphate, Ca, và Mg

Chất điện giải là chất dịch có khoáng chất, gồm Natri (Sodium), Kali (Potassium), Canxi (Calcium), Clo (Chloride), Bicarbonate và Phosphate. Những chất này hòa trong dịch cơ thể (máu) tạo ra các ion tích điện, một số tích điện âm trong khi số khác tích điện dương. Cơ thể chúng ta hoạt động được là nhờ tín hiệu liên lạc giữa các tế bào và những tế bào này chỉ làm việc được trong môi trường ổn định nhờ có các chất điện giải cân bằng với nhau. Cơ thể liên tục hấp thụ và đào thải chất điện giải qua mồ hôi (mồ hôi có vị mằn mặn do có Sodium) và qua đường nước tiểu (mùi khai do có urea) hay phân.

Mỗi chất điện giải có chức năng và vai trò riêng, thiếu hay dư bất kỳ chất nào cũng có thể dẫn đến nguy hiểm. Ở người khỏe mạnh, thận và gan có trách nhiệm lọc máu giúp môi trường điện giải luôn ở mức ổn định và pH ở trong cơ thể luôn ở mức 7,4 (khoảng 7,35-7,45) trong khi pH của nước tiểu thay đổi tùy vào chế độ ăn uống dinh dưỡng hay có nhiễm trùng đường tiểu không.

Dịch và hiểu chỉ số xét nghiệm chất điện giải phải nhìn một cách tổng quát, không nên chỉ nhìn một con số. Bác sĩ sẽ so sánh và đối chiếu các chất điện giải, kèm theo triệu chứng lâm sàng, để quyết định xem quý vị có thật sự bị thiếu hay không.

Natri (Sodium) là nguyên tố chủ yếu của dịch ngoài tế bào, đóng vai trò trong việc duy trì thẩm thấu dịch, kích thích dẫn truyền thần kinh, giúp cân bằng pH. Ngưỡng Sodium bình thường là 136-145 mEq/L. Bệnh nhân ăn quá nhạt hay bị sưng chân do suy thận có thể có mức Natri thấp.

Kali (Potassium) thường ở bên trong tế bào, giúp điều chỉnh các chất cân bằng điện giải, có vai trò cực kỳ quan trọng trong chức năng não và thần kinh. Kali thải ra nhiều khi các tế bào bị vỡ, chết đi, khi đó thận giúp lọc Kali ra khỏi máu, giữ nồng độ luôn ở mức cân bằng từ 3,5-5,1 mEq/L. Khi suy thận, nồng độ Kali tăng cao và bệnh nhân sẽ phải chạy thận. Khi Kali quá cao, thường trên 6,5 sẽ ảnh hưởng đến tim, làm loạn nhịp tim, và có thể dẫn đến tử vong.

Mg (Magnesium) là chất giúp tế bào cơ bắp ổn định và làm việc hiệu quả. Mg cũng hỗ trợ tế bào thần kinh truyền dẫn tín hiệu chính xác. Ngưỡng Mg bình thường là 1,8-2,2 mg/dL, thiếu Mg thường dễ dẫn đến chuột rút, đau nhức cơ bắp. Lưu ý là Mg và Phosphate không có trong bảng chuyển hóa toàn diện CMP nhưng bác sĩ thường làm xét nghiệm Phosphorus kèm CMP để so sánh và đối chiếu với các chất điện giải khác.

Canxi (Calcium) là chất điện giải quan trọng khác giúp các enzyme hoạt động hiệu quả, giữ vai trò quan trọng trong cấu trúc xương, quá trình đông máu, hoạt động của tế bào thần kinh, cơ bắp, và các tế bào khác. Ngưỡng canxi bình thường là 8,4-10,2 mg/dL, thấp hay cao canxi đều có thể dẫn đến các triệu chứng nguy hiểm.

Phospho (Phosphorus) giữ vai trò quan trọng với xương, răng, và các tế bào. Ngưỡng Phospho bình thường trong máu là 2,5-4,5 mg/dL, khi thận bị yếu đi, chỉ số này tăng lên, khi đó bác sĩ sẽ phải theo dõi kỹ nồng độ Phospho. Chạy thận nhân tạo giúp cơ thể lọc đưa nồng độ Phospho trở lại ở mức 2,5-4,5 mg/dL.

Clo (Chloride) là chất điện giải điện tích âm để cân bằng với các điện tích dương. Clo là thành phần quan trọng trong dịch axit bao tử và đường tiêu hóa. Ngưỡng Clo bình thường là 96-106 mEq/L, khi bệnh nhân bị ói mửa hay tiêu chảy, nồng độ này có thể bị giảm, ngược lại, quá cao Chloride cũng khiến cơ thể bị mệt mỏi.

Carbon Dioxide (Bicarbonate) là chỉ số quan trọng để đo lường nồng độ axit/bazơ trong cơ thể. Ngưỡng bình thường là 22-29 mEq/L. Khi Bicarbonate cao gợi ý môi trường trong cơ thể đang có hướng bazơ (kiềm), tăng pH, trong khi Bicarbonate thấp gợi ý về hướng axit, giảm pH. Bệnh nhân bệnh thận cần phải được theo dõi Bicarbonate thường xuyên vì cao hay thấp đều là dấu hiệu nguy hiểm của bệnh thận đang nặng thêm.

4. Xét nghiệm Protein/Albumin trong máu

Chỉ số protein và chỉ số albumin (ab) là những chỉ số cực kỳ quan trọng cho thấy sức khỏe của gan, các bệnh lý về thận, hay chế độ dinh dưỡng. Albumin là protein sản xuất tại gan trong khi tổng số protein là các protein khác trong máu nói chung.

Khi cơ thể chúng ta ổn định, các protein sẽ hoạt động tối ưu và không bị tổn thương hay phân hủy. Protein quan trọng với cơ xương khớp, máu và các cơ quan khác, chúng cũng giúp cân bằng áp lực nước giữa trong và ngoài thành mạch máu. Thiếu protein trong máu, như bệnh gan, có thể khiến nước chảy ra ngoài thành mạch nhiều hơn, dẫn đến viêm sưng phù nề. Chỉ số bình thường của tổng số protein là 6,0-8,3 g/dL.

Albumin là protein sản xuất tại gan nên thiếu Albumin gợi ý tổn thương về gan. Chỉ số Albumin bình thường là 3,4-5,4 g/dL.

5. Xét nghiệm tiểu đường chỉ số HbA1C và chỉ số đường huyết BS (Blood sugar level)

Hai chỉ số quan trọng để đánh giá theo dõi bệnh tiểu đường là chỉ số đường huyết (BS) cho biết lượng đường tức thời lúc xét nghiệm máu và chỉ số phần trăm hồng cầu bị nhiễm đường (HbA1C). Chỉ số đường huyết có thể lên xuống thay đổi tùy vào chế độ ăn uống như mới ăn xong hay chưa ăn, thường bệnh nhân nên nhịn ăn để có kết quả chính xác khi làm xét nghiệm này. Ngưỡng chỉ số đường huyết bình thường khi nhịn đói là dưới 65-99 mg/dL. Chỉ số đường huyết ngẫu nhiên không nhịn đói là 65-140 mg/dL. Khi đường huyết quá thấp, thường dưới 60 mg/dL, bệnh nhân sẽ bị chóng mặt và có thể ngất xỉu.

Chỉ số HbA1C là chỉ số cho biết phần trăm bề mặt của tế bào hồng cầu bị đường bám vào, chỉ số này thường ổn định và chính xác hơn chỉ số đường huyết khi chẩn đoán hay theo dõi tiểu đường. Do tế bào hồng cầu chỉ sống khoảng ba tháng nên HbA1C thường được kiểm tra 3 tháng một lần, chỉ số bình thường ở mức dưới 6,5%. Bệnh nhân tiểu đường có chỉ số 6,5-7,5% có thể xem là được kiểm soát, nếu trên 10% thường kèm theo các biến chứng nguy hiểm của bệnh tiểu đường. Chỉ số HbA1C không thuộc CMP nhưng bác sĩ thường yêu cầu chung để dịch kèm với chỉ số đường huyết.

C. XÉT NGHIỆM MỠ MÁU (LIPID PANEL)

Xét nghiệm mỡ máu nhằm kiểm tra nồng độ cholesterol, triglyceride, HDL (Cholesterol tốt) và LDL (Cholesterol xấu). Bác sĩ sẽ kết hợp các kết quả kèm theo bệnh sử để kê loại thuốc tốt nhất cho bệnh cao mỡ máu.

Cholesterol là một lipid cần thiết cho cơ thể hoạt động tạo ra hormone và nhiều chất khác, nhưng quá nhiều cholesterol có thể dẫn đến bệnh tim mạch và rủi ro đột quỵ. Chỉ số cholesterol bình thường là dưới 200 mg/dL, nếu ở mức 200-240 mg/dL thì có thể điều chỉnh về bình thường bằng cách tập thể dục và thay đổi chế độ ăn uống, tuy nhiên nếu chỉ số này vượt trên 240 mg/dL, bác sĩ sẽ khuyên quý vị uống thuốc để giảm cholesterol. Có nhiều nguyên nhân dẫn đến cholesterol cao, thường thấy nhất là do chế độ ăn uống, tuy nhiên, các bệnh mạn tính khác như hút thuốc lá, tiểu đường, hay bệnh nhân dùng thuốc lâu dài như thuốc an thần, steroid, lithium cũng có thể là nguyên nhân.

Triglyceride là một loại mỡ khác, khi triglycerid tăng cao sẽ gợi ý rủi ro về đột quỵ hay bệnh tim mạch. Triglyceride còn cho thấy tình trạng cân bằng của việc chuyển hóa các loại mỡ trong cơ thể. Ngưỡng bình thường của Triglyceride là dưới 150 mg/dL. Ngưỡng Triglyceride nguy hiểm khi tăng cao trên 500 mg/dL.

HDL thường gọi là cholesterol tốt do tác dụng tích cực lên hệ tim mạch và cơ thể. Ngưỡng bình thường của HDL là trên 45-50 mg/dL. HDL thấp hơn ngưỡng này gợi ý rủi ro bệnh mạch máu.

LDL thường được xem là cholesterol xấu do làm tăng rủi ro xơ vữa động mạch và bệnh mạch máu. Thường nồng độ LDL nên dưới 100 mg/dL, với bệnh nhân có những rủi ro khác như hút thuốc hay có bệnh tiểu đường thì mức LDL lý tưởng nên thấp hơn, khoảng 70 mg/dL.

D. XÉT NGHIỆM TUYẾN GIÁP TSH/FT4/FT3

Có nhiều chỉ số đo tuyến giáp nhưng hai chỉ số quan trọng nhất là TSH và Free T4 (FT4) và Free T3 (FT3). Nồng độ TSH (Thyroid Stimulating Hormone) gián tiếp cho thấy cơ thể đang có đầy đủ hormone tuyến giáp hay không. Nồng độ này sẽ tăng khi cơ thể thiếu hormone tuyến giáp, vì TSH kích thích tuyến giáp tạo thêm hormone và ngược lại sẽ tự động giảm xuống nếu cơ thể dư thừa hormone tuyến giáp. Chỉ số TSH bình thường là 0,5-5,0 mIU/L, khi tăng trên 5 mIU/L gợi ý cơ thể bắt đầu thiếu hormone tuyến giáp nhưng bệnh nhân có thể không có triệu chứng gì, khi tăng quá 10 mIU/L thì bệnh nhân cần uống thuốc hormone tuyến giáp để giảm TSH xuống.

Cơ thể có 2 loại hormone tuyến giáp là T4 (thyroxine) và T3 (triiodothyronine). Hai hormone này phần lớn bám vào các protein khác nên nồng độ tự do trong máu (free thyroid hormone) cực kỳ thấp, đo nồng độ Free T4/T3 là cách trực tiếp để biết cơ thể bệnh nhân có thiếu hormone tuyến giáp hay không vì chỉ số này cho biết chính xác lượng hormone đang ở trong máu. Ngưỡng bình thường của hormone T4 là 0,8-1,8 ng/dL và nồng độ hormone T3 bình thường là 0,2-0,5 ng/dL.

Bác sĩ sẽ kết hợp kết quả TSH và FT4/FT3 để chẩn đoán bệnh.

E. XÉT NGHIỆM NƯỚC TIỂU (URINALYSIS)

UA là một xét nghiệm đơn giản, rẻ tiền, nhưng thường bị bỏ qua. Xét nghiệm nước tiểu chỉ ra nhiều điều về chức năng thận, nhiễm trùng đường tiểu, chất điện giải, bệnh tiểu đường và chế độ dinh dưỡng. Nước tiểu bình thường sẽ vô trùng, không có máu, vi khuẩn, hay protein. Vì vậy, khi có những chất này, gợi ý những bệnh nguy hiểm có thể xảy ra. Lưu ý là nếu chỉ dựa vào kết quả xét nghiệm nước tiểu thì bác sĩ sẽ khó chẩn đoán bệnh vì UA là xét nghiệm gián tiếp thông qua chất thải nên có thể không rõ ràng. Bác sĩ cần phải dựa vào triệu chứng bệnh lý và các xét nghiệm khác, ví dụ như siêu âm hay chụp hình và Cr/BUN, để đánh giá chức năng thận khi dịch đọc kết quả nước tiểu.

Màu sắc bình thường của nước tiểu là vàng nhẹ. Các màu đen, đỏ, nâu đậm, hay lợt (không màu) là khác thường và gợi ý các bệnh lý khác nhau.

Đặc điểm của nước tiểu là trong suốt. Nước tiểu đục, lợn cợn, hay có những đặc điểm khác thường đều gợi ý các bệnh khác nhau.

Bình thường, pH nước tiểu khoảng từ 4,6-8. Khi nước tiểu tăng pH có thể gợi ý nhiễm trùng, bệnh thận mạn tính, hay bệnh nhân bị nôn mửa. Khi chỉ số pH nước tiểu bất thường, bác sĩ sẽ cần phải xem thêm các yếu tố khác.

Trọng lượng riêng của nước tiểu (SG) cho thấy nước tiểu loãng hay đặc, gợi ý cơ thể có uống nước đầy đủ hay không. Thường chỉ số SG tăng cho thấy cơ thể đang thiếu nước trong khi SG giảm trong các bệnh khác như bệnh suy tim hay khi chất điện giải Sodium (Natri) cao. Chỉ số SG bình thường là 1,005-1,030.

Leukocyte (LEU) - tế bào bạch cầu trong nước tiểu có thể gợi ý đường tiết niệu bị nhiễm trùng. Bình thường chỉ số LEU là âm tính, không có mặt trong nước tiểu. Với một số phụ nữ, chỉ số LEU thường dương tính, nhưng bác sĩ sẽ không cho thuốc kháng sinh chữa nhiễm trùng đường tiểu nếu bệnh nhân không có triệu chứng.

Xét nghiệm Nitrit: Nitrat trong nước tiểu sẽ chuyển thành Nitrit nếu có sự xuất hiện của vi khuẩn, vì vậy có Nitrit gợi ý đường tiết niệu đang nhiễm trùng, nhất là vi khuẩn E. Coli. Đây là một xét nghiệm gián tiếp khác cho thấy có thể có vi khuẩn xâm nhập vào. Thường bác sĩ sẽ kết hợp xét nghiệm LEU/Nitrit và triệu chứng lâm sàng để chẩn đoán có nhiễm trùng đường tiểu hay không.

Máu trong nước tiểu: Bình thường nước tiểu sẽ không có máu, sự xuất hiện của máu có thể gợi ý đến các tổn thương dọc theo đường tiết niệu như sỏi thận, nhiễm trùng, chảy máu từ bàng quang hay các cơ quan liên quan. Máu nhiều hay ít cũng gợi ý bệnh nặng hay nhẹ. Máu ít trong nước tiểu (Microhematuria) đôi khi không thấy được bằng mắt thường.

Đường trong nước tiểu: bình thường thì không nên có đường trong nước tiểu. Nếu có, bác sĩ sẽ nghĩ đến bệnh tiểu đường hoặc bệnh về thận như tổn thương cầu thận, ống thận, viêm tuỵ khiến cơ thể không lọc giữ lại đường mà đào thải luôn ra ngoài. Tuy nhiên, với phụ nữ mang thai hoặc nếu ăn nhiều bánh, trái cây trước khi xét nghiệm thì có thể quý vị sẽ có chút đường trong nước tiểu.

Protein trong nước tiểu (Protein niệu): thường sẽ không có protein trong nước tiểu, vì vậy nếu xuất hiện, bác sĩ sẽ nghĩ ngay đến các bệnh làm tổn thương thận, khiến thận không thể lọc giữ lại protein. Mức độ protein niệu cũng sẽ gợi ý mức độ tổn thương của thận. Ngoài ra, với bệnh nhân bị bệnh Lupus, đây còn là chỉ số để bác sĩ theo dõi bệnh có ổn định hay không. Với thai phụ có nồng độ protein niệu cao kèm bị sưng phù ở mặt và tay chân, có thể gợi ý rủi ro của bệnh tiền sản giật trong thai kỳ.

Xét nghiệm soi cặn nước tiểu (ASC) để xem các tế bào trong viêm nhiễm đường tiết niệu hay sỏi thận. Chỉ số ASC bình thường là 5-10 mg/dL.

Ketone (Acetone) là chất được tế bào sản xuất khi không có đủ Glucose làm nhiên liệu trong cơ thể. Vì vậy, tăng Ketone thường là dấu hiệu của bệnh tiểu đường. Ketone thường không có trong nước tiểu, khi Ketone có mặt gợi ý đến bệnh tiểu đường không kiểm soát, nghiện rượu, hay nhịn ăn trong thời gian dài.

Urobilinogen là sản phẩm thoái hóa từ bilirubin và thường có nhiều khi gan bị bệnh. Bình thường sẽ không có chất này trong nước tiểu, tăng Urobilinogen gợi ý gan đang bị tổn thương như nhiễm khuẩn, bị xơ, hay xung huyết vàng da.

F. VITAMIN D

Nồng độ vitamin D bình thường là 20-40 ng/ml. Khoảng 30 ng/ml là mức trung bình trong khi dưới 20 ng/ml là thiếu vitamin D. Đây là vitamin cực kỳ quan trọng trong hệ miễn dịch, xương, và các cơ quan khác. Nguồn cung cấp vitamin D tốt nhất là từ thức ăn (sữa, cá, nấm…).

LÀM ĐẸP

01 ĂN GÌ BỔ DA?

DINH DƯỠNG ẢNH HƯỞNG TRỰC TIẾP VÀ LÂU DÀI ĐẾN SỨC KHỎE LÀN DA

Làn da là một cơ quan sống, liên tục thay đổi hằng ngày, nên cũng cần dinh dưỡng tốt như bất kỳ cơ quan nào khác. Một làn da khỏe mạnh, căng bóng, hồng hào là dấu hiệu rõ ràng nhất của việc cơ thể chúng ta có dinh dưỡng đầy đủ.

Các nghiên cứu về dinh dưỡng chỉ ra chế độ ăn uống cân bằng và ăn uống kháng viêm sưng là chìa khóa để có một làn da khỏe mạnh. Tuy nhiên, khái niệm ăn uống cân bằng không phải là một khái niệm khách quan vì ăn uống cân bằng với người này lại không cân bằng với người khác. Tuy nhiên, các nhà khoa học đồng ý rằng về cơ bản khái niệm ăn uống cân bằng cho làn da bao gồm ăn nhiều thành phần khác nhau như ngũ cốc, rau quả, protein, tinh bột, chất béo và cân bằng giữa dinh dưỡng đa lượng (macronutrient) và dinh dưỡng vi lượng (micronutrient).

Khái niệm ăn uống chống viêm sưng là một khái niệm không mới, là lựa chọn những thức ăn có nhiều rau cải, nhiều vitamin, có hạt và ngũ cốc, trái cây giàu vitamin, có chất chống oxy hóa, giảm các phần tử gốc tự do có hại cho da. Lưu ý là cách hấp thụ vitamin cho da tốt nhất vẫn là ăn uống trực tiếp từ rau củ quả, chứ không phải qua thực phẩm chức năng.

CÁC THỰC PHẨM TỐT CHO LÀN DA

Dầu cá Omega-3: Từ cá tự nhiên hay thuốc đều là nguồn cung cấp Omega-3 để giảm viêm sưng bên trong các mạch máu li ti dưới da. Dầu cá Omega-3 còn có thể giúp phục hồi làn da đã bị tổn thương từ các tia tử ngoại UV.

Trái cây tươi và rau củ: là nguồn cung cấp chính của các vitamin A, C, D, E và khoáng chất. Quý vị nên ăn ít nhất một vài loại củ quả và rau cải mỗi ngày để có đầy đủ các vitamin và khoáng chất. Các loại trái cây giàu vitamin C gồm có sơ-ri, ổi, cam, bưởi. Nấm cung cấp nhiều vitamin D.

Selen (Selenium) từ hạt và ngũ gốc: Hạt hướng dương có nhiều vitamin E và axit linolenic, giúp làn da khỏe mạnh. Hạt óc chó có chứa nhiều khoáng chất như kẽm và selen. Quý vị chỉ nên ăn mỗi lần một ít.

Trà xanh có chứa các polyphenol có thể làm giảm các chất tổn thương làn da và giúp phục hồi nếp nhăn.

CÁC THỰC PHẨM GÂY HẠI CHO LÀN DA

Đường làm làn da chúng ta mau già đi. Các nghiên cứu gần đây chỉ ra ăn uống nhiều đường dễ dẫn đến bệnh tiểu đường, tăng viêm sưng, tăng kháng insulin. Ăn uống nhiều đường khiến cho cơ thể tạo ra các glycation-end-products (AGEs) – sản phẩm glycate hóa làm tổn thương đến sợi collagen và elastin, làm da bị chảy xệ, và khiến quá trình lão hóa nhanh hơn.

Đường làm bệnh mụn trứng cá nặng hơn do tăng các viêm sưng kích thích sự phát triển của vi khuẩn, tăng hormone nam, và tiết ra các chất dầu bã nhờn.

Đường cũng làm làn da sạm đi và đổi màu do tạo ra các kích thích viêm lên hắc tố da. Các mụn thịt cũng có thể phát triển nhiều hơn với người bị tiểu đường hay béo phì.

Thuốc lá làm làn da lão hóa do các chất nicotine và hơn 4.000 chất hóa học khác từ khói thuốc làm tổn thương các mô dưới da, kích thích viêm sưng, khiến làn da già trước tuổi. Khói thuốc khiến da chúng ta mỏng đi, bị nổi đỏ viêm sưng, dễ bị nhiễm trùng và lâu lành hơn nếu bị trầy xước. Khói thuốc làm các mạch máu li ti dưới da dễ bị tắc nghẽn, làm da thiếu chất dinh dưỡng và giảm khả năng đào thải chất độc dưới da.

Rượu cũng là một chất không tốt cho da. Lưu ý rằng một ly rượu vang đỏ hay một vài ly rượu xã giao trong các dịp lễ không ảnh hưởng đến làn da. Tuy nhiên, uống rượu mỗi ngày với nồng độ cao sẽ làm da chúng ta già trước tuổi, nhăn nheo và khô đi. Rượu làm cơ thể mất nước, khiến cho nước dưới da mất đi dần dần, làm da chúng ta nhìn nhợt nhạt. Rượu còn giúp phát triển các mạch máu li ti dễ thấy dưới da, lâu dần có thể phát triển thành các bệnh về da như bệnh nổi đỏ Rosacea.

Uống rượu nhiều còn làm cơ thể mất đi các vitamin quan trọng như vitamin A, B và C. Thiếu vitamin A và C làm da chúng ta không còn khả năng bảo vệ trước các chất oxy hóa. Vitamin C cũng cần thiết cho tái tạo collagen.

Rượu có kèm chất đường (ví dụ như bia hay cocktail) còn có thể nguy hiểm hơn rượu thường vì rượu và đường là hai thứ đều làm tổn thương da.

TINH BỘT CÓ THỂ GIÚP HAY HẠI DA

Hai loại tinh bột mà chúng ta thường biết là Complex Carb (carb hấp thụ chậm) và Simple Carb (carb hấp thụ nhanh). Complex Carb như gạo lứt, bánh mì nguyên cám, yến mạch là những tinh bột nhiều chất xơ, hấp thụ chậm, giúp quý vị có cảm giác no lâu. Đây là những tinh bột giúp làn da khỏe mạnh.

Simple Carb như cơm gạo trắng, bánh kẹo, đường, chè hấp thụ vào nhanh, khiến cơ thể tiêu hóa nhanh, dẫn đến mau đói. Khi ăn loại này hệ thống chuyển hóa thường nhanh hơn, khiến quý vị có cảm mau đói mặc dù mới vừa ăn vào. Ăn nhiều sẽ dẫn đến tăng cân, tăng chỉ số độ viêm sưng và làm da mau lão hóa.

BÉO PHÌ VÀ THỪA CÂN LÀM HẠI SỨC KHỎE DA

Các nghiên cứu chỉ ra người bệnh béo phì có nhiều vấn đề về viêm sưng hơn người bình thường. Khi có nhiều viêm sưng, các mạch máu li ti dưới da dễ bị nghẽn và vón cục, khiến làn da mỏng đi, dễ tổn thương và lão hóa.

Khi người bệnh béo phì sẽ làm tăng bề mặt da khiến da càng bị kéo giãn, làm khả năng tổn thương da càng cao nếu bị trầy xước. Vết cắt trên da người béo phì sẽ lâu lành hơn so với người bình thường.

Vì vậy, chăm sóc da khỏe bắt đầu bằng việc tập thể dục giảm cân. Khi giảm cân, các chỉ số viêm sưng giảm đi, và làn da sẽ tái tạo trở lại. Tập thể dục giúp các mạch máu co giãn, chảy điều hòa, đưa các chất độc hại ra ngoài, giúp da khỏe mạnh.

KẾT LUẬN

Ăn uống cân bằng đầy đủ vitamin khoáng chất, chủ yếu từ rau củ, trái cây thiên nhiên là cách tốt nhất để cung cấp dinh dưỡng cho làn da.

Nên hạn chế ăn đường hay uống rượu, vì đây là những thứ làm làn da nhanh lão hóa, khiến da khô, mất nước và giảm khả năng đàn hồi. Nên bỏ thuốc lá vì thuốc lá làm da chúng ta già trước tuổi.

02 CÁCH CHỮA SẸO (THẸO)

Sẹo (thẹo) trên da là vấn đề ảnh hưởng đến rất nhiều người, gây mất tự tin hay không thoải mái khi mặc trang phục hở. Trong bài này, tôi sẽ phân tích nguyên nhân gây sẹo, cách chữa trị, và kem trị sẹo nào tốt nhất.

VÌ SAO CHÚNG TA CÓ SẸO (THẸO)

Sẹo là quá trình phục hồi vùng mô bị tổn thương ở da trở lại bình thường. Khi chúng ta bị tổn thương ở bề mặt da như có vết cắt, vết mổ, hay bị nhiễm trùng (mụn) thì các tế bào bên trong vùng tổn thương như tiểu cầu, đại thực bào (bạch cầu), fibroblast, cùng với các protein như collagen, sẽ tái tạo lại phần mô bị tổn thương. Cơ chế tái tạo phục hồi sau vết thương nhìn có vẻ đơn giản, nhưng thực tế rất phức tạp, qua nhiều giai đoạn. Tương tự như cách chúng ta xây lại một căn nhà sau khi cháy, gồm dọn dẹp rác, thiết kế, chuẩn bị vật liệu, và xây dựng lại phần bị hư hỏng.

Vấn đề là khi các tế bào vùng mô tổn thương phục hồi, chúng có thể phục hồi với mật độ nhiều hơn hay ít hơn so với vùng da trước khi bị tổn thương. Nếu các tế bào này phục hồi nhiều hơn trước, có quá nhiều chất động collagen, khiến vùng da phục hồi có nhiều tế bào hơn, sẽ đẩy vùng da lên phía trên, tạo ra sẹo lồi.

Như cách chúng ta xây lại căn nhà, có thể thêm phần vật liệu, thêm cấu trúc, khiến căn nhà sửa chữa xong sẽ to hơn căn nhà trước kia. Tương tự, vùng da phục hồi sau vết thương cũng có thể ít tế bào fibroblast hơn, ít collagen và dinh dưỡng hơn, dẫn đến sẹo lõm.

SẸO CÓ THỂ ĐI KÈM NHỮNG TRIỆU CHỨNG HAY BỆNH LÝ KHÁC

Sẹo ở giai đoạn trong và sau khi lành có thể kèm những triệu chứng khác nhau như ngứa hay đau nhức như kim đâm. Lý do là vùng sẹo lồi có thể liên quan đến dây thần kinh, dẫn đến tổn thương dây thần kinh.

Vùng bị sẹo có thể ảnh hưởng đến chức năng da vì da vùng sẹo sẽ yếu hơn da không bị sẹo. Ví dụ như sẹo lồi vùng đầu gối lâu dài sẽ làm ảnh hưởng đến khả năng bảo vệ đầu gối, có thể làm giảm khả năng co giãn và vận động.

Sẹo lồi (keloid) là dạng sẹo lớn và khó chữa, có thể khiến bệnh nhân mất tự tin, trầm cảm. Dạng sẹo lồi này thường có nhiều hơn ở người có làn da sậm như người châu Á hay người Mỹ gốc Phi.

Sẹo lõm thường xảy ra trong và sau khi bị mụn, có thể dễ bị nhiễm trùng da.

CHỮA SẸO BẮT ĐẦU BẰNG CHĂM SÓC VẾT THƯƠNG TỐT VÀ TÌM HIỂU BỆNH SỬ

Khi tôi làm phẫu thuật da liễu, tôi luôn hỏi về bệnh sử của sẹo lồi vì nhiều khả năng bệnh nhân sẽ bị sẹo nặng khi mổ nếu như có tiền sử bị sẹo lồi sau khi mổ. Cách chăm sóc vết thương với bệnh nhân có tiền sử sẹo lồi cũng khác với người bình thường vì có thể chúng ta cần phải dùng thêm các kem đặc trị. Chăm sóc vết thương tốt như giữ ẩm, giữ sạch, và dinh dưỡng đầy đủ để đẩy nhanh tốc độ lành vết thương và giảm thiểu sẹo lồi. Vết thương càng lâu lành thì khả năng bị sẹo càng cao do quá trình viêm sưng kéo dài.

CÁC KEM SILICON CHỮA SẸO NHƯ THẾ NÀO?

Có nhiều kem trị sẹo trên thị trường được quảng cáo là có thể chữa trị hay chữa hết sẹo lồi. Quý vị cần cẩn thận vì thực tế nghiên cứu chỉ ra các kem chỉ có tác dụng nhất định, không thể chữa hoàn toàn hết vùng sẹo, làm phục hồi như trước khi có vết cắt. Viện Hàn lâm Da liễu Hoa Kỳ (ADA) khuyến cáo dùng kem silicon loại miếng dán hoặc dạng gel vì có những bằng chứng nhất định trong việc cải thiện sẹo.

Kem silicon cải thiện sẹo bằng cách tăng cường độ ẩm ở lớp sừng (stratum corneum - vùng ngoài cùng của lớp thượng bì). Bằng cách này, nguyên bào sợi (fibroblast) được sản xuất nhiều hơn và giảm thiểu tạo ra collagen. Silicon gel cũng giúp cân bằng các yếu tố tăng trưởng (growth factor) – các tín hiệu kích thích tăng sinh tế bào, làm lành vết thương. Khi cân bằng các yếu tố tăng trưởng này, vùng da sẽ phát triển đồng đều hơn, hạn chế các vùng phát triển quá mức, tạo ra dư thừa các mô. Cuối cùng, keo silicon cũng ngăn ngừa vi khuẩn tấn công vào da, khiến quá trình phục hồi nhanh hơn, ít viêm và ít sẹo hơn. Lưu ý là kem silicon phải dùng hằng ngày và thường phải từ ba tháng trở lên mới có kết quả.

Kem silicon dùng dễ hơn miếng dán silicon nên đa số bệnh nhân dùng kem thay vì miếng dán.

Một số nhãn hiệu kem trị sẹo hiệu quả là Mederma Advanced Scar, SkinCeuticals Phyto, Cica-Care Gel, hay Cimeosil. Lưu ý là tôi không quảng cáo cho bất kỳ hiệu nào mà tôi chỉ đưa ra các hiệu kem trị sẹo thường được bác sĩ da liễu chỉ định.

SẸO DO MỤN CÓ THỂ CHỮA TRỊ DÙNG RETINOL VÀ TÁI TẠO DA

Các nghiên cứu chỉ ra sẹo do mụn có thể cải thiện nhiều với kem Retinol, do Retinol giúp tái tạo làn da mới, dần dần cải thiện sẹo lõm, sẹo lồi do mụn. Các kem Retinol tôi hay dùng là Tretinoin, Tazarotene, hay Adapalence. Dùng kem Retinol chữa sẹo phải kết hợp với kem giữ ẩm và kem chống nắng.

CHỮA SẸO BẰNG LASER

Các nghiên cứu gần đây chỉ ra laser có thể cải thiện sẹo. Tùy vào loại sẹo (lõm, nông, rỗ) mà bác sĩ sẽ dùng loại laser khác nhau. Nhìn chung, laser dùng bước sóng để nhắm vào các mô sẹo kích thích tái tạo quá trình làm mới da. Có thể hiểu đơn giản là laser tạo ra các vết thương mới nhưng các vết thương này đồng nhất hơn và phục hồi cùng một lượt.

Lưu ý là laser có thể làm sẹo lồi bị sậm màu nên quý vị phải cẩn thận và hỏi kỹ các loại laser. Với sẹo bề mặt như sẹo lõm hay sẹo rỗ thì laser ablative tái tạo như CO_2 là lựa chọn tốt trong khi intense pulsed light (IPL) có thể cải thiện sẹo sâu. Các loại laser khác như YAG 1064 nm hay Q-switch cũng có thể làm giảm nhẹ sẹo rỗ hay sẹo lõm.

CHỮA SẸO BẰNG TIÊM STEROID

Tiêm steroid là một phương pháp khác giúp chữa trị sẹo lồi. Các nghiên cứu chỉ ra tiêm steroid trực tiếp vào vết sẹo có thể làm giảm độ lồi hơn 50% và giảm độ sần của da. Tuy nhiên, tiêm steroid lâu dài cũng có thể làm mỏng da, làm nổi các mạch máu dưới da, và làm vết sẹo lồi tuy bớt lồi, nhưng lại bị đỏ và mỏng đi do có mạch máu.

CHỮA TRỊ SẸO LỒI BẰNG XỊT LẠNH (CRYOSURGERY)

Bác sĩ dùng tia lạnh (Cryosurgery) để xịt cực lạnh, làm đông và vỡ mạch máu bên trong sẹo lồi. Bằng cách này, sẹo lồi sẽ teo lại dần dần.

PHẪU THUẬT TẠO HÌNH LÀ CÁCH CHỮA SAU CÙNG TRONG CHỮA TRỊ SẸO LỒI

Nếu sẹo lồi ảnh hưởng đến thẩm mỹ và không cải thiện với các cách chữa trị ở trên, bác sĩ có thể mổ cho quý vị. Thường bác sĩ phẫu thuật tạo hình hay bác sĩ da liễu sẽ mổ lấy sẹo lồi. Sau đó, chữa trị vết thương bằng cách dùng kem đặc trị (như Imiquimod 5% cream) hay bôi kem silicon mỗi ngày để giảm sự phát triển của tế bào sau khi phẫu thuật vì rủi ro sẹo lồi sau phẫu thuật là rất cao.

CÁCH TỐT NHẤT CHỮA SẸO LÀ CHỮA TRỊ KẾT HỢP

Quý vị cần gặp bác sĩ da liễu để tìm ra cách chữa trị sẹo tốt nhất cho mình. Vì mỗi cách chữa có một thế mạnh khác nhau, có thể cần phải kết hợp nhiều cách để có kết quả chữa sẹo tối ưu. Lưu ý là các hãng bảo hiểm tại Hoa Kỳ không chi trả chữa trị thẩm mỹ cho sẹo lồi nên phần lớn các phương pháp chữa trị đòi hỏi quý vị phải tự chi trả.

KẾT LUẬN

Sẹo (thẹo) có thể xảy ra sau khi vết thương lành và vết sẹo có thể lồi hay lõm. Sẹo có thể ảnh hưởng đến sự tự tin của quý vị, có thể dẫn đến trầm cảm.

Tùy vào loại sẹo và tùy vào từng bệnh nhân mà bác sĩ da liễu sẽ có cách chữa trị phù hợp, gồm tiêm steroid, bôi kem silicon, dùng laser, hay phẫu thuật.

03 KÉO DÀI LÔNG MI

Cặp lông mi dài trên đôi mắt từ lâu đã là biểu tượng của phái đẹp. Chị em phụ nữ lâu lâu đánh mascara lên mắt, kéo dài hay gắn thêm lông mi, khiến quý ông mê mẩn khi nhìn vào đôi mắt long lanh, hàng mi chớp chớp như muốn khóc. Thỉnh thoảng, tôi gặp bệnh nhân bị rụng lông mi hoặc lông mi ngắn hỏi về cách chữa trị. Bài viết này chỉ ra các lý do bị ngắn hay rụng lông mi và cách dùng thuốc Bimatoprost để kéo dài lông mi.

LÔNG MI NÊN DÀI BAO NHIÊU?

Thông thường, lông mi mắt mọc từ các nang lông bầu dục ở hai mi mắt, mọc 3 - 4 hàng với 70-80 lông mi ở mí dưới, và 5-6 hàng với 90-160 lông mi ở mí mắt trên. Nhìn thoáng qua, chúng ta thường thấy lông mi ở mí mắt trên nhiều hơn vì số lông ở trên nhiều và dày hơn. Về mặt y khoa, lông mi mắt có nhiệm vụ bảo vệ mắt khỏi bụi và vật li ti có thể rơi vào cũng như giảm tốc độ bốc hơi nước trên bề mặt tròng mắt.

Một nghiên cứu từ viện kỹ thuật Geogra trên 22 loại động vật có vú có lông mi thì tỷ lệ dài tối ưu của lông mi là khoảng 1/3 của chiều dài đôi mắt để bảo vệ tốt nhất.

Ở góc độ thẩm mỹ, lông mi dài, rậm và đều được xem là biểu tượng của sắc đẹp, sự trẻ trung, và ánh nhìn sắc sảo (mà không kém phần mơ mộng). Vì vậy, nhiều chị em phụ nữ và cả quý ông đau khổ khi lông mi mình bị rụng hay ngày càng ngắn đi. Tin mừng là bác sĩ chuyên khoa da liễu có thể giúp quý vị chữa triệu chứng này.

VÌ SAO LÔNG MI BỊ NGẮN?

Có nhiều lý do khiến lông mi chúng ta bị ngắn đi như các bệnh về hormone, nhiễm trùng, stress, mãn kinh, thuốc chữa bệnh ung thư hay bệnh tự miễn bằng hóa trị... và do cả gen di truyền. Một số sắc dân như người Mỹ gốc Âu thường có lông mi dài và rậm hơn so với người gốc châu Á.

Mãn kinh và tuổi tác là lý do hàng đầu khiến lông mi ngắn hay bị rụng đi. Lý do đơn giản là các nang lông teo dần theo thời gian và khi không có hormone cân bằng thì sự lão hóa làm lông mi mọc chậm, thậm chí không mọc thêm.

Thiếu ngủ và stress là những lý do khác ít ai để ý, các lý do này dẫn đến các bệnh về da, mất cân bằng hormone. Các bệnh về dị ứng cũng có thể khiến chúng ta bị rụng lông mi.

Các bệnh về da và tóc như rụng tóc hoặc bệnh viêm da cơ địa hay vảy nến không chữa cũng có thể dẫn đến rụng lông mi. Ngoài ra, bệnh thấp hay cao hormone tuyến giáp cũng có thể là một nguyên nhân khác. Vì vậy, chữa các bệnh về da, tóc và tuyến giáp có thể làm lông mi mọc trở lại.

Bệnh rụng hai bên lông mi hay toàn bộ lông mi do tổn thương nang lông mí mắt (Madarosis) là một bệnh ít gặp của lông mi. Với bệnh này, bệnh nhân nên gặp cả bác sĩ da liễu lẫn bác sĩ chuyên khoa khác để kiểm tra các bệnh hệ thống trong cơ thể như bệnh tự miễn, ung thư, hay dị ứng.

THUỐC KÉO DÀI LÔNG MI BIMATOPROST (LATISSE) LÀ LOẠI ĐÃ ĐƯỢC FDA CHẤP THUẬN CHO CHỮA TRỊ NGẮN LÔNG MI (HYPOTRICHOSIS)

Trước kia, thuốc Bimatoprost dùng để nghiên cứu chữa bệnh tăng nhãn áp (Glaucoma), xảy ra do áp lực bên trong mắt quá cao, ép lên dây thần kinh thị giác dẫn đến giảm thị lực. Bệnh nhân dùng thuốc này lại có tác dụng phụ là lông mi mắt mọc dài. Sau đó, nhà nghiên cứu chuyển thuốc này qua thị trường làm đẹp. Bimatoprost vẫn được dùng để chữa trị tăng nhãn áp dưới tên thuốc nhỏ mắt Lumigan.

Bimatoprost kéo dài lông mi mắt bằng cách kéo dài giai đoạn anagen trong chu kỳ phát triển của tóc (Bimatoprost là chất Prostamide F2a, ảnh hưởng đến thụ thể Prostaglandin. Thụ thể Prostaglandin kích thích nang tóc phát triển trong các vòng đời, đặc biệt trong giai đoạn anagen).

Các nghiên cứu lâm sàng nhóm đối chứng[1] chỉ ra Bimatoprost có tác dụng kéo dài và cải thiện độ dày của lông mi, 46% tăng điểm GEA (có dùng thuốc Bimatoprost) so 18% (không dùng thuốc). Độ dài và độ dày của lông mi tăng đáng kể ở tháng thứ 6. Đây là một trong những lý do để FDA chấp thuận cho sử dụng thuốc này từ năm 2008.[2]

CÁCH SỬ DỤNG BIMATOPROST

Bệnh nhân nên dùng Bimatoprost mỗi ngày, ít nhất là liên tục trong hai tháng để thấy tác dụng khi lông mi dày hơn và bắt đầu dài ra. Khi quý vị ngưng thuốc, lông mi sẽ mỏng lại. Vì vậy, thuốc này có thể sẽ phải dùng cả đời nếu quý chị em muốn làm đẹp. Lưu

---

[1] https://www.ncbi.nlm.nih.gov/pmc/articles/PMC4456802
[2] https://www.accessdata.fda.gov/drugsatfda_docs/label/2012/022369s005lbl.pdf

ý là thuốc này không rẻ tí nào, khoảng 150-200 đô la một lọ nhỏ cho một tháng.

Cách dùng đúng rất quan trọng trong việc kéo dài lông mi và giảm thiểu tác dụng phụ. Dùng thuốc kéo dài lông mi Bimatoprost theo các bước sau:

- Rửa sạch mặt và lớp trang điểm, tháo kính sát tròng.
- Nhỏ một giọt Bimatoprost vào chỗ gần đầu chổi của que vô trùng. Dùng que vô trùng bôi một đường ở chân lông mi (sát với mí mắt) bắt đầu từ bên trong mắt ra ngoài mắt.
- Dùng khăn giấy nhỏ lau sạch các giọt thuốc bị dính bên ngoài lông mi.

Lưu ý, chỉ dùng mỗi que vô trùng một lần và loại bỏ ngay sau khi sử dụng để tránh nhiễm trùng.

TÁC DỤNG PHỤ CÓ THỂ CÓ CỦA BIMATOPROST

- Đỏ, sưng tròng mắt hay ngứa mắt;
- Khô mắt;
- Thâm quầng hay sạm da vùng mí mắt;
- Lông mọc dày xung quanh quầng mắt.

KẾT LUẬN

Lông mi dài và rậm là biểu hiện của sức khỏe và vẻ đẹp. Thuốc bôi Bimatoprost có thể là một giải pháp hữu hiệu kéo dài lông mi. Thuốc này đắt tiền, cần thời gian để thấy hiệu quả, và có thể phải dùng lâu dài để duy trì.

Dùng thuốc đúng chỉ định của bác sĩ và dùng que vô trùng để bôi thuốc.

04 LÀM SAO ĐỂ TRIỆT LÔNG VĨNH VIỄN

Lông trên người, nhất là lông mọc những chỗ không ai muốn, gây khó chịu với nhiều người. Bài viết này chỉ ra những cách triệt lông tạm thời và vĩnh viễn.

LÔNG MỌC NHANH HAY CHẬM?

Lông và tóc khác nhau ở nhiều góc độ. Nhìn chung, lông trên người chúng ta mọc đầy đủ và dừng lại sau một tháng trong khi tóc thường mọc lâu hơn. Điểm khác biệt là do chu kỳ mọc ở tóc thường là hằng tháng trong khi ở lông là hằng tuần. Lông ở nam giới thường dày hơn và mọc nhanh hơn nữ giới.

Tùy vào giới tính, dinh dưỡng, hormone, di truyền mà mỗi người có lông mọc chậm hay nhanh. Lông ở các vùng da khác nhau thì cũng khác nhau về màu sắc, mật độ, độ cong và độ dày. Thường lông ở vùng bẹn hay nách thường dày hơn lông ở ngực, lưng, hay chân tay.

Lông phát triển từ các nang lông và chịu sự ảnh hưởng của hormone, nhất là hormone nam. Lông cũng là nơi có nhiều tuyến mồ hôi và tuyến nhờn nên cũng là nơi tạo ra mùi khác biệt. Đôi khi, vùng lông nhiễm trùng mạn tính hay có nhiều vi khuẩn yếm khí sẽ dẫn đến mùi khó chịu. Vùng da xung quanh lông cũng là nơi lý tưởng để viêm nhiễm và phát bệnh như bệnh mụn hay viêm nang lông. Chữa các bệnh về lông thường bắt đầu bằng việc làm sạch sẽ vùng lông.

CÁC CÁCH TRIỆT LÔNG VĨNH VIỄN

Cạo hay nhổ lông chỉ là tạm thời vì lông sẽ mọc lại theo thời gian. Để triệt lông vĩnh viễn, cách thông thường là bác sĩ da liễu sẽ làm tổn thương lâu dài đến nang lông, khiến lông không thể mọc trở lại. Nhìn chung, các phương pháp triệt lông vĩnh viễn đều có điểm chung là tiêu diệt nang lông. Sợi lông, sau khi không còn được cung cấp dinh dưỡng bởi nang lông, sẽ tự rụng, để lộ ra làn da mịn màng. Trong các cách triệt lông vĩnh viễn thì cách đốt điện (electrolysis) là cách duy nhất được FDA chấp thuận.

Lưu ý là đốt lông bằng điện hay laser đều có thể có những biến chứng nguy hiểm như nhiễm trùng, sẹo, hay sạm nám do đổi hắc tố da. Vì vậy, quý vị cần đến nơi uy tín để làm, tốt nhất là được tư vấn bởi bác sĩ chuyên khoa da liễu.

ĐỐT CHÂN LÔNG BẰNG ĐIỆN (ELECTROLYSIS)

Bác sĩ da liễu hay chuyên viên sẽ dùng cây kim nhỏ xíu, dùng sóng điện (như microwave) truyền nhiệt qua cây kim vào đến nang lông, làm chết nang lông, sau đó bác sĩ sẽ dùng cây nhíp nhỏ nhổ từng sợi lông. Trước khi đốt, bác sĩ sẽ làm sạch vùng da định đốt, sau đó có thể bôi kem giảm đau để giúp việc triệt và nhổ lông nhẹ nhàng hơn.

Cách này hiệu quả nhưng tốn thời gian, có thể gây khó chịu cho bệnh nhân, nhất là khi đốt, nhổ lông ở vùng nhạy cảm như nách hay bẹn. Bác sĩ thường sẽ làm nhiều lần để từ từ nhổ sạch và giúp cho bệnh nhân thấy thoải mái hơn.

ĐỐT CHÂN LÔNG BẰNG LASER

Kỹ thuật triệt lông tận gốc bằng laser được ưa chuộng gần đây do dễ thực hiện, ít đau, và có kết quả tốt. Máy laser có bước sóng phù hợp (755 nm Alexandrite, 805 nm hay 810 Diode, và 1.064 nm) chiếu các tia năng lượng vào Melanin ở trong nang lông. Các tia này khi gặp Melanin sẽ chuyển thành nhiệt, đốt chết các nang lông. Cách này có thể làm tổn thương nang lông lâu dài và khiến lông không mọc trở lại trong thời gian khá dài, thường là vài tháng đến vài năm. Lưu ý là quý vị có thể phải trị liệu nhiều buổi laser để có kết quả tốt, và có thể lặp lại trị liệu thường xuyên vì các nang lông có thể phục hồi sau một thời gian ngừng đốt laser.

Đốt laser không cẩn thận có thể bị phỏng do chỉnh bước sóng không đúng hay chỉnh quá nhiều năng lượng. Quý vị cần đến các trung tâm uy tín có kinh nghiệm trong việc tẩy lông bằng laser để có kết quả tốt.

NHỔ LÔNG TẬN GỐC BẰNG NHÍP

Dùng nhíp nhổ từng sợi lông là cách cơ bản nhiều quý vị hay áp dụng. Cách này tuy có thể nhổ tận gốc, nhưng có thể làm đau hay sưng vùng lông bị nhổ. Ở những vùng da nhạy cảm như nách, nhổ không cẩn thận có thể làm nhiễm trùng hay làm nám sạm da do viêm. Quý vị khi nhổ nhớ rửa sạch vùng muốn nhổ, sát trùng nhíp, và nhổ lông chậm từ từ để giữ cho da không bị nhăn.

TRIỆT LÔNG TẠM THỜI BẰNG KEM BÔI

Kem làm rụng lông (Depilatory cream) gần đây được ưa chuộng vì dễ sử dụng và có kết quả tốt. Kem này thường có chất axit thioglycolic, kèm theo các chất khác như potassium hay calcium thioglycolate để làm vỡ chất keratin trong lông. Quý vị dùng kem này bôi nhẹ lên da, đợi 5-10 phút để kem thấm vào da. Sau đó quý vị vuốt nhẹ, lông sẽ rụng ra ngoài. Quý vị nhớ đọc kỹ hướng dẫn xem thời gian vuốt lông là bao lâu. Sau khi vuốt lông rụng thì quý vị nhớ rửa sạch vùng kem đã bôi.

LÔNG CẠO RỒI MỌC LẠI CÓ DÀY HƠN KHÔNG?

Không. Đây là câu hỏi tôi nhận được khá nhiều. Quý vị lo lắng là lỡ cạo rồi thì lông mọc lại có dày hơn không. Cảm giác thấy sợi lông mọc lại dày hơn, hay đậm hơn là vì so với khoảng da trắng trước kia, sợi lông mọc lại dễ thấy hơn, và có vẻ dày hơn. Thực tế, trước và sau khi cạo thì lông vẫn vậy, cho dù có cạo hay không.

LÔNG MỌC NHIỀU CÓ THỂ LÀ TÁC DỤNG PHỤ CỦA THUỐC HAY BỆNH KHÁC

Thỉnh thoảng, lông mọc quá nhiều có thể là tác dụng phụ của thuốc hay có bệnh lý nguy hiểm. Các thuốc có thể gây mọc lông nhiều gồm thuốc về hormone, ví dụ như Testosterone, Danazol hay steroid như Corticotropin. Các thuốc khác cũng có tác dụng phụ làm mọc lông gồm Cyclosporin (chữa viêm da cơ địa), Minoxidil (chữa cao huyết áp, giờ được dùng để chữa hói đầu), và Diazoxide.

Các bệnh có thể dẫn đến mọc nhiều lông là hội chứng buồng trứng đa nang (PCOS), hội chứng Cushing, tuyến thượng thận có khối u.

KẾT LUẬN

Lông mọc dài, ngắn, rậm hay thưa là do cơ địa mỗi người. Triệt lông vĩnh viễn cần dựa vào các yếu tố cơ địa để tìm ra cách chữa trị hiệu quả nhất, vừa an toàn y khoa và có tính thẩm mỹ cao.

Có nhiều cách để triệt lông vĩnh viễn, trong đó đốt nhổ bằng điện và laser là những cách an toàn và hiệu quả cao.

Mọc quá nhiều lông có thể là tác dụng phụ của thuốc hay bệnh lý hormone nguy hiểm.

05 RETINOL: LOẠI KEM MỖI NGƯỜI ĐỀU NÊN CÓ

Nhiều quý vị hỏi tôi kem nào chống lão hóa, chống nhăn da, và giảm thâm da. Bài viết này tôi nói về các kem Retinol (Vitamin A) chuyên dùng để chữa da bị thâm, giúp tái tạo làn da, và chống nếp nhăn. Thuốc uống Retinol (Isotretinoin) chuyên trị mụn tôi đã nhắc đến trong tập 1 sách "Trong phòng chờ với Bác sĩ Wynn". Tôi dùng một vài ví dụ về kem Retinol mua trên thị trường gồm Avene, Cerave, hay Neutrogena và tôi không quảng cáo, không bán sản phẩm nào.

RETINOL LÀ GÌ?

Là chất dẫn xuất và chiết xuất tổng hợp từ Vitamin A dùng nhiều trong da liễu để làm chậm lão hóa, chữa mụn, tăng collagen, và nhiều chức năng khác.

Có ba dạng kem Retinol là Retinol (Alcohol), Retinal (Aldehyde), Axit Retinoic(Axit). Ba dạng này tuy cùng là Retinol nhưng có tốc độ hấp thụ và tác dụng khác nhau lên tế bào da. Retinol hấp thụ chậm nhất và Retinoic axit nhanh nhất. Kem Retinol cũng được sản xuất theo nhiều thế hệ (generation) nên tác dụng phụ và độ thẩm thấu cũng khác nhau.

Chúng ta lấy Retinol tự nhiên trong thức ăn, trái cây màu vàng, đỏ, trong trứng, hay rau xanh.

Kem retinol khi bôi những ngày đầu thường gây khó chịu với da khô, da đỏ, sưng, và tróc thành từng mảnh. Vì vậy, dùng Retinol theo hướng dẫn của bác sĩ rất quan trọng. Tôi thường khuyên bệnh nhân dùng 3 lần/tuần vào mỗi tối trong những tuần đầu tiên để cơ thể từ từ quen với việc thay đổi da. Đậy nắp hộp kem sau khi mở để đảm bảo chất Retinol ổn định.

Quý vị bôi kem giữ ẩm TRƯỚC khi dùng kem retinol, đợi đến khi kem giữ ẩm thấm hoàn toàn vào da (ít nhất 15 phút) thì mới bôi kem Retinol lên, nhất là kem Retinol từ đơn thuốc bác sĩ.

KEM RETINOL MUA Ở TIỆM KHÁC VỚI KEM RETINOL KÊ ĐƠN TỪ BÁC SĨ DA LIỄU

Đây là điểm quan trọng cần biết vì nhiều người không biết rằng kem Retinol mua ngoài tiệm mỹ phẩm hay online có nồng độ và tiêu chuẩn khác hẳn với kem Retinol kê đơn của bác sĩ. Quý vị có thể bị sưng da nếu dùng không đúng theo chỉ dẫn của bác sĩ chuyên khoa.

Kem Retinol mua ngoài tiệm hay online khó kiểm soát về chất lượng, độ tinh khiết và các hoạt chất khác. Tôi thường khuyên bệnh nhân nếu mua kem Retinol trên mạng hay ở tiệm thì nên mua ở những nơi uy tín với nhãn hiệu lâu năm như Johnson and Johnson hay Loreal. Các công ty này có những nghiên cứu trên bệnh nhân bị mụn hay sẹo và có kết quả khích lệ.

Kem Retinol bác sĩ kê đơn có nhiều nồng độ khác nhau, từ 0,01% đến 0,1% với dạng gel, kem hay bọt. Thường bác sĩ sẽ cho dùng kem bôi nồng độ thấp nhất. Quý vị dùng Q-tip (Que ngoáy tai) để bôi kem Retinol bác sĩ cho vào mụn hay các sẹo. Trong khi kem Retinol mỹ phẩm mua ngoài tiệm thường có kèm theo chất giữ ẩm, có thể bôi toàn bộ lên mặt thì kem Retinol kê đơn chỉ nên dùng vào vùng da bị ảnh hưởng.

KEM RETINOL CHỐNG LÃO HÓA DA THẾ NÀO?

Retinol khi vào da sẽ bám vào tế bào giữa thượng bì và trung bì, di chuyển vào nhân tế bào, bám vào thụ thể RAR (Retinol axit receptor) và RXR (Retinol X receptor), làm tăng độ dày sừng, tăng collagen trung bì, tăng axit hyaluronic (là chất filler hay tiêm vào làm giảm nếp nhăn), giảm khả năng tạo mạch máu, làm làn da dày, căng bóng, và trẻ hơn. Retinol cũng ức chế các AP1 và NF-IL6, tăng Th1, giảm Th2, là các dẫn xuất gây viêm sưng, làm giảm viêm nhiễm, cải thiện da bị mụn.

Kem Retinol khi vào da phải chuyển hóa thành axit Retinoic để có thể tác dụng hiệu quả lên tế bào nên các loại kem Retinol và Retinal sẽ có tác dụng chậm hơn, dẫn đến ít tác dụng phụ nhưng cũng chậm có kết quả hơn so với axit Retinoic.

Các hiệu kem Retinol có thể mua trên thị trường (OTC), theo thứ tự thẩm thấu từ chậm nhất đến nhanh nhất

Cerave Retinol (thẩm thấu chậm nhất): thấm chậm, ít bị phản ứng, nên có thể dùng xung quanh mắt (cẩn thận với các loại retinol khác), dùng giảm nếp nhăn xung quanh quầng mắt.

Neutrogena Retinol là kem dùng ban đêm, có tác dụng giữ ẩm nên bạn có thể dùng trực tiếp mà không cần dùng kem giữ ẩm, giúp làm giảm nếp nhăn xung quanh vùng cổ.

Avene Retinal là kem bôi ban đêm, thấm chậm

từ từ (so với Axit Retinoic), có thể dùng xung quanh vùng cổ hay da nhạy cảm.

Differin Gel (Adapalene 3rd generation of Retinol), tác dụng nhanh, hiệu quả trong việc ngăn ngừa lão hóa và tổn thương da do ánh nắng mặt trời. Kem Adapalene tác dụng nhanh trực tiếp lên làn da, làm trắng da. Quý vị nhớ dùng ban đêm, rửa sạch mặt, dùng kem giữ ẩm trước (quan trọng) trước khi bôi Differin.

Lưu ý: Hạn chế dùng Adapalene trên vùng cổ và xung quanh quầng mắt. Có thể dùng Adapalene thay thế Tretinoin.

Kem Differin có thể làm lỗ chân lông nhỏ hơn.

KEM RETINOL KÊ ĐƠN (RETIN-A) 0,05% HAY 0,01%

Là loại bác sĩ da liễu thường hay kê đơn nhất, tác dụng nhanh, làm tăng độ dày của da, giảm tiết nhờn, cải thiện collagen, và tăng tốc độ tẩy tế bào chết.

Kem này cũng dễ gây đỏ rát so với các kem Retinol mua trên thị trường. Vì vậy, dùng kem Retin-A loại này phải theo kỹ hướng dẫn của bác sĩ.

KẾT LUẬN

Kem Retinol là loại kem mỗi người nên có khi muốn bảo vệ làn da của mình trước tuổi tác, ánh nắng mặt trời, hay chữa trị mụn.

Retinol mua trên thị trường và đơn thuốc bác sĩ rất khác nhau và tác dụng cũng khác nhau.

Dùng kem Retinol buổi tối, cách ngày, và tăng dần tần suất để làn da không bị rát bỏng.

PHẦN 02

KIẾN THỨC VỀ CÁC LOẠI BỆNH

01 BỆNH BẠCH BIẾN (VITILIGO)

Thỉnh thoảng, tôi nhận được vài ca tư vấn về chữa trị bệnh bạch biến (vitiligo). Bài viết này sẽ chỉ ra nguyên nhân và cách chữa trị cho căn bệnh khó trị này.

BẠCH BIẾN LÀ GÌ?

Bạch biến là bệnh khiến một vùng da trên cơ thể bị mất màu (đổi thành màu trắng) do mất hắc tố da (melanin). Vùng da mất màu (bạch biến) này có thể tăng theo thời gian khiến bệnh nhân thêm lo âu và mất tự tin về làn da của mình. Bệnh này có thể ảnh hưởng đến bất kỳ vùng da nào trên cơ thể, kể cả vùng da bên trong vòm họng hay lông tóc.

Bệnh bạch biến không lây nhiễm và không phải ung thư. Tuy nhiên, vùng da bị bạch biến, do thiếu hắc tố da, sẽ không có khả năng phòng vệ trước tia tử ngoại, làm tăng nguy cơ mắc ung thư da tại vùng này. Đây là lý do vì sao bệnh nhân bạch biến cần phải dùng kem chống nắng (SPF 45) để bảo vệ làn da mong manh của mình.

Bệnh nhân bị bạch biến thường có tâm lý lo lắng, ngoài ra còn có nguy cơ cao bị bỏng da do ánh nắng (thiếu melanin bảo vệ) cũng như nguy cơ mắc các bệnh về mắt.

PHÂN LOẠI BẠCH BIẾN

Tùy vào vùng da bị ảnh hưởng mà bạch biến được chia ra làm nhiều loại khác nhau. Khi bạch biến xảy ra trên khắp cơ thể, ảnh hưởng phần lớn mọi vùng da, sẽ được gọi là bạch biến tổng quát (generalized vitiligo). Khi ảnh hưởng trên một phần cơ thể như chỉ bị ở mặt và tay thì được gọi là bạch biến một phần (segmental vitiligo). Tùy vào loại bạch biến mà bác sĩ da liễu sẽ có cách điều trị cũng như tiên lượng khác nhau. Thường bạch biến thể nặng (toàn thân) cần chữa trị và theo dõi thường xuyên hơn so với bạch biến thể nhẹ.

NGUYÊN NHÂN BỆNH BẠCH BIẾN?

Màu da của chúng ta được quyết định bằng lượng hắc tố da (melanin) được tạo ra. Các tế bào hắc tố da (melanocyte) là nơi sản xuất ra hắc tố. Điểm thú vị là hầu như mọi người đều có số lượng tế bào hắc tố da như nhau, nhưng lượng hắc tố da được sản sinh ra lại khác nhau, dẫn đến màu da khác nhau. Một người châu Phi và một người châu Âu có thể có cùng số lượng tế bào hắc tố, nhưng lượng hắc tố ở người châu Phi nhiều hơn rất nhiều người so với châu Âu, dẫn đến làn da đen hơn.

Bạch biến xảy ra khi tế bào hắc tố da không sản sinh ra hắc tố nữa, dẫn đến chu trình sản xuất và phân phối hắc tố da bị gián đoạn. Melanin thường được chứa trong các túi bên trong tế bào (melanosome), sau đó được đóng gói, chuyển đến các tế bào sừng ở vùng biểu bì (keratinocyte) để "nhuộm" màu da. Mỗi tế bào hắc tố da có thể kết nối với khoảng 40 tế bào sừng. Vì vậy, nếu có nhiều thay đổi sẽ làm ảnh hưởng đến chu trình sản xuất này, dẫn đến da bị mất màu.

Bệnh tự miễn (auto-immune) là một trong những nguyên nhân thường dẫn đến bạch biến, do các kháng thể và tế bào miễn dịch tấn công tế bào hắc tố da. Các bệnh khác như ung thư, stress, hoặc di truyền từ gia đình cũng khiến cho tế bào hắc tố bị tổn thương. Các lý do khác như bị phỏng, tiếp xúc hóa chất, tổn thương da do tai nạn cũng có thể khiến tế bào hắc tố bị tổn thương dẫn đến bệnh bạch biến.

PHÂN BIỆT BẠCH BIẾN VÀ NẤM

Một bệnh hay gặp có thể dễ nhầm lẫn với bạch biến là nấm da (tinea), hay còn gọi là lang ben. Ở vùng da bị nấm, các tế bào hắc tố da và tế bào sừng bị tổn thương, khiến việc phân bổ sắc màu bị ảnh hưởng. Vùng da bị nấm có thể có màu trắng, thường hay ngứa, có thể viêm sưng đỏ trong khi vùng da bạch biến không bị ngứa hay viêm sưng. Da bị nấm cũng có các vảy trắng li ti do tế bào sừng bị chết. Chữa trị nấm da bằng các thuốc kháng nấm. Trong vài trường hợp, có thể uống thuốc kháng nấm để chữa trị nếu da bị nấm nhiều.

Chẩn đoán nấm da có thể được thực hiện bằng cách cạo lớp da mỏng, nhỏ dung dịch KOH rồi xem dưới kính hiển vi để phát hiện tế bào nấm.

CHẨN ĐOÁN BẠCH BIẾN

Bạch biến có thể được chẩn đoán bằng mắt thường. Đôi khi bác sĩ sẽ dùng một loại đèn đặc biệt (Wood lamp) để xem có nấm hay các bất thường khác trên da hay không. Chẩn đoán bạch biến hiếm khi cần đến sinh thiết. Tuy nhiên, trong trường hợp nghi ngờ ung thư tế bào lympho T-cell (Cutaneous T-cell lymphoma), bác sĩ sẽ làm sinh thiết vùng da bị đổi màu để tìm ra lý do chính xác của bệnh.

Các xét nghiệm khác gồm xét nghiệm máu cho các bệnh tự miễn (ANA, dsDNA, ESR/CRP) và tuyến giáp (TSH/F4) để tìm ra nguyên nhân gây bạch biến.

CHỮA TRỊ BẠCH BIẾN PHỨC TẠP VÀ CẦN THỜI GIAN

Việc chữa trị bạch biến tùy thuộc vào vùng da bị tổn thương ít hay nhiều, vùng da bị bạch biến phát triển nhanh hay chậm, và ảnh hưởng thế nào đến tâm lý bệnh nhân. Các phương cách chữa trị hiện nay gồm thuốc bôi, thuốc uống và dùng ánh sáng dải hẹp (Narrow band) UVB.

Dùng thuốc bôi: Kem bôi steroid cho những ca nhẹ và vùng da nhỏ, mới bắt đầu mắc bệnh. Thông thường có thể dùng kem steroid loại mạnh (class 6, 7). Kem steroid có tác dụng tốt nhất với vùng da mỏng (như mặt) và ít có tác dụng ở tay chân (da dày hơn). Lưu ý không dùng kem steroid trong thời gian dài. Kết hợp kem steroid với các kem ức chế miễn dịch khác như Tacrolimus 0,1% có thể mang lại hiệu quả tốt.

Dùng thuốc uống: Thuốc steroid có thể dùng trong trường hợp bệnh lan nhanh và rộng.

Dùng ánh sáng UVB và kết hợp UVA/thuốc Psoralen: trị liệu ánh sáng dải hẹp UVB được dùng nhiều hơn gần đây sau khi các hiệu quả của chúng được chỉ ra trong các nghiên cứu. Dùng ánh sáng UVA kết hợp thuốc uống/bôi psoralen có thể mang lại tác dụng đến 70%. Trị liệu ánh sáng cần được thực hiện liên tục, khoảng hai đến ba lần một tuần, có hiệu quả từ sau vài tuần điều trị. Bạch biến có thể xuất hiện trở lại khi ngưng trị liệu ánh sáng.

Phẫu thuật cấy ghép da với trường hợp mắc bệnh trong thời gian dài và các trị liệu khác thất bại.

THUỐC MỚI CHO BẠCH BIẾN?

Gần đây, các nghiên cứu chỉ ra JAK inhibitor, là thuốc ức chế chuỗi viêm JAK thường dùng trong viêm xương khớp, vảy nến và Covid-19, có thể là thuốc tiềm năng chữa bạch biến. Nghiên cứu chỉ ra bệnh nhân dùng thuốc bôi tofacitinib và ruxolitinib có thể giảm đến 50% vùng da bạch biến.

KẾT LUẬN

Bệnh bạch biến là bệnh thường gặp do thiếu sắc tố da. Bệnh được chia làm nhiều loại tùy vào mức độ nặng nhẹ.

Khi chẩn đoán cần phân biệt bạch biến với nấm da và các bệnh nguy hiểm khác.

Điều trị bạch biến bao gồm sử dụng kem bôi, thuốc uống, trị liệu ánh sáng UVB/UVA và phẫu thuật. Dùng kem chống nắng SPF 45 trở lên ở vùng bị bạch biến. Thuốc JAK có thể là một hướng chữa trị bạch biến trong tương lai.

02 BÃO CYTOKINE VÀ BRADYKININ

Nhiều quý vị hỏi tôi vì sao cơn bão cytokine, bão bradykinin có thể gây tử vong khi mắc Covid-19. Bài viết này sẽ giải thích về hệ miễn dịch, cách "cơn bão" hình thành, phương pháp chẩn đoán và chữa trị cơn bão này trong điều trị Covid-19.

CYTOKINE LÀ GÌ?

Cytokine là các protein tín hiệu được tạo ra từ các tế bào trong cơ thể để gửi tín hiệu đến những tế bào khác. Tất cả các tế bào miễn dịch liên lạc với nhau bằng cách gửi ra các protein tín hiệu giữa các tế bào như interleukin (IL), interferon, growth factor... đến các thụ thể (receptor) như một cách để "nói" cho các tế bào khác biết tình hình của mình (như bị viêm sưng, bị nhiễm virus, hay chuyển tín hiệu viêm sưng đến các tế bào khác). Thông qua cytokine, tất cả các tế bào trong cơ thể có thể liên lạc và hoạt động nhịp nhàng với nhau.

HỆ MIỄN DỊCH CỦA CHÚNG TA LÀ HỆ THỐNG KỲ DIỆU, GỒM HÀNG TRĂM LOẠI TẾ BÀO HOẠT ĐỘNG NHỊP NHÀNG BẰNG CÁC TÍN HIỆU NỐI KẾT CYTOKINE (INTERLEUKIN VÀ INTERFERON)

Khi virus hay vi khuẩn xâm nhập vào cơ thể, các tế bào miễn dịch ở khắp nơi trong cơ thể lập tức nhận biết có kẻ xâm nhập và lên tiếng báo động. Tương tự bộ quốc phòng của một quốc gia lập tức báo động khi kẻ địch bên ngoài xâm lăng. Tùy vào mức độ nguy hiểm của virus hay vi khuẩn mà hệ miễn dịch gây ra phản ứng khác nhau ví dụ như sốt, ớn lạnh, mệt mỏi, thậm chí làm tổn thương đến các cơ quan khác bằng các kháng thể hay protein viêm sưng.

Chúng ta có hai loại đáp ứng miễn dịch: miễn dịch bẩm sinh (innate immunity, có sẵn trong cơ thể, bao gồm các tế bào bạch cầu, đại thực bào...) và miễn dịch thu được (adaptive immunity, bao gồm tế bào T, tế bào B – các kháng thể và tế bào miễn dịch trí nhớ, qua quá trình tương tác với virus, vi khuẩn, đã học cách nhớ mặt các bệnh này). Hệ miễn dịch bẩm sinh là miễn dịch phản ứng tại chỗ, nhanh, nhưng không cụ thể, không rõ ràng (kiểu như "thiên lôi" chỉ đâu đánh đó), không có sự chọn lọc hay trí nhớ miễn dịch. Trong khi đó miễn dịch thu được là phản ứng chậm hơn, có chọn lọc và sử dụng trí nhớ miễn dịch thông qua tương tác của kháng thể với các tế bào khác. Tế bào miễn dịch bẩm sinh và thu được đều liên lạc chặt chẽ với nhau thông qua các cytokine.

HỆ THỐNG TÍN HIỆU CYTOKINE NẮM VAI TRÒ QUAN TRỌNG TRONG KIỂM SOÁT TỔN THƯƠNG, VIÊM SƯNG, VÀ PHỤC HỒI

Khi chúng ta bị một vết cắt nhẹ trên da gây chảy máu, các tế bào tiểu cầu sẽ tập trung vào nơi có vết thương, tiết ra tín hiệu interleukin kêu gọi các tế bào bạch cầu gần đó tụ lại hỗ trợ. Khi các vi khuẩn có sẵn trên da nhân cơ hội đó lẻn vào bên trong cơ thể, các đại thực bào (hệ miễn dịch bẩm sinh), thông qua thông báo và sự dẫn đường của các tế bào khác, sẽ tìm đến nơi và tiêu diệt vi khuẩn ngay lập tức, xử lý vết thương sạch sẽ, gọn gàng. Vết thương sẽ lành hẳn sau vài ngày.

Trong trường hợp bệnh nhân có hệ miễn dịch suy yếu như khi mắc bệnh tiểu đường, các tế bào miễn dịch làm việc không hiệu quả với nhau, dẫn đến các tế bào đại thực bào cần nhiều thời gian hơn để "đánh hơi" ra vi khuẩn, trong lúc đó, vi khuẩn vẫn tiếp tục sinh sôi. Lúc này, vết thương có thể nhiễm trùng và hình thành áp xe, đôi khi cần can thiệp mổ để giảm áp lực.

Khi virus vào cơ thể, phản ứng của hệ miễn dịch sẽ phức tạp hơn và đòi hỏi sự liên kết thông minh giữa các tế bào với nhau. Virus thường sẽ tấn công vào bên trong tế bào vì chúng cần dùng các protein sản xuất của tế bào để tiếp tục nhân lên. Khi đó, tế bào bị nhiễm virus sẽ chết hoặc không hoạt động được, các tế bào xung quanh sẽ nhận diện và gửi tín hiệu interleukin đến các tế bào bạch cầu để tấn công và dọn sạch tế bào đã bị nhiễm virus.

BÃO CYTOKINE XẢY RA Ở BỆNH COVID-19 KHI HỆ MIỄN DỊCH PHẢN ỨNG QUÁ MỨC, SẢN SINH RA QUÁ NHIỀU TÍN HIỆU TẾ BÀO, PROTEIN VIÊM (PROINFLAMMATORY CYTOKINE) DẪN ĐẾN SỰ HỖN LOẠN CỦA CÁC TẾ BÀO TẤN CÔNG, GÂY TỔN THƯƠNG ĐA CƠ QUAN

Ở bệnh nhân bị Covid-19 nặng, virus Sars-Cov-2 sản sinh quá nhanh và nhiều, dẫn đến rất nhiều tế bào bị nhiễm cùng lúc và đồng loạt ngừng hoạt động, ví dụ như tế bào phổi hay tế bào mạch máu nhiễm Sars-Cov-2 sẽ bị sưng phù. Các tế bào bị nhiễm Sars-Cov-2 sẽ phát các tín hiệu cytokine báo rằng mình đã bị nhiễm virus. Các tế bào miễn dịch khác – cũng tiết ra cytokine – khi tấn công các tế bào bị nhiễm Sars-Cov-2. Lượng cytokine vì vậy tăng đột biến do được cả tế bào nhiễm virus và tế bào đi diệt virus cùng tiết ra. Tình hình lúc này như quân ngoại xâm đã trà trộn vào nhà người dân, khiến chúng ta khó phân được bạn và thù.

Cái khó của hệ miễn dịch là nhận biết chính xác tế bào nào đã nhiễm virus và tế bào nào chưa nhiễm. Nếu hệ miễn dịch có các tế bào T và B hoạt động chính xác, các kháng thể lập tức bao vây và vô hiệu hóa virus, không cho chúng tiếp tục tấn công. Tế bào bị nhiễm virus cũng tiết ra các cytokine để thông báo rằng bản thân bị nhiễm virus để các tế bào bạch cầu tấn công mình và diệt luôn virus trong đó. Các tế bào T/B cũng biết tế bào nào đã bị nhiễm virus nên sẽ tấn công có chọn lọc. Khi các tế bào nhiễm virus bị tiêu diệt và số lượng virus giảm dần thì người bệnh bắt đầu phục hồi.

Nếu hệ miễn dịch không thành công trong việc ngăn ngừa Sars-Cov-2 tiếp tục nhân lên, virus này sẽ tấn công và lây nhiễm vào tế bào ở các cơ quan khác như phổi, mạch máu, hệ thần kinh, dẫn đến các triệu chứng khó thở, viêm sưng hay mệt mỏi. Lúc này cơ thể sẽ phản ứng hết sức bằng cách tập trung tạo ra thêm các bạch cầu, sản xuất thêm các tế bào miễn dịch tự nhiên, tăng thêm các protein tín hiệu để kêu gọi thêm kháng thể viêm sưng với mục tiêu là tìm diệt, tấn công virus.

Càng có nhiều cytokine tín hiệu từ các tế bào (cả tế bào nhiễm virus lẫn tế bào miễn dịch) thì sự liên lạc càng bị nhiễu loạn, khả năng liên lạc chính xác giữa các tế bào miễn dịch giảm xuống, khả năng phân biệt "bạn và thù" giảm dần. Lúc này các protein viêm, đại thực bào, bạch cầu, và kháng thể bắt đầu tấn công nhầm vào mọi cơ quan trong cơ thể, như "quân ta đánh quân mình", gây ra tổn thương nặng khắp nơi. Đây là lúc cơn bão cytokine bắt đầu.

Khi tế bào phổi bị hệ miễn dịch tấn công dẫn đến viêm sưng, tích nước, bệnh nhân sẽ gặp phải hội chứng suy hô hấp cấp tính (ARDS), dẫn đến viêm phổi, thiếu oxy, khiến các cơ quan liên quan như thận và tim bị ảnh hưởng. Thiếu oxy cũng ảnh hưởng đến não, dẫn theo nhiều cơ quan bị tổn thương.

CÁCH CHẨN ĐOÁN BÃO CYTOKINE

Việc chẩn đoán bao gồm bệnh sử Covid-19, triệu chứng lâm sàng, hình ảnh và xét nghiệm lab. Bệnh nhân Covid-19 có bão cytokine thường ở khoa chăm sóc tích cực (ICU), trong tình trạng nặng như thở máy, với các triệu chứng như mê man, sốt, thiếu oxy. Hình CT thường cho thấy viêm sưng phù phổi.

Xét nghiệm lab được xem là chìa khóa để chẩn đoán bão cytokine.[1] Xét nghiệm interleukin-6 (IL-6), ferritin, leukocytes, neutrophils, lymphocytes, tiểu cầu, C-Reactive Protein (CRP), Sed Rate (ESR) procalcitonin, lactate dehydrogenase, aspartate aminotransferase, creatinine, và D-dimer cho kết quả cao đều được xem là dấu hiệu của cơn bão cytokine. Đặc biệt, nồng độ cao IL-6 và Ferritin là các chỉ số nguy hiểm có thể tiên lượng tử vong do bão miễn dịch.

BÃO CYTOKINE VÀ BÃO BRADYKININ

Bradykinin là một protein tín hiệu viêm, thường xuất hiện khi các mô mạch máu bị tổn thương, có tác dụng mở rộng mạch máu, đưa thêm oxy, chất dinh dưỡng về vùng mô bị tổn thương, từ đó giúp vết

---

[1] https://journals.plos.org/plosone/article?id=10.1371/journal.pone.0253894

thương phục hồi. Bradykinin cũng tham gia vào việc dẫn xuất các tín hiệu đau và giúp các tế bào miễn dịch khác đến nơi viêm sưng để tăng cường phản ứng. Các nghiên cứu từ lâu đã chỉ ra Bradykinin có thể bắt đầu cơn bão cytokine[1] hay kích thích hình thành các cytokine IL-6.[2] Ngày càng có nhiều bằng chứng chỉ ra rằng Bradykinin có thể có vai trò quan trọng trong Covid-19, gây ra các biến chứng quan trọng về mạch máu.[3]

CHỮA TRỊ BÃO CYTOKINE

Cơn bão cytokine là mức phản ứng cao nhất và cuối cùng của hệ miễn dịch. Lúc này hệ miễn dịch đã không còn được kiểm soát, như tổ ong đã vỡ. Các tế bào miễn dịch tấn công lung tung trong lúc cơ thể ngày càng suy yếu, các cơ quan quan trọng như não hay tim cũng yếu đi vì toàn bộ năng lượng đã tập trung vào việc sản sinh tế bào miễn dịch và chiến đấu chống virus.

Vì vậy, khi bệnh nhân Covid-19 đã vào ICU thì mục tiêu chữa trị hàng đầu là ngăn ngừa bệnh nhân chuyển sang giai đoạn bão cytokine, bởi một khi tình trạng này xảy ra thì tiên lượng rất xấu.

Các thuốc kháng và ức chế hệ miễn dịch như kháng IL-6 (Tocilizumab, Actemra, là thuốc chữa viêm thấp khớp và viêm mạch máu) đã được Cục Quản lý Thực phẩm và Dược phẩm Hoa Kỳ (FDA) phê chuẩn sử dụng khẩn cấp trong Covid-19 (dựa theo nghiên cứu RECOVERY). Các thuốc ức chế hệ

---

[1] https://www.ncbi.nlm.nih.gov/pmc/articles/PMC2175796/pdf/brjpharm00724-0309.pdf
[2] https://pubmed.ncbi.nlm.nih.gov/12594059/
[3] https://www.ncbi.nlm.nih.gov/pmc/articles/PMC7834250/

miễn dịch cũng có thể giúp kiềm chế cơn bão cytokine như steroid hay hóa trị (chemotherapy).

Điểm nguy hiểm là các thuốc ức chế miễn dịch này sẽ làm hệ miễn dịch hoàn toàn không có khả năng bảo vệ nếu có thêm vi khuẩn hay virus hoặc nhiễm trùng khác xảy ra. Như trường hợp vi khuẩn lao phổi hay virus viêm gan siêu vi B có thể tấn công khiến cơ thể bị nhiễm.

KẾT LUẬN

Cytokine là tín hiệu các tế bào tiết ra để liên lạc với nhau. Bão cytokine xảy ra khi hệ miễn dịch phản ứng quá mức, có quá nhiều tín hiệu tế bào tiết ra khiến các tế bào miễn dịch mất đi sự liên lạc chính xác, dẫn đến sự nhầm lẫn tấn công các cơ quan khác của chính cơ thể.

Bradykinin là protein quan trọng có chức năng co giãn mạch máu, dẫn xuất chuỗi phản ứng đau, và phản ứng viêm sưng vùng mô bị tổn thương. Trong Covid-19, bradykinin có vai trò quan trọng trong dẫn xuất viêm sưng mạch máu và các tổn thương về mạch máu li ti.

03 BỆNH CƯỜNG GIÁP (HYPERTHYROIDISM)

Trong bài này, tôi sẽ nói về bệnh cao hormone tuyến giáp (cường giáp), triệu chứng, chẩn đoán, cách chữa trị và chế độ ăn uống khi quý vị bị mắc bệnh. Tin mừng là phần lớn quý vị có thể sống thoải mái khi chẩn đoán và chữa trị kịp thời bệnh cường giáp. Tuy nhiên, nếu chúng ta bỏ qua không chú ý chữa trị sẽ có thể để lại những hậu quả rất nguy hiểm.

CƯỜNG GIÁP LÀ GÌ?

Tuyến giáp là một tuyến hormone hình con bướm nằm phía trước cổ, giữa các mạch máu và dây thần kinh. Hormone tuyến giáp cực kỳ quan trọng trong việc kiểm soát năng lượng cơ thể, có thể xem như là chất xúc tác giúp các cơ quan và tế bào chuyển hóa năng lượng. Thiếu hay dư hormone tuyến giáp đều có thể khiến cơ thể mất cân bằng. Khi có quá nhiều hormone tuyến giáp, cơ thể sẽ chuyển hóa năng lượng nhanh hơn bình thường, làm sụt cân và khiến tim đập loạn nhịp.

Có nhiều lý do gây ra bệnh cường giáp. Các lý do thường gặp khiến tăng hormone là bệnh Basedow, bệnh Plummer và viêm sưng tuyến giáp. Tùy theo lý do và triệu chứng mà cách chữa trị sẽ khác nhau.

TRIỆU CHỨNG CỦA BỆNH CƯỜNG GIÁP

Tùy vào bệnh nặng hay nhẹ, giới tính, tuổi tác, mà các triệu chứng hay gặp của bệnh nhân có thể khác nhau. Thường các triệu chứng này đi chung với nhau, bắt đầu dần dần và tăng lên nếu không chữa trị:

- Giảm cân không chủ ý: Quý vị cảm giác sụt cân mặc dù ăn uống vẫn bình thường, thậm chí ăn nhiều hơn mà vẫn thấy ốm và mệt mỏi.
- Nhịp tim đập nhanh, thường trên 100 nhịp/phút (nhịp tim bình thường 60-100) kèm theo trống đánh thình thịch ở ngực, loạn nhịp và đôi khi khó thở.
- Hồi hộp, mất ngủ và bất an.
- Run tay chân.
- Chảy mồ hôi.
- Không chịu được nóng, cảm giác uể oải khi nhiệt độ tăng.
- Da mỏng đi.
- Yếu cơ bắp và teo cơ.
- Móng tay giòn dễ gãy.
- Sưng to tuyến giáp ở cổ.

HAI LOẠI HORMONE TUYẾN GIÁP

Tuyến giáp sản xuất ra hai loại hormone là thyroxine T4 và triiodothyronine T3. Hai loại hormone này ảnh hưởng đến tất cả các tế bào trong cơ thể trong quá trình chuyển hóa năng lượng. Hai hormone này kiểm soát cách cơ thể chúng ta "đốt" năng lượng như đốt mỡ hay tinh bột, tạo ra nhiệt độ để giữ ấm cơ thể. Chúng cũng giúp kiểm soát quy trình sản sinh ra protein và kiểm soát nồng độ canxi trong máu.

CÁC NGUYÊN NHÂN GÂY RA CƯỜNG GIÁP

Bệnh Basedow: một bệnh miễn dịch, là nguyên nhân chủ yếu gây ra cường giáp. Bệnh Basedow xảy ra khi các kháng thể tấn công vào tuyến giáp, khiến tuyến giáp bị kích thích, sinh ra quá nhiều hormone. Bệnh còn có thể dẫn đến một biến chứng nguy hiểm là lồi cầu mắt và viêm mắt.

U lành tính tuyến giáp (toxic adenoma): xảy ra khi tuyến giáp có những khối u nhỏ sản sinh ra quá nhiều hormone. U dạng này thường khiến tuyến giáp to hơn bình thường và khối u có thể được phát hiện khi siêu âm.

Viêm sưng tuyến giáp (thyroiditis): xảy ra khi tuyến giáp bị sưng bởi nhiều lý do như sau khi mang thai hoặc các bệnh tự miễn khác như viêm thấp khớp, khiến kháng thể tấn công tuyến giáp dẫn đến viêm sưng. Điểm khác của viêm sưng tuyến giáp là đôi khi tuyến giáp bị đau hay viêm khi chạm vào.

Một số bệnh nhân có thể dễ bị cường giáp hơn người khác, ví dụ như người có bệnh sử gia đình mắc bệnh Basedow. Bệnh nhân nữ có nguy cơ cường giáp cao hơn nam. Bệnh nhân có những bệnh liên quan đến hệ miễn dịch như tiểu đường type 1 cũng có thể tăng nguy cơ bị cường giáp.

BIẾN CHỨNG KHI KHÔNG CHỮA TRỊ CƯỜNG GIÁP

Bệnh nhân không chữa trị cường giáp có thể gặp phải những biến chứng nguy hiểm ở nhiều cơ quan khác nhau như biến chứng ở tim, khiến tim đập nhanh, rối loạn nhịp lâu dài, mệt mỏi tim và suy tim, tăng rủi ro bị nhồi máu cơ tim hay đột quỵ.

Xương giòn mỏng do dư thừa quá nhiều hormone tuyến giáp. Bệnh loãng xương (osteoporosis) có thể là một biến chứng của cường giáp lâu dài do quá nhiều hormone ảnh hưởng đến quá trình hấp thụ của canxi vào xương, dẫn đến yếu và loãng xương.

Đau mắt và viêm mắt do bệnh Basedow.

Sưng và mỏng da, đặc biệt là ở bệnh Basedow, khi da nổi mẩn đỏ ở dưới đầu gối.

CƠN BÃO TUYẾN GIÁP (THYROID STORM)

Là biến chứng nguy hiểm nhất của bệnh cường giáp, khi cơ thể có quá nhiều hormone tuyến giáp. Bệnh nhân thường cảm giác sốt, tim đập rất nhanh, mệt mỏi và giảm nhận thức. Bệnh nhân cần phải được nhập viện chữa trị ngay lập tức để bảo vệ tim và não.

SƯNG MẮT DO CƯỜNG GIÁP

Một biến chứng có thể xảy ra ở khi bị cường giáp do bệnh Basedow là lồi cầu mắt. Trong trường hợp này, nhãn cầu bị lồi ra ngoài so với mức bình thường, khiến cho tròng mắt nhìn nhỏ lại. Nguyên nhân là do các mô và cơ đằng sau đôi mắt sưng lên, đẩy nhãn cầu ra phía trước. Khi nhãn cầu lồi ra ngoài nhiều hơn bình thường, mắt dễ bị khô và có thêm các bệnh khác như mắt sưng đỏ, rát mắt, mờ mắt, hay giảm độ nhạy sáng và tầm nhìn bị giảm.

CHẨN ĐOÁN VÀ XÉT NGHIỆM

Tìm ra lý do chính xác gây cường giáp mới có thể chữa trị tốt nhất. Bác sĩ sẽ hỏi kỹ bệnh sử của bệnh nhân, các triệu chứng lâm sàng, thăm khám kiểm tra tuyến giáp, da và cơ xương khớp. Bác sĩ cũng sẽ theo dõi mạch tim và huyết áp tại nhà. Ngoài ra sẽ kết hợp xét nghiệm máu, bệnh sử, các xét nghiệm hình ảnh để tìm ra lý do bị cường giáp.

Xét nghiệm máu tìm TSH (Thyroid Stimulating Hormone). Nồng độ TSH thấp (dưới 0,01) và nồng độ thyroxine (Free T4 (FT4) – trên 2,3 ng/dL cao kết hợp triệu chứng lâm sàng gợi ý chẩn đoán cường giáp. Nồng độ TSH và T4 cũng giúp việc chẩn đoán suy giáp (cao TSH, thấp thyroxine T4).

Một điểm quan trọng khi xét nghiệm máu trong bệnh cường giáp là quý vị phải thông báo cho bác sĩ biết có đang uống thuốc biotin (chữa rụng tóc) hay không, vì thuốc này có thể sẽ khiến kết quả xét nghiệm máu TSH/FT4 không chính xác với các kết quả TSH quá thấp hay FT4 quá cao. Quý vị nên ngưng thuốc ít nhất một ngày trước khi xét nghiệm máu.

Siêu âm tuyến giáp cho thấy khối u, kích cỡ và hoạt động mạch máu của tuyến giáp. Thường bác sĩ sẽ dùng siêu âm đầu tiên sau khi có kết quả xét nghiệm máu TSH/FT4.

Sử dụng liệu pháp I-ốt phóng xạ (radioiodine) để xem có tăng hấp thụ vào tuyến giáp hay không. Đây là một xét nghiệm dùng y học hạt nhân. Quý vị sẽ uống một viên I-ốt có chất phóng xạ (I-131) cực kỳ thấp để theo dõi quá trình hấp thụ I-ốt trong cơ thể. Bác sĩ sẽ kiểm tra xem tuyến giáp có hấp thụ nhiều I-ốt hay không. Nếu tuyến giáp sản xuất quá nhiều thyroxine sẽ dẫn đến có nhiều I-ốt phóng xạ bám vào, khiến cho kết quả là hấp thụ nhiều (uptake), gợi ý đến các vấn đề như bệnh Basedow hay tuyến giáp có thể sản sinh quá nhiều I-ốt.

Trong chụp xạ hình tuyến giáp (thyroid scan) I-ốt phóng xạ sẽ được truyền vào tĩnh mạch ở gần cổ hay cổ tay, sau đó bác sĩ sẽ dùng một máy chụp hình đặc biệt để chụp xem các vị trí của chất phóng xạ ở tuyến giáp.

CHỮA TRỊ

Chữa trị bệnh cường giáp tùy theo lý do bệnh và bệnh nhân. Các phương pháp chữa trị bao gồm uống thuốc, dùng thuốc xạ trị, thuốc kháng giáp, thuốc kiểm soát nhịp tim, và các trị liệu hỗ trợ khác.

Thuốc kháng giáp là các thuốc giảm hoạt động của tuyến giáp trong việc sản sinh hormone. Các thuốc này gồm Methimazole hay Propylthiouracil (PTU). Bệnh nhân sẽ thấy cải thiện triệu chứng trong vài tuần. Tuy nhiên, bệnh nhân có thể phải dùng thuốc này lâu dài để liên tục ức chế tuyến giáp.

Các thuốc kháng giáp có thể có tác dụng phụ là ảnh hưởng lên gan, đặc biệt là PTU. Vì vậy, đa số bác sĩ sẽ cho bệnh nhân uống Methimazole trước khi dùng PTU. Tác dụng phụ khác của thuốc kháng giáp là nổi mẩn trên da, nổi mề đay, và đau nhức khớp hay tăng rủi ro nhiễm trùng. Cần phải nói với bác sĩ ngay lập tức khi quý vị có những tác dụng phụ này.

I-ốt phóng xạ (I-131) là thuốc y học hạt nhân, được sử dụng để giảm hoạt động tuyến giáp. Khi vào bên trong tuyến giáp, chất này sẽ làm teo các tuyến bên trong tuyến giáp, làm giảm việc sản sinh chất thyroxine. Trị liệu kiểu này thường được thực hiện một lần và quý vị sẽ thấy triệu chứng cải thiện trong vài tuần. Nếu kiểm tra thấy tuyến giáp vẫn hoạt động quá mạnh, bác sĩ có thể cho trị liệu thêm. Lưu ý là chất phóng xạ thấp I-131 có chu kỳ bán rã (khoảng thời gian để phân hủy còn một nửa) khoảng tám ngày nên quý vị cần một vài tuần để chất phóng xạ hoàn toàn ra khỏi cơ thể. Đôi khi chất phóng xạ này còn làm tuyến giáp giảm hoạt động lâu dài, dẫn đến giảm hormone tuyến giáp, khiến bệnh nhân trở thành suy giáp. Trong trường hợp này, bệnh nhân sẽ cần uống thuốc Thyroid để cân bằng lại.

Thuốc chẹn Beta (beta blocker) dùng để kiểm soát nhịp tim và giảm triệu chứng cường giáp. Thuốc beta blocker còn giúp giảm run tay chân và giảm tim đập thình thịch. Thường bác sĩ sẽ cho thuốc này hỗ trợ trong lúc điều trị giảm hoạt động của tuyến giáp cho đến khi các triệu chứng cường giáp giảm hẳn. Lưu ý là thuốc này không nên dùng cho bệnh nhân bị suyễn vì thuốc có thể khiến bệnh nặng hơn.

Phẫu thuật cắt bỏ tuyến giáp là lựa chọn cuối cùng nếu các phương pháp trên không hiệu quả. Bác sĩ phẫu thuật sẽ cắt phần lớn tuyến giáp, chỉ lưu lại một phần rất nhỏ. Bằng cách cắt phần lớn tuyến giáp, tình trạng sản sinh quá nhiều hormone sẽ được kiểm soát. Cách này có thể có những biến chứng nguy hiểm như tổn thương hộp giọng nói, các dây thần kinh liên quan, và tổn thương tuyến cận giáp parathyroid. Đây là những tuyến nhỏ kiểm soát nồng độ canxi trong cơ thể. Sau khi mổ xong, quý vị có thể sẽ cần dùng thuốc hormone tuyến giáp cả đời vì toàn bộ tuyến giáp đã bị cắt bỏ. Nếu tuyến cận giáp cũng bị cắt, quý vị sẽ phải cần uống thêm thuốc khác để kiểm soát quá trình tổng hợp canxi cho cơ thể.

DINH DƯỠNG CHO BỆNH CƯỜNG GIÁP

Sau khi chữa trị, quý vị nên cẩn thận ăn uống các chất có nhiều I-ốt như tảo biển, rong biển, và các chất có nhiều I-ốt khác. Thuốc uống chữa ho và thực phẩm chức năng cũng có thể chứa nhiều I-ốt.

Quý vị nên tránh các thực phẩm có nhiều đường, ảnh hưởng đến việc kiểm soát đường huyết. Tránh các loại chất béo bão hòa khiến cho triệu chứng bệnh cường giáp thêm trầm trọng. Tránh thực phẩm đã xử lý và chế biến nhiều lần, tránh thịt đỏ, các món chiên xào. Quý vị cũng nên tránh cà phê và các chất kích thích như rượu bia.

Quý vị nên ăn rau quả trái cây tươi kèm theo thể dục và uống nước đầy đủ. Ngủ đủ giấc giúp cho triệu chứng bệnh cường giáp giảm nhẹ.

KẾT LUẬN

Bệnh cường giáp xảy ra khi cơ thể có quá nhiều hormone tuyến giáp. Bệnh có thể có nhiều lý do, trong đó có các bệnh liên quan đến hệ miễn dịch khiến tuyến giáp sản sinh nhiều hormone hơn cần thiết.

Chẩn đoán bệnh cần kịp thời vì để lâu có thể dẫn đến các biến chứng nguy hiểm cho tim và các cơ quan khác.

Chữa trị bệnh cường giáp ngày nay có nhiều cách hiệu quả, từ uống thuốc cho đến dùng viên phóng xạ và phẫu thuật.

04 — BỆNH SUY GIÁP (HYPOTHYROIDISM)

Chúng ta đã tìm hiểu bệnh cường giáp do có quá nhiều hormone tuyến giáp. Trong trường hợp ngược lại, thiếu các hormone này sẽ dẫn đến bệnh giảm chức năng tuyến giáp hay còn gọi là suy giáp, nhược giáp. Thiếu hay dư hormone tuyến giáp đều không tốt cho cơ thể.

Bệnh tuyến giáp có thể dẫn đến tử vong nếu không chữa trị đúng lúc vì có thể liên quan trực tiếp đến tim, hệ thần kinh và các chất khoáng quan trọng trong cơ thể. Bệnh không chữa có thể dẫn đến béo phì, bệnh tim, đau khớp, vô sinh và viêm da.

TRIỆU CHỨNG

Bệnh suy giáp nhẹ và nặng có các triệu chứng khác nhau. Với bệnh nhẹ, các triệu chứng thường không rõ ràng nên dễ nhầm lẫn với các bệnh khác, đặc biệt là với người có tuổi. Các triệu chứng thường gặp là:

- Biếng ăn, ăn không ngon;
- Táo bón;
- Da khô;
- Giảm trí nhớ;
- Trầm cảm, đi đứng chậm chạp;
- Thở gấp và khó thở;
- Tim đập nhanh/chậm;

- Đau nhức các khớp xương;
- Rối loạn kinh nguyệt;
- Giảm ham muốn tình dục.

Với bệnh nặng, bệnh nhân có thể bị lưỡi to (phình), sưng phù nước ở chân hay toàn thân, da đổi màu thành sậm, xù xì và khô cứng. Ở trẻ em, suy giáp có thể làm trẻ chậm phát triển, chậm dậy thì, chậm phát triển răng và chậm phát triển trí tuệ.

NGUYÊN NHÂN BỊ SUY GIÁP

Nguyên nhân thường gặp nhất dẫn đến suy giáp là bệnh viêm giáp Hashimoto, một bệnh tự miễn do kháng thể của cơ thể tấn công vào tuyến giáp và các cơ quan khác. Khi tuyến giáp bị tấn công sẽ bị viêm sưng, dẫn đến giảm khả năng sản sinh ra hormone.

Teo tuyến giáp cũng là một nguyên nhân khác thường dẫn đến suy giáp.

Chữa trị bệnh cường giáp quá mức cũng có thể dẫn đến suy giáp. Với bệnh nhân bị cường giáp (hyperthyroidism), việc chữa trị bằng thuốc hay xạ trị quá mức sẽ dẫn đến tổn thương tuyến giáp, làm giảm sản xuất hormone.

Mổ phẫu thuật cắt tuyến giáp do ung thư hay các lý do khác sẽ dẫn đến giảm hormone tuyến giáp.

Một số loại thuốc có thể làm giảm hormone tuyến giáp như lithium, thường dùng chữa trị bệnh tâm thần.

CHẨN ĐOÁN BỆNH SUY GIÁP

Bác sĩ sẽ hỏi về bệnh sử, triệu chứng và xét nghiệm lab như TSH/T4. Kiểm tra nồng độ TSH (Thyroid Stimulating Hormone) là cách kiểm tra đầu tiên xem bệnh nhân bị suy giáp hay cường giáp. Thường nồng độ TSH bình thường là 0,5-5 mIU/L. Khi TSH cao nghĩa là cơ thể đang thiếu hormone tuyến giáp và khi TSH thấp gợi ý cơ thể đang dư hormone.

Bác sĩ cũng sẽ kiểm tra nồng độ T3, T4 để xem cơ thể có thiếu hay thừa hormone. Lưu ý là một số thuốc sẽ làm giảm nồng độ hormone như biotin (thường uống khi bị rụng tóc và có nhiều trong thực phẩm chức năng Multivitamin). Biotin làm giảm chỉ số TSH và tăng T3, T4, dẫn đến chẩn đoán (sai) cường giáp. Thuốc ngừa thai cũng có thể làm tăng nồng độ T3, T4 khiến bác sĩ đọc kết quả không chính xác. Quý vị lưu ý cần cho bác sĩ biết mình đang dùng thuốc gì khi đọc xét nghiệm tuyến giáp.

AI DỄ MẮC BỆNH SUY GIÁP

- Bệnh nhân có bệnh tự miễn (miễn dịch) như viêm khớp dạng thấp, bệnh Sjogen's, bệnh Lupus, hay tiểu đường type 1.
- Phụ nữ trên 60 tuổi.
- Có người thân mắc bệnh tuyến giáp.
- Có tiền sử điều trị bức xạ (xạ trị) vùng cổ hay vùng trên ngực.
- Có tiền sử phẫu thuật tuyến giáp.
- Phụ nữ mang thai hoặc mới sinh con. Lưu ý là tuyến giáp có vai trò cực kỳ quan trọng trong việc hình thành thai nhi khỏe mạnh. Phụ nữ mang thai có bệnh về tuyến giáp phải theo dõi kỹ với bác sĩ chuyên khoa.

Bệnh suy giáp tương đối phổ biến tại Mỹ, khoảng 20 người thì 1 người sẽ mắc bệnh này.

CHỮA TRỊ

Với TSH cao trên 10 mIU/L và T4 thấp, gợi ý bệnh nhân đang thiếu hormone tuyến giáp, bác sĩ có thể sẽ cho thuốc uống thyroxine để bù vào hormone tuyến giáp bị thiếu. Liều lượng hormone tùy vào mỗi bệnh nhân và triệu chứng nặng nhẹ.

Bệnh nhân bị suy giáp có thể phải uống thuốc hormone thay thế cả đời.

Với bệnh nhân bị suy giáp dưới lâm sàng (subclinical hypothyroidism), có dấu hiệu tăng TSH mà T3/T4 bình thường, không có triệu chứng thì nhiều khả năng bác sĩ sẽ chỉ theo dõi và chưa cho uống thuốc thyroxine.

KẾT LUẬN

Tuyến giáp là tuyến nội tiết cực kỳ quan trọng trong việc kiểm soát năng lượng, nhịp tim và chuyển hóa của cơ thể. Bệnh suy giáp, hay còn gọi là thiếu hormone tuyến giáp, là bệnh thường gặp với những triệu chứng không rõ ràng như mệt mỏi hay biếng ăn.

Kiểm tra TSH/T4 là cách nhanh nhất để chẩn đoán bệnh suy giáp (hay cường giáp). Bệnh này có thể chữa với thuốc hormone thyroxine và bệnh nhân có thể phải uống thuốc cả đời.

05 BỆNH THIẾU MÁU (ANEMIA)

Thiếu máu là tình trạng cơ thể chúng ta thiếu hồng huyết cầu (red blood cell) để cung cấp đủ oxy cần thiết cho cơ thể. Vì vậy, thiếu máu thường dẫn đến tình trạng mệt mỏi và yếu. Bệnh thiếu máu có thể nhẹ hoặc nặng, tạm thời hay dài hạn (mạn tính). Trong một số trường hợp, bệnh thiếu máu có thể là một dấu hiệu nguy hiểm của các bệnh khác như ung thư hay bệnh tự miễn.

Có nhiều lý do gây ra thiếu máu, vì vậy quý vị nên thảo luận với bác sĩ của mình về nguyên nhân và tìm cách chữa trị phù hợp. Cách chữa trị thiếu máu tốt nhất là tìm ra nguyên nhân gây bệnh. Để hiểu rõ về bệnh này, chúng ta cần biết cơ thể có những tế bào máu nào.

CÁC LOẠI TẾ BÀO MÁU

Có nhiều loại tế bào máu, chúng có chức năng và hình dáng khác nhau nhưng lại hoạt động nhịp nhàng với nhau. Ví dụ khi chúng ta đứt tay, tiểu cầu sẽ giúp hình thành cục máu đông ngăn chảy máu, bạch cầu sẽ đến tiêu diệt các vi khuẩn xâm nhập vào bên trong vết đứt tay, hồng cầu tăng cường đến nơi tổn thương để cung cấp oxy và phục hồi vết thương.

- **Hồng cầu:** Chiếm khoảng 45% máu, là tế bào máu chính, có protein Hemoglobin, khiến máu chúng ta có màu đỏ. Tế bào máu có hình dạng chiếc bánh vòng (Donut) và thường tồn tại trong 120 ngày. Chúng đóng vai trò cực kỳ quan trọng trong việc duy trì sự sống cho các cơ quan trong cơ thể bởi nhiệm vụ chính của chúng là chuyên chở oxy đến các cơ quan giúp cơ thể hoạt động. Tế bào máu rất linh hoạt, có thể lách qua những động mạch rất nhỏ. Trong trường hợp bệnh hồng cầu hình liềm, khiếm khuyết về cấu trúc sẽ khiến những tế bào này không linh hoạt, dẫn đến dễ kẹt trong các mạch máu nhỏ.
- **Bạch cầu:** Là các tế bào của hệ miễn dịch, chuyên tấn công vi khuẩn, virus và các vi sinh vật khác xâm nhập vào cơ thể.
- **Tiểu cầu:** Là các tế bào máu nhỏ nhất, sinh ra từ tế bào mẫu tiểu cầu, chúng được sinh ra liên tục do có vòng đời ngắn, chỉ 8-10 ngày. Tiểu cầu có tác dụng làm đông máu. Khi chúng ta bị thương, tiểu cầu sẽ tụ lại cùng với các protein khác, tạo thành cục máu đông. Vai trò của tiểu cầu cực kỳ quan trọng vì nếu thiếu tiểu cầu, chúng ta sẽ chảy máu liên tục, có thể dẫn đến tử vong, ngoài ra tiểu cầu cũng có vai trò giúp các mô hư hỏng phục hồi sau chấn thương. Bạch cầu và tiểu cầu chiếm khoảng 1% máu.

Tế bào máu được tạo ra từ tủy xương ở các xương lớn. Để tạo ra các tế bào máu hồng huyết cầu, cơ thể chúng ta cần sắt, vitamin B12, folate và các chất dinh dưỡng khác.

TRIỆU CHỨNG THIẾU MÁU

Thiếu máu có thể có nhiều triệu chứng khác nhau, thường là nhẹ cho đến nặng, thậm chí có thể gây tử vong. Với người thiếu máu nhẹ, đôi khi không có triệu chứng gì cả. Vì vậy, không nên xem thường các triệu chứng dưới đây vì đó có thể là dấu hiệu của thiếu máu từ trung bình đến mức nặng.

- Mệt mỏi kèm theo chóng mặt khi đứng lên di chuyển hay khi làm việc nặng. Hoặc mệt mỏi liên tục, ngay cả khi không làm việc gì nặng nhọc.
- Yếu sức: bệnh nhân không đủ sức làm việc lâu dài.
- Da tái hay vàng do thiếu hồng huyết cầu.
- Tim đập nhanh và loạn nhịp. Thiếu máu khiến cơ thể chúng ta thiếu oxy, vì vậy tim phải làm việc nhiều hơn để bơm máu nhanh hơn đến các cơ quan, dẫn đến đập nhanh và loạn nhịp.
- Đau ngực: Tim cũng cần máu cung cấp oxy, thiếu máu dẫn đến thiếu oxy đến các cơ tim, làm lên cơn đau tim.
- Lạnh tay chân do lượng máu đến không đủ.
- Nhức đầu và chóng mặt: do không đủ máu lên não.

CÁC NGUYÊN NHÂN THƯỜNG GẶP GÂY RA THIẾU MÁU

Do cơ thể chúng ta không sản xuất đủ tế bào máu, do có khiếm khuyết cấu trúc tế bào máu dẫn đến tế bào máu mau chết, do xuất huyết khiến lượng máu chảy ra ngoài nhiều hơn lượng máu cơ thể tạo ra, hoặc do tế bào máu bị tấn công/phá hủy bởi hệ miễn dịch hay các cấu trúc khác là những nguyên nhân thường gặp dẫn đến thiếu máu.

- Thiếu máu do thiếu sắt: Sắt là một trong những chất quan trọng để tạo ra hồng cầu. Thiếu sắt có thể bắt nguồn từ thiếu dinh dưỡng, mang thai hoặc ra nhiều máu trong kỳ kinh. Chữa trị thường là uống sắt để bù đắp. Điểm khó khăn là sắt rất khó uống, gây xót bao tử, và có thể gây táo bón nên nhiều bệnh nhân không dùng cách này.
- Thiếu máu do xương không sản xuất đủ vì bị nhiễm trùng, tác dụng phụ của hóa trị, thuốc, tia xạ, do di truyền hay các nguyên nhân khác.
- Thiếu máu do bệnh hồng cầu hình liềm (Sickle cell anemia).
- Thiếu máu di truyền Thalassemia.
- Thiếu máu do thiếu vitamin B12 và folate. Các vitamin này rất quan trọng trong quá trình sản xuất máu. Thường bệnh nhân uống rượu sẽ dễ thiếu folate. Bệnh nhân bị cắt dạ dày dễ thiếu vitamin B12.
- Thiếu máu do hệ miễn dịch tấn công làm phân hủy tế bào máu. Tương tự như trường hợp thấp tiểu cầu vô căn, các kháng thể sẽ tấn công vào các tế bào hồng cầu, dẫn đến phá hủy, và làm cơ thể thiếu máu.
- Thiếu máu do suy thận mạn tính, do giảm tế bào cạnh cầu thận, làm giảm Erythropoietin, là một chất quan trọng trong việc sản xuất máu.

AI DỄ BỊ THIẾU MÁU

Một số bệnh nhân dễ bị thiếu máu hơn người khác. Đặc biệt là các bệnh nhân dưới đây:

- Chế độ dinh dưỡng không đầy đủ, thiếu sắt, thiếu vitamin B12, thiếu folate.
- Các bệnh nhân mắc bệnh đường ruột và bao tử dẫn đến kém hấp thụ các chất vitamin và dinh dưỡng.
- Xuất huyết đường ruột do loét bao tử, loét ruột, hay viêm đường ruột.
- Phụ nữ có kinh nhiều.
- Phụ nữ mang thai có nguy cơ thiếu máu do thiếu sắt vì lượng sắt phải dự trữ tăng lên để đảm bảo lượng máu cần thiết cung cấp hemoglobin cho bào thai.
- Bệnh nhân mắc các bệnh mạn tính như ung thư, bệnh tự miễn, suy gan, suy thận.
- Bệnh nhân có tiền sử thiếu máu trong gia đình.
- Bệnh nhân trên 65 tuổi.

XÉT NGHIỆM THIẾU MÁU VÀ CHỈ SỐ HỒNG CẦU (HB) BAO NHIÊU LÀ THIẾU MÁU

Tùy vào giới tính, độ tuổi mà chỉ số hồng cầu thấp có thể xem là thiếu máu:

- Với nam, dưới 13 g/dL là thiếu máu.
- Với nữ, dưới 12 g/dL là thiếu máu.
- Với người lớn tuổi thì dưới 11 g/dL là thiếu máu.

Bác sĩ chuyên khoa huyết học (Hematologist) có thể yêu cầu thực hiện một số xét nghiệm khi nghi ngờ bạn bị thiếu máu, gồm xét nghiệm đếm máu

(CBC), xét nghiệm cấu trúc máu qua kính hiển vi, xét nghiệm chức năng thận, gan, chỉ số điện giải (CMP), kèm theo folate, vitamin B12, sắt, ferritin và các chất khác. Trong một số trường hợp, có thể cần làm sinh thiết xương để tìm ra lý do thiếu máu như trong trường hợp nghi ngờ ung thư.

THIẾU MÁU RẤT NGUY HIỂM XẢY RA KHI CHỈ SỐ HỒNG CẦU THẤP HƠN 7,0

Đây là ngưỡng hồng cầu nguy hiểm mà bạn cần phải vào bệnh viện để theo dõi kỹ và chữa ngay lập tức. Các nghiên cứu chỉ ra chỉ số hồng cầu 5,0-6,0 là cực kỳ nguy hiểm, có thể gây ra tổn thương ở tim, thậm chí dẫn đến tử vong. Trong khi đó, mức hồng cầu trên 9,0-10,0 được xem là ổn định hơn và chưa cần phải truyền máu ngay lập tức. Thường bệnh nhân có chỉ số Hb trong khoảng 6,0-8,0 cần phải truyền máu.

Lưu ý là truyền máu cũng có thể có những phản ứng phụ, vì vậy, bác sĩ sẽ theo dõi và quyết định có truyền máu hay không tùy vào từng bệnh nhân chứ không chỉ dựa vào chỉ số Hb thấp bao nhiêu.

CHỮA TRỊ THIẾU MÁU THẾ NÀO?

Tùy vào mức độ thiếu máu, triệu chứng, chỉ số hồng cầu thấp bao nhiêu mà bác sĩ sẽ quyết định phương pháp điều trị. Quan trọng nhất trong bệnh thiếu máu là phải tìm ra nguyên nhân để chữa hiệu quả. Tùy vào mức độ hồng cầu Hb thấp ra sao để quyết định có thể cần truyền máu hay không.

- Thiếu máu do dinh dưỡng (thiếu sắt, vitamin B12, folate) thường được chữa trị bằng thuốc bổ sung như sắt, vitamin.

- Thiếu máu do bệnh mạn tính được chữa bằng cách điều trị bệnh nền như kiểm soát bệnh ung thư, bệnh tự miễn.
- Thiếu máu do yếu tủy xương chữa bằng cách tìm ra nguyên nhân yếu tủy xương, dùng thuốc steroid.

KẾT LUẬN

Thiếu máu là một bệnh nguy hiểm mà quý vị không nên xem thường, vì triệu chứng thiếu máu chỉ xảy ra khi bệnh bắt đầu nặng hơn.

Tìm ra nguyên nhân gây thiếu máu là cực kỳ quan trọng để chữa bệnh. Truyền máu chỉ là biện pháp tạm thời chữa thiếu máu.

Thảo luận kỹ với bác sĩ về chế độ ăn uống, các rủi ro, bệnh mạn tính để ngăn ngừa bệnh thiếu máu.

06 BỆNH TỰ MIỄN

BỆNH TỰ MIỄN LÀ GÌ?

Là loại bệnh do hệ miễn dịch của chính cơ thể tấn công các cơ quan khác trong người bệnh nhân, một dạng như "quân ta đánh quân mình" hay "bệnh nội chiến".

Cơ thể chúng ta sống được khỏe mạnh mỗi ngày là nhờ hệ miễn dịch bảo vệ cơ thể khỏi sự xâm lăng của các vi trùng, vi khuẩn và các vật ngoại lai khác. Hệ miễn dịch là một hệ thống gồm nhiều cơ quan như da, hạch bạch huyết, lá lách, nhiều tế bào đặc biệt có nhiệm vụ khác nhau, và các kháng thể. Hệ miễn dịch được ví như hệ thống quân đội cảnh sát của một quốc gia, nhiệm vụ chính là bảo vệ đất nước. Trong trường hợp bệnh tự miễn, các tế bào của hệ miễn dịch (thường là kháng thể) không phân biệt được đâu là tế bào của cơ thể, đâu là vi khuẩn, vi trùng, và chúng tấn công hết mọi thứ, không còn phân biệt được đâu là "giặc" đâu là "thường dân".

Bệnh tự miễn có thể xảy ra ở một hay nhiều cơ quan. Trong trường hợp tiểu đường type 1, kháng thể tấn công một cơ quan là tuyến tụy. Trong trường hợp Lupus ban đỏ, nhiều cơ quan bị ảnh hưởng gồm thận (gây hư thận), da (gây viêm da), tóc (gây rụng tóc), khớp (gây đau khớp).

VÌ SAO CÓ BỆNH TỰ MIỄN?

Chúng ta chưa biết chính xác vì sao các tế bào của hệ miễn dịch lại tấn công chính các cơ quan trong cơ thể người. Tuy nhiên, có nhiều yếu tố rủi ro có thể tăng và dẫn đến việc mắc bệnh này. Giới tính là một ví dụ. Nữ giới thường dễ mắc bệnh tự miễn hơn nam giới, với tỉ lệ thường gặp là 2:1. Một số bệnh tự miễn phổ biến hơn ở sắc dân này so với sắc dân khác. Ví dụ như bệnh Lupus ban đỏ thường thấy nhiều hơn ở người Mỹ gốc Phi và gốc Mexico, trong khi Lupus xuất hiện ít hơn ở Mỹ gốc Âu và Á. Các nghiên cứu cũng gợi ý yếu tố môi trường, như tiếp xúc với các loại hoá chất hoặc ô nhiễm, có thể tăng rủi ro bệnh tự miễn.

Bệnh nhân có thể tăng rủi ro mắc bệnh tự miễn do ăn uống, ví dụ như ăn nhiều đường, ăn uống các thức ăn đã xử lý, thức ăn hộp, có thể khiến trạng thái viêm (inflammation) của cơ thể tăng, dẫn đến bệnh tự miễn.

BỆNH TỰ MIỄN CÓ DI TRUYỀN KHÔNG?

Nhiều bệnh tự miễn có tính di truyền ví dụ như bệnh đa xơ cứng (Multiple Sclerosis) và Lupus ban đỏ. Tuy nhiên, không phải thành viên nào trong gia đình cũng sẽ bị nếu như có cha mẹ hay thành viên gia đình khác mắc bệnh, mà chỉ là rủi ro mắc bệnh sẽ cao hơn.

CÁC TRIỆU CHỨNG CHUNG CỦA BỆNH TỰ MIỄN?

Mệt mỏi, đau nhức, đau khớp, nổi mẩn trên da, sốt nhẹ, rụng tóc, đau nhức hay tê tay chân. Các triệu chứng này thường không rõ ràng, đôi khi dễ nhầm lẫn với các bệnh cảm cúm thông thường.

Các triệu chứng này thường kéo dài, thường là nhiều tuần hay nhiều tháng (thay vì cảm cúm chỉ vài ngày hoặc vài tuần).

Mỗi loại bệnh tự miễn có thể có những triệu chứng đặc thù riêng ngoài những triệu chứng kể trên. Ví dụ như vảy nến sẽ có các triệu chứng về da rõ nét hơn. Bệnh về đường ruột có thể dẫn đến tiêu chảy, đau bụng hay đi ngoài ra máu.

Một điểm quan trọng của bệnh tự miễn là các triệu chứng thường đến khi cơ thể bị stress, nhiễm trùng (bị cảm) hay bất kỳ vấn đề gì khiến hệ miễn dịch bị kích thích, phải tăng hoạt động.

Bệnh nhân bệnh tự miễn khi có thai thường ít có triệu chứng hơn, do hệ miễn dịch cơ thể lúc này cố tình giảm "độ nhạy". Về mặt miễn dịch học, bào thai có thể bị xem là một "vật ngoại lai". Vì vậy, hệ miễn dịch từ cơ thể người mẹ sẽ cố tình giảm sự tấn công và học cách quen dần với bào thai (immune tolerance). Có vài trường hợp hư thai do chính hệ miễn dịch tấn công, như bệnh Lupus hay hội chứng đông máu (antiphospholipid syndrome).

CHỮA TRỊ BỆNH TỰ MIỄN

Điểm quan trọng nhất trong điều trị bệnh tự miễn là chúng ta cần ức chế hệ miễn dịch ở mức vừa phải, nghĩa là hạn chế các tấn công và hoạt động của tế bào kháng thể trong khi vẫn giữ được khả năng chống lại các vi khuẩn, virus hay các vật ngoại lai. Nói đơn giản, cách chữa tự miễn cũng giống như giải giáp và kiểm soát quân đội khi nội chiến, tước đi vũ khí vì các binh lính tấn công thường dân, nhưng vẫn phải giữ được sự bảo vệ cho đất nước trước sự xâm lăng từ bên ngoài.

Nhìn chung, trị liệu cho bệnh này gồm các thuốc đau nhức kháng viêm không steroid (NSAID), thuốc hỗ trợ và hiệu chỉnh hệ miễn dịch (Disease Modifying Antirheumatic Drugs-DMARD) như Plaquenil, Methotrexate, thuốc steroid ức chế hệ miễn dịch, và các loại thuốc mới hơn như Biologic (thuốc sinh hiệu). Tùy vào từng loại bệnh hay cơ địa bệnh nhân mà bác sĩ chuyên khoa sẽ có cách chữa trị khác nhau.

Biologic gần đây đã làm thay đổi cả chuyên khoa về bệnh tự miễn do các thuốc này có thể xác định và ức chế cụ thể từng loại tế bào kháng thể thay vì toàn bộ hệ thống miễn dịch. Nói cách khác, thuốc biologic có thể tìm ra "đối tượng gây nội chiến" và hạn chế các ảnh hưởng của đối tượng này. Ví dụ như thuốc Tremfya (guselkumab) loại thuốc đặc trị vảy nến (giá khoảng 72.000 đô la cho một năm sử dụng), có thể ức chế đặc hiệu kháng thể IL-17, thay vì ức chế toàn bộ hệ miễn dịch. Bằng cách này, bệnh nhân sẽ ít gặp tác dụng phụ hơn.

CÁC LOẠI BỆNH TỰ MIỄN HAY GẶP

Có trên 80 loại bệnh tự miễn khác nhau, và đây là những loại thường gặp nhất. Tôi sẽ viết về từng loại cụ thể hơn trong sách khác, bài viết này chỉ nêu ra những điểm rất cơ bản về các loại bệnh này.

Viêm khớp dạng thấp (Rheumatoid arthritis): Do kháng thể tấn công các khớp xương, và đôi khi, tấn công phổi, da, và các cơ quan khác. Triệu chứng gồm đau nhức khớp, cứng khớp và tê tay chân. Bệnh viêm thấp khớp thường ảnh hưởng đến người trẻ tuổi trong khi viêm khớp do thoái hóa thường xảy ra ở người lớn tuổi.

Vảy nến, viêm khớp vảy nến (Psoriasis/psoriatic arthritis): Do kháng thể tấn công vào da, gây ra viêm da mạn tính, sưng dày lớp sừng, ngứa, đau nhức.

Kháng thể cũng tấn công khớp gây viêm khớp, từ đó gây ra viêm khớp vảy nến, thường xảy ra ở khoảng 30% bệnh nhân vảy nến trên da. Bệnh nhân bệnh vảy nến cũng có thể có các móng tay bị hư (pitted nai).

Lupus ban đỏ hệ thống (Systemic Lupus Erythematosus): Do các kháng thể tấn công cùng lúc nhiều cơ quan quan trọng như thận (gây ra suy thận, protein niệu, mệt mỏi, hay chạy thận nhân tạo), khớp (viêm khớp), da (viêm da), não (nhức đầu, chóng mặt), và tim (viêm màng tim).

Hội chứng khô mắt khô miệng (Sjogren's Syndrome): Do kháng thể tấn công các cơ quan tạo chất dịch như tuyến nước bọt (gây ra khô miệng, viêm họng), tuyến nước mắt (khô mắt, viêm mắt), hay khô âm đạo (dẫn đến viêm âm đạo). Đôi khi kháng thể cũng có thể tấn công khớp, gây ra viêm khớp trong hội chứng Sjogren's.

Viêm mạch máu (Vasculitis): Do kháng thể tấn công vào các mạch máu, khiến các mạch máu bị viêm, sưng, bị đóng dày thành mạch và có thể bị nghẽn mạch máu, gây ra đột quỵ.

Tiểu đường type 1 (Type 1 Diabetes): Do kháng thể tấn công vào tuyến tụy, khiến cơ thể không có insulin, chất chuyển hoá quan trọng giúp đường từ máu vào được bên trong tế bào. Khi đường ở bên ngoài tế bào sẽ làm tăng lượng đường trong máu, làm hư các mạch máu và dây thần kinh.

Bệnh đa xơ bì cứng (Multiple Sclerosis): Do kháng thể tấn công lớp bảo vệ của dây thần kinh, khiến cho việc truyền tín hiệu giữa các dây thần kinh tế bào đến hệ thần kinh trung ương bị ảnh hưởng. Bệnh này cũng làm dây thần kinh bị viêm, dẫn đến tê tay chân, yếu, đi đứng không vững.

Viêm đường ruột IBD (Inflammatory Bowel Disease): Do kháng thể tấn công vào đường ruột, dẫn đến tiêu chảy, đau bụng, đi ngoài ra máu và mệt mỏi. Tùy vào vị trí đường tiêu hoá bị tấn công, bệnh nhân có thể có những bệnh khác nhau và có triệu chứng khác nhau. Bệnh Crohn's là do kháng thể tấn công vào bất kỳ chỗ nào của đường tiêu hoá, từ miệng đến hậu môn, trong khi bệnh viêm loét ruột già (ulcerative colitis) chỉ ảnh hưởng phần ruột già.

Viêm tuyến giáp Hashimoto: Do kháng thể tấn công tuyến giáp, làm giảm hiệu quả trong việc sản xuất hormone tuyến giáp. Loại hormone này cực kỳ quan trọng vì nó ảnh hưởng trực tiếp lên năng lượng cơ thể. Thiếu hormone tuyến giáp dẫn đến tăng cân, mệt mỏi, bị nóng lạnh, yếu trong người, trong khi quá nhiều hormone tuyến giáp làm cho bệnh nhân giảm cân, tăng động. Bệnh này có thể chữa trị với thuốc hormone tuyến giáp.

Bệnh Celiac: Do kháng thể tấn công đường ruột khi cơ thể có chất Gluten, chất này thường có trong các thức ăn như ngũ cốc, sữa, và gạo. Khi Gluten vào ruột non (nơi hấp thụ dinh dưỡng chính của cơ thể), các kháng thể sẽ tấn công vào, khiến cho bệnh nhân đau bụng, sụt cân (do không hấp thụ được chất dinh dưỡng).

KHI NÀO QUÝ VỊ NÊN GẶP BÁC SĨ?

Gặp bác sĩ gia đình trước nếu quý vị có những triệu chứng trên kéo dài, đặc biệt là vài tuần đến vài tháng. Tùy theo triệu chứng và cơ địa, tại Mỹ, bác sĩ gia đình sẽ gửi quý vị đến bác sĩ chuyên khoa tự miễn khác nhau.

- Bác sĩ chuyên khoa khớp chữa các bệnh Lupus ban đỏ, viêm khớp, viêm mạch máu, viêm khớp vảy nến.
- Bác sĩ chuyên khoa da liễu chữa vảy nến, viêm khớp vảy nến, Lupus ban đỏ.
- Bác sĩ chuyên khoa đường tiêu hoá chữa bệnh về viêm đường tiêu hoá, Celiac.
- Bác sĩ chuyên khoa thần kinh chữa bệnh đa xơ bì cứng.
- Bác sĩ chuyên khoa nội tiết chữa bệnh về tuyến giáp.

XÉT NGHIỆM CHO BỆNH TỰ MIỄN?

Không có loại xét nghiệm đơn lẻ nào để tìm ra bệnh tự miễn. Bác sĩ sẽ hỏi về bệnh sử, các triệu chứng và xét nghiệm, đôi khi dùng hình ảnh để tìm ra bệnh.

Loại xét nghiệm thường gặp và dễ làm nhất là ANA (Antinuclear Antibody Test), đây là loại xét nghiệm để đo "độ nhạy" của hệ miễn dịch, xem có bao nhiêu kháng thể tấn công vào tế bào. ANA thường được xét nghiệm bằng độ loãng (titer), độ loãng càng cao thì xét nghiệm càng giá trị. Ví dụ như ANA dương tính 1:80 sẽ không mạnh bằng 1:640. Nghĩa là khi pha loãng đến 640 lần, cơ thể vẫn còn dấu hiệu kháng thể tấn công tế bào.

Loại xét nghiệm này không chỉ ra cụ thể loại bệnh tự miễn nào cả, mặc dù bệnh Lupus ban đỏ và một số bệnh khác có thể cho nhiều kết quả dương tính khi làm xét nghiệm. Khoảng 5% dân số có kết quả ANA dương tính nhưng vẫn được xem là bình thường, không có bệnh tự miễn. Các xét nghiệm khác, như

ESR/CRP đo độ viêm của cơ thể, đo các kháng thể đặc hiệu như dsDNA, anti Smith, SSA/SSB, và nhiều xét nghiệm khác cần được bác sĩ chuyên khoa xét nghiệm và giải thích.

KẾT LUẬN

Bệnh tự miễn là do hệ miễn dịch tự tấn công cơ thể chúng ta. Bệnh tự miễn có nhiều triệu chứng không rõ ràng, kéo dài, và có thể ảnh hưởng nhiều cơ quan cùng một lúc.

Có trên 80 loại bệnh tự miễn, nhiều bệnh rất thường gặp như viêm khớp, viêm da cơ địa, vảy nến.

Chữa trị bệnh tự miễn tuỳ thuộc vào mỗi loại bệnh. Nhìn chung cách chữa trị là ức chế, giảm hoạt động của hệ miễn dịch. Thuốc ức chế hệ miễn dịch có nhiều tác dụng phụ, bệnh nhân cần được bác sĩ chuyên khoa theo dõi chặt chẽ.

07 CHÓNG MẶT

Là cảm giác nhiều người thường gặp, gồm nhức đầu nhẹ, mất cân bằng, gần như ngất xỉu hay hoa mắt. Tuy chóng mặt là cảm giác thiên về mắt và tai trong, chóng mặt có thể bắt nguồn từ nhiều nguyên nhân, bao gồm não, mạch máu, hay các bệnh khác. Có những lý do khiến bệnh nhân thường xuyên bị chóng mặt và có những lý do nguy hiểm khiến bệnh nhân chóng mặt cần phải gặp bác sĩ ngay lập tức. Chóng mặt xảy ra ở người lớn tuổi nhiều hơn người trẻ, đến 25% khi bệnh nhân trên 70 tuổi.[1] Chóng mặt cũng là một trong những nguyên nhân dẫn đến các bệnh nguy hiểm khác như té ngã hay chấn thương, dẫn đến nhập viện và tử vong.[2]

KHI CÓ TRIỆU CHỨNG NGUY HIỂM KÈM THEO CHÓNG MẶT NHƯ DƯỚI ĐÂY, QUÝ VỊ CẦN GỌI CHO BÁC SĨ NGAY:

- Đau tức ngực;
- Nhức đầu kinh khủng;
- Té ngã, tai nạn, hay chấn thương vùng đầu;
- Sốt;
- Tim đập nhanh, loạn nhịp;
- Co giật động kinh;
- Khó thở;
- Cứng cổ;

---

[1] https://www.ncbi.nlm.nih.gov/pmc/articles/PMC4306472/
[2] https://www.ncbi.nlm.nih.gov/pubmed/8633602/

- Mất giọng nói thình thình, mất vị giác, không nhìn thấy;
- Ói mửa buồn nôn;
- Yếu hoặc liệt một bên mặt, yếu tay hoặc chân.

CÁC NGUYÊN NHÂN THƯỜNG GẶP GÂY CHÓNG MẶT

1. Do có vấn đề về tai trong (Inner ear)

Bên trong lỗ tai chúng ta là một cấu trúc phức tạp thường liên quan đến chóng mặt. Thường chóng mặt loại này do một hay nhiều bộ phận không hoạt động nhịp nhàng cùng với nhau hay một trong những bộ phận này bị tổn thương (nhiễm trùng hay viêm). Tai trong (inner ear) là phần sâu nhất gồm các ống chứa chất dịch nối liền với nhau gọi là mê đạo (labyrinth), ốc tai (cochlea), tiền đình (vestibule).

Xoay vòng/mất thăng bằng hay say sóng (vertigo/imbalance): Đây là một trong những lý do thường nhất gây ra chóng mặt. Xoay vòng và mất cân bằng thường khiến bệnh nhân có cảm giác về chuyển động mặc dù bệnh nhân vẫn ngồi yên. Nguyên nhân có thể là do các hạt li ti (otoconia, bio-crystal) đổi vị trí không đúng trong phần kết nối mê đạo và tiền đình.[1] Ở người bình thường, khi thay đổi vị trí, các hạt này xoay vòng, chuyển tín hiệu đến não và cho biết vị trí trong không gian. Với bệnh chóng mặt tư thế lành tính (BPPV), ít hạt Otoconia xoay vòng khiến tín hiệu gửi đến não chậm hơn. Bệnh nhân thường có cảm giác mọi vật xung quanh xoay vòng vòng hoặc cảm giác mình đang lắc lư, muốn té, như say sóng đang đi biển.

---

[1] https://www.mayoclinic.org/diseases-conditions/orthostatic-hypotension/symptoms-causes/syc-20352548

BPPV thường xảy ra nhiều hơn ở người lớn tuổi. Bệnh nhân thường cảm thấy chóng mặt, đi không vững lúc thay đổi tư thế hay xoay đầu. Các triệu chứng thường thoáng qua nhanh, không nguy hiểm, và bớt chóng mặt khi bệnh nhân đã ổn định. Trong vài trường hợp, BPPV có thể xảy ra sau khi chấn thương đầu và cũng có thể xảy ra sau khi viêm thần kinh tiền đình. BPPV thường xảy ra ở phụ nữ nhiều hơn nam giới.

Một lý do khác dẫn đến chóng mặt là do bệnh Meniere's, do tích tụ chất lỏng trong ống tai giữa. Bệnh nhân sẽ có cảm giác hai bên lỗ tai bị đầy, mất thính giác, và nghe tiếng "o...o..." (ringing) liên tục. Nguyên nhân khác ít gặp hơn là khối u dây thần kinh thính giác (Acoustic neuroma).

Viêm tiền đình (hay rối loạn tiền đình) cũng khiến các tín hiệu bị lệch, dẫn đến chóng mặt. Nhiễm trùng lỗ tai và nhiễm trùng tai giữa (Otitis media) cũng có thể là một nguyên nhân.

2. Giảm máu chạy lên não hay quá nhiều máu chạy lên não

Tụt huyết áp do mất nước là một lý do hay gặp khi bệnh nhân bị kiệt sức, khát, ít uống nước, khiến thiếu máu lên não tức thời, dẫn đến chóng mặt. Não là bộ phận cực kỳ nhạy cảm với oxy do máu mang đến. Chữa trị bằng cách uống nước và giữ nước đầy đủ.

Tụt huyết áp khi đổi tư thế (Orthostatic hypotension) từ ngồi sang đứng hay từ nằm lên ngồi, khiến máu chảy dồn về phía chân. Ở người bình thường, có những bộ phận cảm biến khiến cho các mạch máu dưới chân bóp lại, hạn chế máu tụ về bên dưới và gửi tín hiệu để tim đập nhanh hơn. Trong trường hợp tụt áp do đổi tư thế, các cảm biến và các phản ứng khác xảy ra không kịp, khiến máu không kịp cung cấp đủ lên não, dẫn đến chóng mặt. Đôi khi tụt huyết áp cũng do môi trường quá nóng, dẫn đến mất nước.[1]

Bệnh cao huyết áp thường không có triệu chứng. Tuy nhiên, khi huyết áp lên rất cao đến mức nguy hiểm (Hypertensive crisis) như 200/110, bệnh nhân có thể sẽ có cảm giác chóng mặt. Quý vị cần phải gặp bác sĩ ngay lập tức vì các rủi ro khác như đột quỵ, tim lạc nhịp và các bệnh tim mạch sẽ xảy ra.

Đột quỵ (nặng và nhẹ) cũng là một trong những lý do dẫn đến chóng mặt. Khi một phần mạch máu trong não bị nghẽn hay vỡ, sẽ làm vùng não thiếu máu cục bộ, dẫn đến chóng mặt. Thường chóng mặt dạng này hay kèm theo các triệu chứng khác như liệt một bên cơ thể hay vùng mặt, tê yếu tay chân.

Thiếu máu thường xuyên cũng dẫn đến chóng mặt, đặc biệt khi bệnh nhân đột ngột thay đổi tư thế. Ở người bình thường, hồng cầu ở mức trên 12 deciliter với nữ và trên 13,5 decilit với nam. Khi bệnh nhân thiếu máu, các chỉ số này giảm. Nhiều bệnh nhân sống quen với thấp hồng cầu (có trường hợp cực kỳ thấp đến 3-4 decilit). Thông thường, bệnh nhân thiếu máu ở mức 7-8 decilit là đã cần truyền máu.[2]

Thiếu máu có nhiều lý do, một trong những lý do thông thường là do thiếu chất sắt. Bác sĩ sẽ kiểm tra hồng cầu, thể tích trung bình hồng cầu (MCV) kiểm tra các chỉ số khác của sắt để xem quý vị có bị thiếu sắt hay không.

---

[1] https://www.hematology.org/education/patients/anemia/iron-deficiency
[2] https://www.mayoclinic.org/diseases-conditions/post-concussion-syndrome/symptoms-causes/syc-20353352

Uống thuốc sắt chữa thiếu máu thường có những tác dụng phụ như táo bón hay xót bao tử. Vì vậy, quý vị nên tranh thủ ăn thêm rau có chất sắt như rau muống, hay thịt đỏ như thịt bò để tăng sắt tự nhiên.

3. Tác dụng phụ của thuốc

Một số loại thuốc thường hay gây chóng như thuốc trầm cảm (Anti-depressant), thuốc chống động kinh (Anti-seizure), thuốc cao huyết áp, thuốc chống lo âu và lo sợ (Sedatives và tranquilizers).

Thường nếu chóng mặt là tác dụng phụ do thuốc, quý vị sẽ có cảm giác chóng mặt một vài giờ ngay sau khi dùng thuốc. Tuy nhiên, có trường hợp tác dụng phụ của thuốc là chóng mặt xảy ra sau khi uống vài ngày, thậm chí đến vài tuần. Quý vị nên ngưng thuốc ngay lập tức và gọi cho bác sĩ hay dược sĩ để được hướng dẫn.

4. Các lý do khác như chấn thương tâm lý, tai nạn, hay trầm cảm

Các chấn thương tâm lý nặng có thể dẫn đến chóng mặt, hoặc cũng có thể dẫn đến những vấn đề khác như biếng ăn, khát nước (có thể gián tiếp dẫn đến chóng mặt). Bác sĩ sẽ tìm hiểu kỹ về chấn thương tâm lý, buồn chán hay trầm cảm của quý vị để tìm ra cách chữa hiệu quả nhất. Thuốc trị trầm cảm đôi khi gây ra chóng mặt nên quý vị cần cẩn thận theo dõi các tác dụng phụ của thuốc.

Tai nạn và chấn thương vùng đầu cũng có thể dẫn đến chóng mặt do thiếu máu nhất thời hay tổn thương vùng não. Thường bệnh nhân sau khi chữa khỏi chấn thương vùng đầu thỉnh thoảng vẫn có cảm giác chóng mặt.[1] Trường hợp này, bác sĩ sẽ kiểm tra kỹ lại bệnh lý tổn thương, làm thêm các xét nghiệm lab và hình ảnh để biết chắc không có những tổn thương khác.

LÀM GÌ KHI BỊ CHÓNG MẶT

- Không để bị té ngã. Ổn định vị trí bằng cách ngồi xuống hoặc nằm dựa, đợi cơn chóng mặt qua đi.
- Nếu chóng mặt kèm các dấu hiệu nguy hiểm như trên thì gọi 911 (ở Mỹ) hoặc 115 (ở Việt Nam), hoặc gọi bác sĩ.
- Tìm cách liên lạc với người thân. Cần ghi nhớ cơn chóng mặt xảy ra lúc nào, trong bao lâu để cho bác sĩ biết.
- Nếu an toàn, kiểm tra huyết áp, nhịp tim và đường huyết. Nếu chóng mặt do tụt đường huyết, bệnh nhân có thể ăn kẹo/trái cây ngọt để bổ sung đường. Nếu nguyên nhân do tụt huyết áp (dưới 90/60), để bệnh nhân nằm hay ngồi nghỉ và kiểm tra lại huyết áp. Gọi cấp cứu hay bác sĩ nếu huyết áp vẫn còn tụt.

CHỮA TRỊ CHÓNG MẶT

Do chóng mặt là triệu chứng có nhiều nguyên nhân, bác sĩ cần tìm ra nguyên nhân chính xác vì sao quý vị bị chóng mặt và sẽ chữa trị tùy theo nguyên nhân.

Bác sĩ sẽ hỏi kỹ quý vị về thời gian khi bị chóng mặt, kéo dài trong bao lâu, có điều gì làm cơn chóng mặt nặng hơn (trigger factor), quý vị mới sử dụng thuốc nào, có những triệu chứng nguy hiểm không, có từng bị chóng mặt hay chưa. Trái với suy nghĩ của

---
[1] https://www.ncbi.nlm.nih.gov/pubmed/28145669

nhiều bệnh nhân, chóng mặt do các lý do thông thường thường ít khi cần xét nghiệm hay chụp hình não.

Trị liệu chóng mặt gồm thuốc uống, tập vật lý trị liệu (cho xoay vòng), trị liệu tâm lý, và hiếm khi can thiệp phẫu thuật nếu có những tổn thương gây ra chóng mặt.

Các bác sĩ thường chữa chóng mặt gồm bác sĩ gia đình, bác sĩ thần kinh, bác sĩ tai mũi họng, bác sĩ nội khoa và bác sĩ mắt.

08 ĐAU CHÂN

Bàn chân là một trong những kiệt tác của tạo hóa hay bị bỏ quên. Mỗi ngày chúng ta dựa vào đôi bàn chân để đi đứng, di chuyển và cân bằng. Bàn chân là cơ quan nằm xa trung tâm cơ thể nhất, là nơi nhận được máu và chất dinh dưỡng ít nhất, nên cũng dễ bị tổn thương nhất. Cấu trúc bàn chân phức tạp do có nhiều dây thần kinh và dây chằng nằm sát nhau, tập trung nhiều ở vùng dưới bàn chân và vùng cổ chân khiến chân dễ bị đau nhức. Khi thăm khám bàn chân của quý vị, bác sĩ có thể đoán được các bệnh về da, mạch máu, tiểu đường hay thần kinh.

Có rất nhiều lý do khiến chúng ta bị đau chân, từ phong cách sống, các bệnh lý toàn thân, cho đến các bệnh và tổn thương ở vùng bàn chân, dựa vào lý do mà cách chữa sẽ tuỳ theo.

PHONG CÁCH SỐNG LÀ CÁCH DỄ CHỮA TRÊN LÝ THUYẾT, NHƯNG KHÓ THỰC HÀNH

Đi giày cao gót thường xuyên sẽ khiến các chị em đau nhức bàn chân. Mang giày cao gót khiến trọng lượng cơ thể bị lệch, hướng về phía trước bàn chân.

Các nghiên cứu cho thấy mang giày cao gót ngoài gây ra đau nhức cổ chân còn gây ra các bệnh lý khác như đau lưng, đau cổ (do sai tư thế đứng), và cả đau khớp gối. Dĩ nhiên mang giày cao gót làm tăng sự quyến rũ của phái nữ nên khuyên chị em ngưng mang giày cao gót là điều bất khả thi. Vì vậy, cách chữa là hạn chế mang giày cao gót nếu có thể, và tập trị liệu khớp gối, khớp cổ chân khi không mang giày cao gót.

Tư thế đứng không đúng, tập luyện hay làm việc quá mức sẽ khiến cổ chân và bàn chân bị tổn thương. Đi đứng không đúng cách hoặc lâu ngày không chạy bộ mà chạy quá lâu cũng có thể dẫn đến đau nhức cổ chân. Mang giày quá chật hay quá rộng là một nguyên nhân khác dẫn đến đau chân.

ĐAU NHỨC CHÂN DO NHỮNG BỆNH HỆ THỐNG (CẢ CƠ THỂ)

Bệnh tiểu đường không kiểm soát khiến cho dây thần kinh bị tổn thương và mạch máu bị xơ vữa, khiến máu cung cấp đến chân ít đi, làm chân bị tê và mất cảm giác. Các tổn thương chân bị mất cảm giác về lâu dài sẽ hình thành các vết loét, nặng hơn là hoại tử, cần phải cắt bỏ bàn chân.

Bệnh tim mạch và cao huyết áp cũng có thể dẫn đến các triệu chứng tương tự như bệnh tiểu đường do mạch máu bị tổn thương, dẫn đến thiếu máu cho dây thần kinh, làm da bị viêm sưng đỏ.

Tác dụng phụ của thuốc có thể dẫn đến sưng chân và đau cổ chân. Các thuốc thường gây ra tình trạng này là thuốc hormone, thuốc chữa cao huyết áp loại chẹn kênh canxi (Calcium Channel Blocker), thuốc steroid, thuốc trầm cảm, và đôi khi là thuốc tiểu đường.

Bệnh béo phì và thừa cân cũng có thể làm đau nhức cổ chân. Trọng lượng cả cơ thể được chia vào các đốt xương bé nhỏ ở hai bàn chân. Vì vậy, mỗi lần tăng cân là mỗi lần dễ đau nhức.

Mang thai cũng là một lý do khác, tin vui là sau khi sinh con, phần lớn phụ nữ sẽ hết đau chân.

ĐAU NHỨC DO CẤU TRÚC VÀ HOẠT ĐỘNG CỦA CƠ XƯƠNG KHỚP BÀN CHÂN LÀ NHỮNG BỆNH CẦN PHẢI ĐƯỢC CHỮA NGAY VÌ CÓ THỂ DẪN ĐẾN DỊ TẬT HOẶC ĐI ĐỨNG SAI TƯ THẾ

Có 33 khớp xương và hàng chục dây gân, dây chằng ở bàn chân khiến cho chân chúng ta dễ bị tổn thương.

Bệnh khớp là một trong những bệnh thường gặp ở bệnh nhân đau cổ chân và bàn chân. Bệnh khớp gồm nhiều loại như gút (gout), viêm khớp dạng thấp (RA), và viêm khớp do thoái hoá (OA) các bệnh này đều có thể gây ra đau nhức bàn chân.

- Ngoài ra còn có một số lý do khác gây đau chân như: Bệnh do vôi hoá các đốt xương (bony spur) hay dị tật đốt xương chèn ép lên dây thần kinh hay dây chằng.
- Bệnh do sừng hóa (Callus) vùng da bên dưới chân, ép lên dây thần kinh gây ra đau nhức.
- Bệnh do viêm sưng dây gân bàn chân (Plantar fasciitis).
- Bệnh do dây thần kinh vùng chân bị ép (như có khối u lành tính (Morton neuroma)), làm dây thần kinh sưng to và viêm ở dưới bàn chân.
- Bệnh nhiễm trùng như nấm (ăn vào trong móng chân) hay móng chân mọc ngược vào trong khiến đau chân.

BÀN CHÂN CÓ MÙI KHÓ CHỊU

Bàn chân có hàng ngàn lỗ mồ hôi, kết hợp với nấm và vi trùng yếm khí sẽ dễ gây ra mùi khó chịu. Nguyên nhân thường do nấm chân, đổ mồ hôi, giữ vệ sinh kém, và những lý do khác như việc ít thay vớ (tất) thường xuyên hoặc mang giày liên tục.

CHỮA TRỊ ĐAU CHÂN (VÀ HÔI CHÂN) THẾ NÀO?

Tùy vào lý do đau thế nào như đã đề cập bên trên mà bác sĩ sẽ quyết định cách chữa trị. Chữa trị đau chân bắt đầu từ việc thay đổi tư thế, uống thuốc, mát xa, tập trị liệu, và trong một số ít trường hợp sẽ tiêm thuốc hay mổ can thiệp.

Bác sĩ sẽ hỏi bệnh sử của quý vị như đau chân bao lâu, một bàn chân hay cả hai, đau khi đứng hay ngồi nghỉ, đau có kèm sưng phù, đau có kèm mất cảm giác hay không?

Quý vị cần nói rõ với bác sĩ về các bệnh lý khác như tiểu đường, tim mạch, đột quỵ, các loại thuốc đang uống, vì tất cả những điều này đều ảnh hưởng đến đau chân.

Chữa trị hôi chân gồm chăm sóc rửa chân mỗi ngày, thay tất thường xuyên, trị tận gốc các bệnh nhiễm trùng, và dùng phấn xịt hay kem xịt khử mùi.

CÁC DẤU HIỆU ĐAU CHÂN NGUY HIỂM CẦN GẶP BÁC SĨ NGAY

- Đau nhức chân rát buốt, không đi đứng được hay không mang giày được, nhất là sau tai nạn.
- Đau nhức kèm theo vết loét và vết thương trên da.
- Tê nhức cổ chân và bàn chân, mất hay giảm cảm giác vùng chân.
- Da đổi màu vùng cổ chân (xanh, đỏ, hay trắng).
- Các triệu chứng kèm theo đau nhức như sốt, ớn lạnh, và yếu một bên cơ thể, yếu một hay hai chân hay đùi.

09 ĐAU KHỚP HÁNG

Đau vùng háng (xương chậu) là triệu chứng thường gặp ở nhiều người. Bài viết này chỉ ra một vài nguyên nhân thường gặp của đau khớp háng.

Lưu ý là vị trí đau có thể gợi ý cho bác sĩ biết nguyên nhân của cơn đau. Thông thường, đau vùng háng bên ngoài, phần trên của đùi, hay phần ngoài của mông thường do tổn thương phần mềm như viêm bao hoạt dịch khớp hay viêm cơ gân. Trong khi đó, đau vùng bên trong háng thường liên quan đến xương và khớp. Trong vài trường hợp, đau vùng háng có thể dẫn đến đau lưng hay đau khớp gối. Vì vậy chữa trị đau lưng bắt đầu từ chữa trị đau khớp háng.

CÁC NGUYÊN NHÂN THƯỜNG GẶP CỦA ĐAU KHỚP HÁNG

- Viêm khớp: Nhiều loại viêm khớp có thể làm đau vùng háng như viêm khớp dạng thấp (RA), viêm khớp do thoái hóa (hay gặp nhất ở người cao tuổi), viêm khớp vảy nến, và viêm khớp nhiễm trùng. Bác sĩ sẽ hỏi bệnh sử, thăm khám, và chữa trị tùy theo nguyên nhân. Sau khi chữa trị, bác sĩ có thể cho quý vị tập thêm vật lý trị liệu giảm đau (quý vị có thể xem video chữa trị đau khớp háng trên kênh Youtube của tôi).

- Viêm hay chấn thương có thể làm sưng phần mềm xung quanh khớp háng như viêm bao hoạt dịch khớp háng (Bursitis), trật khớp háng (do vận động), gãy xương, giãn gân và dây chằng. Thường sau khi chẩn đoán bác sĩ sẽ gửi quý vị đi chụp hình ảnh, thường là MRI để xem các tổn thương phần mềm thế nào. Tập trị liệu sau khi chữa trị (thuốc hay phẫu thuật) cũng sẽ làm quý vị giảm đau vùng khớp háng.

- Tổn thương dây thần kinh: Vùng háng tập trung nhiều dây thần kinh và mạch máu, gồm các dây thần kinh và mạch máu chính. Vì vậy, chỉ cần tổn thương (bị ép) một chút cũng sẽ dẫn đến đau nhức. Thường đau nhức do dây thần kinh có triệu chứng tê buốt, lan tỏa ra vùng đùi dưới, vùng chân, và thường cải thiện với tập trị liệu. Các dây thần kinh thường bị đau vùng háng là thần kinh hông (Sciatica) hay thần kinh vùng ngoài (Meralgia paresthetica).

- Ung thư di căn đến xương vùng chậu và háng: nhiều loại ung thư, như ung thư ruột, phổi, bàng quang thường di căn đến xương vùng chậu và háng, gây ra các cơn đau dữ dội. Việc chữa trị bao gồm điều trị kiểm soát ung thư và trị liệu giảm đau (tiêm, xạ trị, hay phẫu thuật). Ung thư xương (bone cancer) cũng có thể gây ra đau khớp háng. Ung thư máu cũng có thể gây ra đau khớp háng do các tế bào máu phát triển từ tủy xương vùng háng.

Các nguyên nhân khác làm đau khớp háng có thể kể đến như hoại tử khớp do mất máu/thiếu máu, loãng xương làm tổn thương phần sụn và yếu xương, viêm, nhiễm trùng xương. Bác sĩ sẽ chữa trị dựa vào nguyên nhân gây ra đau nhức.

VIÊM BAO HOẠT DỊCH (BURSITIS) CỦA KHỚP HÁNG LÀ MỘT TRONG NHỮNG NGUYÊN NHÂN THƯỜNG GẶP NHẤT CỦA ĐAU KHỚP HÁNG

Khớp háng có nhiều bao hoạt dịch bao xung quanh chỏm xương đùi. Bao hoạt dịch là túi nhỏ chứa chất lỏng ở bên ngoài khớp, nhằm giảm ma sát khi khớp vận động. Khi chúng ta vận động lặp đi lặp lại nhiều động tác của khớp, sẽ dẫn đến viêm và sưng các túi chất lỏng bảo vệ này.

Bao hoạt dịch ngoài cùng chỏm xương đùi thường dễ bị tổn thương nhất khi chúng ta vận động nhiều, chấn thương (té ngã), hay do tư thế ngồi/nằm không đúng. Các bệnh lý khác như viêm khớp dạng thấp, bệnh tự miễn, gút cũng có thể làm viêm sưng bao hoạt dịch.

Triệu chứng là đau sưng vùng ngoài khớp háng, đặc biệt là đau nhức khi nằm nghiêng bên vùng đau. Nhiều quý vị không thể nằm ngủ được ở bên đau (do ép vào vùng bị đau), và đau nhức thêm khi quý vị cố đứng dậy hoặc đi lên cầu thang hay các hoạt động khác.

Chữa trị: nghỉ ngơi, hạn chế vận động. Dùng thuốc kháng viêm như Ibuprofen, Aleve, chườm nóng/lạnh. Một số trường hợp nặng có thể cần tiêm steroid vào vùng đau để giảm đau. Phẫu thuật là lựa chọn cuối cùng, đặc biệt khi vùng đau nhức có liên quan đến nhiễm trùng hay chấn thương. Tập vật lý trị liệu sẽ giúp quý vị bớt đau và từ từ phục hồi cơ bắp.

Ngăn ngừa: đi đứng và làm việc vùng khớp vừa phải, tránh vận động quá nhiều. Nếu quý vị thừa cân thì giảm cân có thể là một cách hữu hiệu để hạn chế đau viêm sưng bao hoạt dịch. Dùng nạng hay gậy để giảm lực ép lên vùng bị đau.

VIÊM KHỚP HÁNG DO THOÁI HÓA (HIP OSTEOARTHRITIS)

Là một nguyên nhân thường gặp khác gây ra đau nhức vùng khớp háng. Thường bệnh nhân sẽ có cảm giác đau âm ỉ bên trong khớp và bên dưới vùng chậu, cơn đau thường nhiều hơn khi bệnh nhân đứng dậy, leo cầu thang, làm các hoạt động nặng và bớt đau khi ngồi nghỉ. Bệnh nhân đôi khi cũng có cảm giác khớp háng bị cứng, khó di chuyển được vào buổi sáng.

Bệnh thoái hóa khớp xảy ra khi lớp sụn bảo vệ phần đầu xương của xương đùi và xương bên trong (ổ chảo) của xương chậu bị mòn đi, khiến xương dễ tiếp xúc trực tiếp lên xương gây ra cơn đau. Một ví dụ tôi thường dùng để giải thích bệnh thoái hóa khớp như là việc bánh xe mòn đi theo thời gian (khi chúng ta lớn tuổi) khiến vành xe bị tiếp xúc mặt đường, không chạy tốt được.

Có nhiều rủi ro có thể tăng bệnh viêm thoái hóa khớp háng như béo phì và các bệnh tự miễn về khớp, như viêm khớp dạng thấp, hoặc vận động làm việc quá nhiều cũng có thể khiến khớp thoái hóa nhanh hơn.

Chữa trị bắt đầu bằng việc thay đổi cách sống, giảm cân, chữa các bệnh mạn tính, uống thuốc, tập vật lý trị liệu. Trong trường hợp viêm khớp quá nặng làm ảnh hưởng đến chức năng vận động hoặc đau nhức kinh khủng thì bác sĩ có thể khuyên bệnh nhân phẫu thuật thay khớp háng. Ngày nay kỹ thuật này nhanh và an toàn hơn trước nhiều, thường chỉ cần mổ xâm lấn tối thiểu.

KHI NÀO QUÝ VỊ NÊN GẶP BÁC SĨ?

Thường đau khớp do tổn thương phần mềm (làm việc quá nhiều, khiêng kéo vật nặng) sẽ cải thiện khi quý vị nghỉ ngơi, uống thuốc không kê đơn (là thuốc uống không cần có đơn của bác sĩ) và dùng khăn ấm hay nước đá chườm vào vùng đau.

Quý vị nên đi gặp bác sĩ nếu có các triệu chứng sau:

- Đau khớp háng/vùng háng liên tục, không giảm sau khi uống thuốc hay nghỉ ngơi.
- Cơn đau nhức kèm theo tê chân, yếu chân một bên.
- Khớp háng bị cứng, không thể cử động hay dang rộng như trước kia.
- Không đi được, khớp bị sưng, đổi màu, hay khớp vùng háng bị méo.
- Đau khớp kèm theo các triệu chứng khác như sốt, đau bụng, ớn lạnh, sụt cân, hay bất kỳ dấu hiệu nguy hiểm khác.

KHI ĐAU KHỚP HÁNG, QUÝ VỊ KHÔNG NÊN TỰ LÁI XE ĐI KHÁM BÁC SĨ

Vì cơn đau khớp háng có thể ảnh hưởng đến an toàn khi lái xe (có thể không đạp được chân thắng/chân ga). Vì vậy, quý vị nên nhờ người thân chở mình đi khám bác sĩ nếu bị đau khớp háng.

10. ĐAU LƯNG, THOÁT VỊ ĐĨA ĐỆM VÀ GAI CỘT SỐNG

Đau lưng là bệnh thường gặp. Nghiên cứu chỉ ra hầu như mỗi người đều bị đau lưng ít nhất một lần trong đời. Trong bài này, tôi sẽ nói kỹ hơn về đau lưng, nhất là do thoát vị đĩa đệm (herniated disc), gai cột sống (bony spurs in spondylosis) và ép dây thần kinh (sciatic nerve).

Tin vui là hầu hết tình trạng đau lưng có thể ngăn ngừa và chữa trị dứt điểm. Các biện pháp đơn giản như giảm cân, thay đổi tư thế ngồi, đứng và tập vật lý trị liệu có hiệu quả trong chữa trị. Thuốc giảm đau lưng có những tác dụng phụ nên chỉ uống khi cần thiết. Phẫu thuật rất hiếm khi cần trong chữa trị đau lưng.

ĐAU LƯNG CÓ THỂ DO NHIỀU NGUYÊN NHÂN

Cấu trúc vùng lưng là cấu trúc phức tạp, không đối xứng, là nơi có nhiều khớp xương, cơ bắp, dây thần kinh cột sống, dây chằng. Vùng lưng cũng là nơi chứa các dây thần kinh nhánh, các mạch máu quan trọng kiểm soát toàn bộ hoạt động của phần dưới cơ thể. Tổn thương đến một trong những vùng này đều có thể gây ra đau lưng.

Cân nặng ngày càng là lý do chính dẫn đến đau lưng do áp lực ép trực tiếp lên cột sống từ thân trên. Mỹ là nước có đến 70% bệnh nhân thừa cân và 42% béo phì, đều là những nguyên nhân dễ dẫn đến đau lưng. Hút thuốc lá cũng có thể làm đau lưng nặng hơn.

CÁC NGUYÊN NHÂN CHÍNH GÂY RA ĐAU LƯNG

Giãn hay tổn thương dây chằng hoặc cơ bắp là một trong những lý do thường gặp của đau lưng. Tư thế sai, khiêng đồ nặng, kéo vật nặng, có thể khiến vùng dây chằng và cơ bắp bị giãn. Đau lưng kiểu này có triệu chứng đau nhức buốt, thường phục hồi nhanh nếu nghỉ ngơi, uống thuốc giảm đau và giảm viêm, tập thể dục nhẹ.

Một quan điểm sai lầm là đau lưng cần phải nằm nghỉ hoàn toàn và không nên cử động. Thay vào đó, bệnh nhân nên cử động trong khả năng có thể mà ít gây đau, đây cũng là nguyên lý dùng trong trị liệu giảm đau lưng.

Thoát vị đĩa đệm là một nguyên nhân khác cũng thường gây đau lưng ở người lớn tuổi. Giữa những đốt sống lưng, chúng ta có các "đĩa đệm" làm từ sụn cứng, bên trong có chứa chất dịch đặc, có tác dụng giảm xóc và hấp thụ lực. Khi chúng ta lớn tuổi và do áp lực của trọng lượng cơ thể ép lên theo thời gian, phần đĩa này bị xẹp xuống, khô đi, khiến nó có thể bị lệch ra ngoài, ép vào dây thần kinh cột sống hay các nhánh thần kinh khiến cho đau lưng kèm theo cảm giác tê tê, và thỉnh thoảng yếu vùng chân bên dưới.

Gai cột sống tạo ra từ sự hình thành của các xương thừa (bony spurs) xung quanh đốt xương sống. Các "gai" này có thể ép vào dây thần kinh khiến bệnh nhân bị đau lưng kèm theo cảm giác tê nhức hay yếu vùng chân. Cả gai cột sống và thoát vị đĩa đệm đều có điểm chung là có phần thừa nhô ra từ cột sống ép vào dây thần kinh. Vì vậy, vật lý trị liệu là một trong những cách tốt nhất để điều trị đau loại này thông qua việc giúp cho cơ thể và dây thần kinh quen với vùng bị ép, tăng khả năng vận động và làm mạnh các cơ bắp. Gai cột sống và thoát vị đĩa đệm thường xảy ra do thoái hóa khớp xương cột sống.

Thoái hóa khớp sống lưng (Arthritis) là một nguyên nhân khác dẫn đến đau lưng. Thoái hóa khớp do phần sụn chèn giữa các đốt sống lưng bị mòn, dẫn đến xương bị ép trực tiếp gây ra cơn đau. Thường đau loại này sẽ giảm đi khi bệnh nhân nằm xuống, do làm giảm áp lực trực tiếp lên đốt sống lưng.

Loãng xương và yếu xương khiến lưng bị đau do phần xương yếu có thể trở nên giòn và mỏng, nên dễ vỡ do lực ép. Đa số các trường hợp gãy xương cột sống ép (vertebral compression fracture) đều liên quan đến loãng xương. Vì vậy, chữa loãng xương là điều quan trọng để chữa đau lưng trong trường hợp này.

Các nguyên nhân khác dẫn đến đau lưng gồm nhiễm trùng vùng cột sống hay vùng chậu, chấn thương, tai nạn hay ung thư di căn đến xương. Chữa trị đau lưng loại này cần tìm ra nguyên nhân chính và chữa tận gốc.

CHẨN ĐOÁN ĐAU LƯNG

Đa số đau lưng chẩn đoán từ bệnh sử và khám lâm sàng. Bác sĩ sẽ hỏi quý vị đau khi nào, lúc đó làm gì, có đỡ hơn khi nằm nghỉ, tư thế nào khiến đau nhiều hơn, thuốc nào giúp giảm đau, và các triệu chứng nguy hiểm khác như tê chân, yếu chân, sốt hay tiêu tiểu mất kiểm soát.

Bác sĩ có thể cho thêm xét nghiệm khác để tìm rõ hơn lý do gây đau lưng:

- Chụp X-quang vùng lưng ở nhiều tư thế để tìm ra thoái hóa khớp, gãy xương, hay hẹp lỗ thần kinh. Tuy nhiên, X-quang không thấy rõ các chi tiết phần mềm như dây thần kinh cột sống hay các dây chằng và cơ bắp.
- MRI/CT lưng (có hoặc không có chất cản quang), là tiêu chuẩn vàng để kiểm tra các bất thường về thoát vị đĩa đệm, gai cột sống, hẹp dây thần kinh, mạch máu, dây chằng và các mô mềm khác vùng lưng. Chụp CT thường nhanh hơn và có bức xạ trong khi chụp MRI lâu hơn và không có bức xạ.
- Chụp DEXA scan để chữa trị hoặc ngăn ngừa loãng xương. Bệnh loãng xương có thể gây nguy hiểm khi té ngã và vỡ xương cột sống do bị ép.
- Xét nghiệm máu và nước tiểu để tìm ra các bệnh lý khác nhau như nhiễm trùng, bệnh tự miễn, bệnh gút hay các bệnh khác.
- Phân tích dây thần kinh (EMG studies) là cách đo tín hiệu truyền dẫn thần kinh từ cột sống đến các cơ vùng dưới cơ thể. Đo EMG là một cách gián tiếp để biết dây thần kinh có bị ép và tổn thương hay không.

CHỮA TRỊ ĐAU LƯNG

Phần lớn đau lưng sẽ tự khỏi khi bệnh nhân nghỉ ngơi và hạn chế vận động, bệnh nhân sẽ bớt đau với các thuốc giảm đau không cần kê đơn mua ở hiệu thuốc (OTC medications) như Ibuprofen, Naproxen (NSAID) hay Tylenol. Lưu ý là thuốc NSAID thường chữa đau lưng tốt hơn nhờ tác dụng giảm đau và giảm viêm. Tuy nhiên, thuốc NSAID thường có tác dụng phụ như đau bao tử hay tổn thương thận. Nếu đau lưng kèm theo căng cơ, bác sĩ có thể sẽ kê thuốc giãn cơ như Methocarbamol, Cyclobenzaprine hay Baclofen. Các thuốc này đôi khi có tác dụng phụ là chóng mặt và nhức đầu.

Thuốc giảm đau opioid như Norco, Vicodin, hay Oxycodone (Narcotics) thường chỉ dùng trong các trường hợp đau lưng dữ dội, cấp tính như chấn thương, gãy xương, hay đau do ung thư di căn đến xương, do đây là nhóm thuốc cực mạnh và có nhiều tác dụng phụ nguy hiểm như suy giảm hô hấp, táo bón hoặc mất trí nhớ. Thuốc loại này bác sĩ thường chỉ cho ngắn hạn và bệnh nhân không nên sử dụng lâu dài để giảm thiểu tác dụng phụ.

Thuốc trị trầm cảm là thuốc chữa đau lưng mạn tính hữu hiệu mà ít bác sĩ sử dụng. Các nghiên cứu chỉ ra thuốc trầm cảm có tác dụng tốt trong việc chữa trị đau lưng.

Thuốc chữa đau thần kinh như Gabapentin hay Lyrica cũng là các thuốc bác sĩ hay kê cho tình trạng đau lưng do chèn ép dây thần kinh.

Tập vật lý trị liệu là một trong những cách hiệu quả nhất để chữa đau lưng. Bệnh nhân nên bắt đầu tập nhẹ trong khả năng của mình, ngưng ngay khi đau, sau đó tập tiếp. Bệnh nhân có thể uống thuốc giảm đau trước khi tập để bớt đau khi tập. Ngay khi đã bớt đau lưng hay hết hẳn, bệnh nhân vẫn nên tiếp tục tập ở nhà để tăng cường các cơ bắp vùng lưng. Tôi có làm gần 10 video về trị liệu giảm đau cho nhiều bộ phận trên cơ thể, trong đó có tập trị liệu giảm đau lưng (Video #221).[1]

---

[1] https://www.youtube.com/watch?v=QdyfsiORM_Q

Các cách chữa đau lưng khác gồm tiêm thuốc steroid hay thuốc giảm đau vào vùng bị đau (thường là có hướng dẫn bằng hình ảnh để tiêm chính xác) hay đốt nóng vùng dây thần kinh bị đau (Radiofrequency neurotomy). Bơm thuốc giảm đau (Pain pump) thẳng vào lưng trong trường hợp nặng như ung thư cũng có thể là một cách giảm đau hữu hiệu.

Phẫu thuật là cách cuối cùng chữa đau lưng nếu việc sử dụng thuốc, thay đổi lối sống, tập vật lý trị liệu vẫn không làm giảm bớt tình trạng đau. Phẫu thuật sẽ hiệu quả nếu có lý do khiến đau lưng rõ ràng trên hình ảnh ví dụ như bệnh nhân bị chèn ép rễ dây thần kinh ở L4-L5 thì việc phẫu thuật giảm áp lực ở vùng này có thể chữa đau lưng.

CHƯỜM NÓNG HAY CHƯỜM LẠNH CHO ĐAU LƯNG, CÁCH NÀO TỐT HƠN?

Cả hai đều có tác dụng giảm đau do cắt giảm tín hiệu đau của dây thần kinh. Tùy trường hợp, chườm nóng hay lạnh có thể hiệu quả hơn. Chườm lạnh vào chỗ đau làm giảm máu chảy và giảm viêm nên thường tốt hơn cho trường hợp bị bong gân. Trong khi đó chườm nóng kích thích máu chảy nhiều hơn và thư giãn cơ bắp, thường tốt hơn trường hợp đau lưng do bị co thắt dây chằng.Vì vậy, khi đau lưng, thường bác sĩ sẽ khuyên chườm nóng.

BỆNH NHÂN CẦN GẶP BÁC SĨ GẤP NẾU ĐAU LƯNG CÓ NHỮNG TRIỆU CHỨNG SAU:

- Kéo dài hơn vài tuần và không cải thiện khi uống thuốc và nghỉ ngơi.
- Cơn đau kéo dài xuống phần dưới chân và đầu gối.

- Yếu chân và bàn chân, có thể liên quan đến tổn thương nặng hơn vùng dây thần kinh.
- Đi tiểu tiện khó khăn hay không kiểm soát, gợi ý liên quan đến các dây thần kinh.
- Giảm cân, sốt, hay có các triệu chứng khác, gợi ý các bệnh nhiễm trùng hay bệnh khác.
- Té ngã sau khi đau lưng, đi đứng không vững.

KẾT LUẬN

Đau lưng là bệnh rất thường gặp, xảy ra ở hầu hết mọi người do tư thế, giới tính, tuổi tác, bệnh lý, hay các lý do khác.

Chữa đau lưng tốt nhất là tìm ra lý do chính để chữa như sửa tư thế, giảm cân, hay các bệnh lý gây đau lưng.

Tập thể dục và ăn uống cân bằng là cách tốt để ngăn ngừa đau lưng.

11 ĐAU VAI

"Bờ vai ơi đừng quá nghiêng nghiêng, đánh rơi buổi chiều thơm ngát..."

Khi nghe bài "Em về tinh khôi" của nhạc sĩ Quốc Bảo, tôi chợt nghĩ đến đau vai vì bờ vai nghiêng có thể là bờ vai đau.

Cấu trúc vai rất phức tạp, bao gồm xương khớp vùng vai, dây chằng, dây gân, nhiều mô, mạch máu, và rất nhiều dây thần kinh đi ngang qua vai. Vì vậy, đau vai có thể đến từ bên trong vùng vai (thoái hoá xương khớp vai, viêm sưng tổn thương phần mềm) do các dây chằng hay cơ bắp hoặc đau vai từ nơi khác, do các bệnh lý khác có dây thần kinh đi qua vùng vai.

Đau vai từ bên trong vai sẽ đau hơn khi di chuyển khớp vai hay di chuyển cánh tay trong khi đau vai từ nơi khác (còn gọi là preferred pain) thường không như vậy. Có nhiều bệnh nguy hiểm có thể biểu hiện qua đau vai, vì vậy quý vị không nên chủ quan khi bị đau vai. Ví dụ như bệnh tim mạch, lên cơn đau tim cấp tính (nhồi máu cơ tim), hay bệnh sỏi mật cũng có thể khiến chúng ta cảm giác bị đau vai mặc dù cấu trúc vai không hề bị tổn thương. Lý do là vì các bệnh này có dây thần kinh liên quan đến vùng vai, nên khi bị đau tim hay đau sỏi mật, chúng ta bị đau vai.

CÁC NGUYÊN NHÂN KHÁC CÓ THỂ DẪN ĐẾN ĐAU VAI

- Tổn thương thần kinh: do đám dây thần kinh bị ép (do gai thần kinh cổ, ép thần kinh vùng nách...);

- Chấn thương do tai nạn;
- Đau nhức do sưng viêm khớp thoái hoá hay viêm khớp dạng thấp;
- Trật khớp vai;
- Tổn thương khớp xoay cổ vai, cơ quay khớp vai (rotator cuff);
- Nhiễm trùng khớp vai;
- Viêm sưng hay đứt dây chằng, dây khớp;
- Bệnh phổi.

Nhìn chung, lý do gây đau vai thường gặp ở người trẻ là vận động hay làm việc quá sức, tư thế ngồi sai, trong khi tổn thương ở người cao tuổi, thường là do thoái hoá khớp.

ĐAU VAI DO TỔN THƯƠNG CƠ QUAY KHỚP VAI (ROTATOR CUFF INJURIES)

Đây là một dạng đau vai hay gặp mà nhiều quý vị hay chủ quan không chữa trị, dẫn đến các biến chứng về sau như vai bị teo, nghiêng hay yếu một bên vai.

Cơ quay cổ vai là một nhóm cơ bắp xoay xung quanh vai, có vai trò giữ đầu xương cánh tay (humerus) dính vào chỏm của xương bả vai (scapula). Đau vai do tổn thương cơ xoay cổ vai thường có cảm giác đau âm ỉ hay đau nhức, và thêm đau khi quý vị cố nâng cánh tay hoặc đưa cánh tay ra xa hay đưa cánh tay qua khỏi đầu. Các triệu chứng khác như khó ngủ, đau bên vai khi nằm nghiêng về một bên hoặc yếu cánh tay.

Quý vị làm việc nặng, thường xuyên kéo và dùng vai như làm thợ sơn hay thợ xây dựng dễ bị đau vai loại này. Gần đây, một số quý vị làm nghề vẽ móng cũng dễ bị đau vai dạng này do kéo cánh tay của khách hàng. Tuổi tác cũng là một rủi ro khác của bệnh đau nhức cơ quay khớp vai. Càng cao tuổi thì tổn thương cơ khớp vùng này càng dễ xảy ra.

Đau cơ quay cổ vai do đứt dây chằng nên được chẩn đoán và chữa trị sớm. Trong vài trường hợp, quý vị có thể cần phẫu thuật để phục hồi dây chằng bị đứt.

KHI NÀO QUÝ VỊ NÊN GẶP BÁC SĨ?

Quý vị nên gọi cấp cứu 911 (115 tại Việt Nam) ngay khi bị đau vai, nhất là khi đau buốt kinh khủng, kèm thêm các triệu chứng khác như đổ mồ hôi, khó thở, tê tê vùng vai, hoặc yếu một bên vì đây có thể là những dấu hiệu của nhồi máu cơ tim hay đột quỵ.

Quý vị nên gặp bác sĩ ngay nếu thấy khớp vai bị nghiêng lệch, bị sưng, đau nhức mỗi khi cử động, không làm được các công việc bình thường như không tự mặc áo thun được hay không mặc được áo ngực (nữ). Các dấu hiệu khác như da vùng vai đổi màu hay cơ bắp vùng vai bị teo đi cũng là nguyên nhân cần gặp bác sĩ.

CHẨN ĐOÁN ĐAU VAI

Bác sĩ sẽ khám lâm sàng, hỏi quý vị về bệnh sử đau nhức như đau thế nào, đau bao lâu, có thêm/bớt đau khi cử động vai, có yếu/liệt cánh tay. Bác sĩ sẽ xét nghiệm máu để kiểm tra viêm khớp và chụp siêu âm, X-quang, hay MRI để tìm nguyên nhân. Thường chụp X-quang sẽ tìm các vết nứt, gãy xương, vôi hoá hay tổn thương sụn.

Chụp MRI và siêu âm để tìm ra các tổn thương phần mềm mà chụp X-quang không thấy được. Siêu âm đặc biệt hiệu quả trong chẩn đoán đứt dây chằng hay sưng tích nước khớp vai do bác sĩ có thể vừa siêu âm vừa yêu cầu bệnh nhân cử động khớp vai để xem các cơ và dây chằng có bị đứt hay không. Thường bác sĩ chuyên khoa cơ xương khớp sẽ thực hiện siêu âm khớp vai.

CHỮA TRỊ ĐAU VAI

Tùy vào lý do gây ra cơn đau vai mà bác sĩ sẽ có cách chữa phù hợp. Nếu chỉ bị đau nhức nhẹ hoặc đau vai do chấn thương hay làm việc quá sức thì bác sĩ sẽ cho quý vị uống thuốc giảm đau và nghỉ ngơi. Chườm nóng hoặc lạnh cũng là cách hữu hiệu để chữa đau vai.

Với các bệnh lý đau vai do tổn thương khớp, dây chằng, phần mềm hay dây thần kinh, bác sĩ có thể sẽ cho quý vị uống thuốc giảm đau kèm theo tập trị liệu hay chuyển quý vị đến chuyên viên vật lý trị liệu. Tôi có làm video về trị liệu giảm đau (video số #225),[1] quý vị có thể xem để tập sau khi đi gặp bác sĩ.

Các thuốc giảm đau vai gồm thuốc mua ngoài tiệm không cần kê đơn (OTC) như Tylenol (uống tối đa 3g mỗi ngày hay 6 viên 500 mg), Naproxen (tối đa 1g mỗi ngày hay 2 viên 500mg), Aleve (tối đa 4 viên một ngày). Lưu ý là quý vị bệnh gan nên hạn chế uống Tylenol và quý vị bệnh thận hay bao tử nên hạn chế uống NSAID như Naproxen, Ibuprofen, hay Aleve. Bác sĩ cũng có thể cho quý vị uống thuốc giảm

---
[1] https://www.youtube.com/watch?v=D8kaydYlHJQ

đau thần kinh Gabapentin nhằm chữa đau nhức do tổn thương dây thần kinh.

Tập trị liệu giảm đau là một trong những cách chữa trị và ngăn ngừa đau vai hiệu quả nhất. Tuy nhiên, bệnh nhân thường quên và ít dùng trị liệu này khi về đến nhà. Quý vị nên tập thói quen tập trị liệu cho khớp vai thường xuyên, cho dù đã hết đau vai.

Tiêm thuốc vào khớp vai là một cách trị liệu khác. Thường bác sĩ sẽ tiêm steroid vào thẳng bên trong khớp vai hay vùng xung quanh nơi sưng. Bác sĩ có thể sẽ dùng siêu âm khi tiêm để thấy rõ vị trí cần tiêm.

Phẫu thuật thường là biện pháp cuối cùng để chữa đau vai, nhất là khi tổn thương đau vai do đứt dây chằng hay viêm thoái hóa khớp đến mức không chịu được. Thường các phẫu thuật vai ngày nay ít xâm lấn với khả năng phục hồi khá cao. Phẫu thuật thay khớp vai cũng là một biện pháp hữu hiệu chữa đau nhức vai kinh niên do thoái hoá, không cải thiện với thuốc hay vật lý trị liệu.

NGĂN NGỪA TRƯỚC KHI QUÝ VỊ BỊ ĐAU VAI

Quan trọng nhất trong chữa trị đau vai là ngăn ngừa trước khi bị đau nặng thêm hay ngăn ngừa đau vai tái phát. Dưới đây là các cách hay dùng để ngăn ngừa đau vai.

Tập thể dục và trị liệu khớp vai thường xuyên. Dù không bị đau vai, quý vị cũng có thể tập theo bài hướng dẫn của tôi thường xuyên để ngăn ngừa đau.

Ngồi đúng tư thế khi làm việc liên quan đến vùng vai. Nhiều cơn đau vai xảy ra khi chúng ta ngồi sai tư thế và cố làm việc, ví dụ như dũa móng tay khi làm móng. Nhiều quý vị ráng ngồi chồm về phía trước, kéo tay khách hàng về phía mình nhiều lần, dẫn đến đau vai.

Đi thẳng và khiêng đồ đúng cách.

Ngủ nằm ngửa hay tránh nằm bên vai bị đau nhức.

Quý vị nên tập dùng bên vai, bên tay không bị đau để thời gian cho bên vai đau nhức được phục hồi hoàn toàn.

12 GAN NHIỄM MỠ

"Bác sĩ ơi xét nghiệm máu và siêu âm tôi có bị sao không?"

"Gan của bác bị nhiễm mỡ."

"Vậy tôi có nên giải độc gan không?"

Gan nhiễm mỡ không do rượu (nonalcoholic fatty liver-NAFLD) là một trong những chẩn đoán mà quý vị có thể gặp khi khám bác sĩ. Đây là khái niệm chung để nói về nhiều bệnh lý xảy ra khi gan chứa nhiều mỡ (gan nhiễm mỡ do uống rượu là một chủ đề khác tôi sẽ nói riêng). Gan nhiễm mỡ là bệnh thường gặp tại các nước phương Tây, đặc biệt là tại Hoa Kỳ, nơi có đến khoảng 25% dân số có gan bị nhiễm mỡ.[1]

Gan là một trong những cơ quan quan trọng nhất trong cơ thể. Gan nằm ở bên dưới ngực phải, to cỡ trái bóng. Nhiệm vụ chính của gan là giải độc, chuyển hóa các chất đường, protein, là nơi dự trữ đường, sản xuất protein và mật. Chúng ta không sống được nếu như gan bị hư. Ung thư di căn đến gan là một trong những lý do dẫn đến tử vong vì gan không hoạt động được.

CÁC TRIỆU CHỨNG CỦA GAN NHIỄM MỠ

Ở thời gian đầu, bệnh nhân có gan bị nhiễm mỡ thường không có triệu chứng gì cả. Tin mừng là phần lớn bệnh nhân có gan nhiễm mỡ sẽ không gặp các biến chứng nguy hiểm. Khoảng 7-30% bệnh nhân có

---

[1] https://liverfoundation.org/liver-diseases/

gan nhiễm mỡ tiến triển nặng hơn[1] và bệnh nhân có thể có những triệu chứng như:

- Mệt mỏi;
- Đau hay khó chịu vùng bụng trên bên phải;
- Đầy hơi và sình bụng.

Ở giai đoạn muộn, khi gan nhiễm mỡ có thể tiến triển thành viêm gan/xơ gan thì bệnh nhân sẽ có những triệu chứng:

- Sưng phù bụng;
- Giãn và thấy tĩnh mạch dưới da;
- Bàn tay đỏ;
- Da và mắt vàng.

Điểm nguy hiểm ở gan nhiễm mỡ là bệnh có thể dẫn đến viêm gan do nhiễm mỡ (Nonalcoholic steatohepatitis, NASH), gan bị viêm cấp tính, dần dần bị xơ gan, và cuối cùng là suy gan dẫn đến tử vong. Đây cũng là biến chứng nguy hiểm của uống rượu nhiều dẫn đến viêm gan.

VÌ SAO GAN CHÚNG TA BỊ NHIỄM MỠ?

Các bác sĩ vẫn chưa biết lý do chính xác vì sao gan của chúng ta bị nhiễm mỡ hay tại sao người này dễ bị nhiễm mỡ hơn người khác. Ngoài ra, cũng chưa rõ vì sao tình trạng gan nhiễm mỡ (NAFLD) của một số bệnh nhân lại dễ dẫn đến viêm gan cấp tính do nhiễm mỡ (NASH) hơn một số bệnh nhân khác. Tuy nhiên, một số bệnh có thể dẫn đến gan nhiễm mỡ hay gan bị viêm cấp tính và xơ gan như:

---

[1] https://my.clevelandclinic.org/health/diseases/15831-fatty-liver-disease

- Thừa cân hay béo phì. Lưu ý là người cân nặng bình thường vẫn có có thể bị cao mỡ trong máu và gan vẫn có thể bị nhiễm mỡ.
- Nhờn/kháng thuốc Insulin.
- Bệnh tiểu đường và tiền tiểu đường (prediabetes).
- Mỡ máu cao, đặc biệt là cao Triglycerides.
- Mỡ có thể được chuyển hóa vào gan nhiều hơn ở những bệnh nhân kể trên, làm vượt quá khả năng lọc và chuyển hoá mỡ của gan, dẫn đến tích tụ mỡ lâu dài.

CÁC RỦI RO/BỆNH LÝ KHÁC CÓ THỂ DẪN ĐẾN GAN BỊ NHIỄM MỠ

- Bệnh chuyển hoá (Metabolic syndrome);
- Đa nang buồng trứng;
- Ngưng thở khi ngủ;
- Thấp/cao tuyến giáp;
- Bệnh về tuyến yên;
- Bệnh nhân lớn tuổi;
- Bệnh nhân có nhiều mỡ bụng (bụng bia).

CHẨN ĐOÁN GAN NHIỄM MỠ

Do bệnh lý này ít triệu chứng ở giai đoạn đầu nên bác sĩ sẽ hỏi về chế độ dinh dưỡng, cân nặng, bệnh sử gia đình, các bệnh về gan (viêm gan B/C), và cho xét nghiệm máu.

Các xét nghiệm chẩn đoán gan nhiễm mỡ gồm xét nghiệm máu CBC, theo dõi men gan, xét nghiệm siêu vi B/C, xét nghiệm về bệnh Celiac, bệnh tiểu đường, xét nghiệm mỡ trong máu.

Chụp hình gan để xác nhận gồm siêu âm vùng bụng (thấy mỡ trong gan). Chụp CT cũng có thể thấy gan nhiễm mỡ nhưng không thể phân biệt được viêm gan nhiễm mỡ và gan nhiễm mỡ. Kỹ thuật siêu âm Elastography cho thấy các vùng xơ cứng của gan và đo độ cứng của gan. Chụp MRI cũng có thể thấy gan nhiễm mỡ.

Sinh thiết gan để chẩn đoán ung thư gan hay gan nhiễm mỡ là một thủ thuật ít thực hiện. Trong vài trường hợp, bác sĩ sẽ cần lấy một phần gan để kiểm tra dưới kính hiển vi xem các tế bào gan thế nào.

CHỮA TRỊ GAN BỊ NHIỄM MỠ

Hiện nay chưa có thuốc nào được FDA chấp thuận để chữa trị gan bị nhiễm mỡ.

Các chữa trị chủ yếu là chữa trị bệnh lý nền (như cao mỡ, béo phì, tiểu đường).

Nếu quý vị chẳng may bị xơ gan do biến chứng của gan nhiễm mỡ thì ghép gan có thể là một giải pháp.

NGĂN NGỪA GAN BỊ NHIỄM MỠ

Chế độ ăn uống cân bằng và phù hợp là quan trọng nhất, ăn nhiều rau củ quả và uống đủ nước.

Giữ chế độ cân nặng hợp lý. Nếu thừa cân, quý vị nên giảm cân ngay, không nên để đến khi gan bị nhiễm mỡ.

Tập thể dục nhiều ngày trong tuần, thường là ba lần một tuần, mỗi lần ít nhất 30 phút, đổ mồ hôi. Quý vị có thể xem các video của tôi về tập thể dục sao cho đúng và các trị liệu giảm đau.

Bảo vệ lá gan của quý vị. Không nên uống rượu và không dùng quá nhiều thuốc.

Không nên tự ý giải độc gan vì điều đó không cần thiết. Tôi có nói về việc không cần giải độc gan (video #19).[1] Trường Y khoa Johns Hopkins cũng đưa ra khuyến cáo về việc không nên uống các chất được gắn mác "giải độc gan" vì chúng (thường là thực phẩm chức năng) không có sự chấp thuận của FDA và có thể nguy hiểm đến gan của quý vị.[2]

XƠ GAN (CIRRHOSIS) VÀ BIẾN CHỨNG CỦA XƠ GAN LÀ GÌ?

Khi gan liên tục bị viêm vì có nhiều mỡ hay bị nhiễm trùng (nhiễm virus trong trường hợp viêm gan siêu vi B/C), gan cố gắng hồi phục và lành lại sau các đợt viêm nhiễm, tuy nhiên sau mỗi lần bị viêm nhiễm, các vùng gan có những vùng sẹo (scar) lâu dài, các sẹo này sẽ thành các xơ gan. Đây là một bệnh lý cực kỳ nguy hiểm cần phải được ngăn ngừa ngay từ đầu vì chữa trị xơ gan rất khó.

Khi gan bị xơ, chức năng lọc và điều tiết gan không còn nữa. Gan chỉ là một cơ quan xơ xác, không sản sinh được các protein quan trọng như albumin, khiến cơ thể bị sưng phù tích nước vùng bụng, hay sưng phù cổ chân.

Gan bị xơ cũng không sản sinh được các protein chống đông máu nên cơ thể dễ bị xuất huyết dưới da.

---

[1] https://www.youtube.com/watch?v=EolUveThKZA
[2] https://www.hopkinsmedicine.org/health/wellness-and-prevention/detoxing-your-liver-fact-versus-fiction

Xơ gan còn dẫn đến các biến chứng nguy hiểm khác như bị thay đổi nhận thức, lơ mơ (do các độc tố tích tụ trong máu như Ammonia không lọc ra ngoài).

Xơ gan có thể dẫn đến ung thư gan và suy gan cấp tính, dẫn đến tử vong.

Khoảng 5-12% bệnh nhân bị viêm gan do nhiễm mỡ có thể tiến triển đến xơ gan.

13 GIỜI LEO (SHINGLES)

Giời leo (còn gọi là bệnh zona thần kinh) là loại bệnh nổi mẩn đỏ có nước và đau nhức trên da mà nhiều người thường gặp. Bài này chỉ ra nguyên nhân bệnh, các triệu chứng nguy hiểm, cách chữa trị, và hướng dẫn dùng vắc-xin ngừa giời leo.

Giời leo có thể xảy ra ở bất kỳ nơi nào trên cơ thể, nhưng giời leo thường mọc thành một chùm những mụn đỏ, có thể có nước, thường ở một bên cơ thể và kéo dài dọc theo những đám dây thần kinh.

BỆNH GIỜI LEO LÀ GÌ?

Bệnh giời leo gây ra bởi virus Varicella-Zoster (VZV), là virus gây ra bệnh thủy đậu (chickenpox). Đây là virus DNA họ herpes. Đặc tính của loại virus này là dễ nhiễm, ở khắp nơi, khó chữa khỏi hoàn toàn và khả năng tái phát cao.

Sau khi bệnh nhân bị thủy đậu hay nhiễm virus VZV thì virus sẽ ở trạng thái ngủ (inactive) bên trong các nhánh dây thần kinh cột sống và não. Sau này, virus có thể sẽ bị kích hoạt (thường là khi hệ miễn dịch của bệnh nhân thay đổi, yếu đi hay tăng lên khi cơ thể nhiễm trùng), khiến cho bệnh giời leo xuất hiện.

BỆNH GIỜI LEO CÓ THỂ LÂY CHO NGƯỜI KHÁC

Bệnh nhân đang mắc bệnh giời leo có thể lây cho người khác thông qua tiếp xúc trực tiếp. Các mụn nước khi vỡ có thể chứa virus và khiến bệnh lây nhiễm cho người khác. Tuy nhiên, bệnh nhân bị nhiễm virus này sẽ bị bệnh thủy đậu chứ không phải bệnh giời leo. Vì vậy, bệnh nhân mắc bệnh giời leo nên tránh tiếp xúc với người khác trong lúc đang bệnh. Khi các vết mẩn lành hẳn thì khả năng lây nhiễm sẽ ít đi.

AI DỄ BỊ MẮC BỆNH GIỜI LEO?

Nhìn chung, những ai đã từng mắc bệnh thủy đậu hay nhiễm virus Varicella-Zoster đều có thể bùng phát giời leo. Đa số người lớn tuổi tại Mỹ đều đã bị nhiễm virus này trước khi chúng ta có vắc-xin ngừa thủy đậu cho trẻ em vào năm 1995.

Các yếu tố khiến cho bệnh nhân dễ có bệnh thủy đậu bao gồm:

- Người lớn tuổi (trên 50 tuổi), lúc này hệ miễn dịch bắt đầu yếu đi và khả năng đối phó nhiễm trùng không còn chính xác như lúc trẻ.
- Bệnh nhân có những bệnh mạn tính làm yếu hệ miễn dịch như HIV hay các bệnh tự miễn, bệnh ung thư, bệnh tiểu đường, cao huyết áp, bệnh phổi.
- Bệnh nhân đang được chữa trị ung thư hoặc bệnh nhân đang dùng thuốc ức chế hệ miễn dịch thường xuyên như steroid hay các thuốc DMARDs (chữa các bệnh tự miễn).
- Stress cũng có thể ảnh hưởng đến rủi ro mắc giời leo do tác động lên hệ miễn dịch, dựa trên nhiều nghiên cứu tổng hợp gần đây. Vì vậy, kiểm soát stress bằng việc tập thể dục và chế độ ăn uống lành mạnh cũng có thể giảm rủi ro mắc giời leo.

CÁC TRIỆU CHỨNG CỦA GIỜI LEO THƯỜNG CHỈ XUẤT HIỆN MỘT BÊN CƠ THỂ VÀ CÓ THỂ KHIẾN NHẦM LẪN VỚI CÁC BỆNH KHÁC

Đau nhức hay đau tê có thể là triệu chứng đầu tiên của giời leo, có cả trước khi da bị nổi mẩn đỏ. Bệnh nhân có thể bị đau nhức rất nặng từng cơn kèm theo đau tê. Nếu đau nhức ở vùng gần tim hay sau lưng, bệnh nhân có thể nghĩ rằng mình bị lên cơn đau tim hay viêm thận.

Vùng da trên cơ thể trở nên nhạy cảm, dễ bị đau hay tê, và ngứa với các đụng chạm nhẹ. Vùng mặt có thể sưng đỏ, mí mắt bị sưng viêm một bên, và thị lực bị giảm hay mờ đi.

Từng chùm mẩn đỏ xuất hiện sau khi da bị tê hay đau nhức, có thể có nước, vỡ ra, và lành ở nhiều dạng khác nhau.

Một số bệnh nhân có thể bị sốt nhẹ, nhức đầu, mệt mỏi, nhạy cảm với ánh sáng.

CHỮA TRỊ

Chữa trị giời leo bắt đầu bằng chẩn đoán đúng vì một số trường hợp bệnh nhân có thể nghĩ mình bị đau nhức thần kinh, dẫn đến chẩn đoán chậm và có thể có biến chứng. Chữa trị đúng và sớm giúp giảm thiểu lây lan, triệu chứng và các biến chứng về sau.

Các thuốc hiện nay dùng để chữa giời leo được dùng kết hợp với nhau:

- Thuốc kháng virus: Acyclovir (Zovirax), Famciclovir, hay Valacyclovir (Valtrex);

- Thuốc giảm đau thần kinh như Gabapentin (Neurontin) hay Pregabalin (Lyrica);
- Thuốc chống động kinh hay chống trầm cảm;
- Thuốc bôi có thể giảm đau nhức như Capsaicin hay Lidocaine;
- Thuốc bôi giảm ngứa như kem steroid, Triamcinolone.

Bệnh giời leo thường kéo dài từ hai đến sáu tuần, trong đó những ngày đầu tiên rất quan trọng trong việc chẩn đoán đúng và dùng thuốc.

BIẾN CHỨNG CỦA BỆNH GIỜI LEO

Tuy rằng bệnh giời leo không gây chết người nhưng bệnh có thể để lại những hậu quả rất nguy hiểm. Dưới đây là các biến chứng thường gặp:

Đau thần kinh mạn tính sau khi hết nổi mẩn trên da. Sau khi các mụn nước lành hẳn và vùng da đã trở lại bình thường, bệnh nhân vẫn còn đau và nhức buốt, tê vùng đã bị giời leo. Thường là do dây thần kinh vùng này bị viêm dẫn đến tổn thương. Bệnh nhân có thể cần phải uống kháng viêm thần kinh lâu dài, tập vật lý trị liệu, và chữa các bệnh mạn tính khác có liên quan (như tiểu đường) để giúp dây thần kinh hồi phục nhanh hơn.

Mù mắt là một biến chứng phức tạp khi giời leo ảnh hưởng đến dây thần kinh thị giác và xảy ra trên vùng mặt gần mắt. Thường bệnh nhân sẽ cảm giác đau nhức mắt kèm theo nổi mẩn. Bệnh nhân cần được chuyển qua bác sĩ chuyên khoa mắt gấp nếu có bất kỳ dấu hiệu nào liên quan đến mắt.

Tổn thương lâu dài các vùng dây thần kinh khác ví dụ như mất cảm giác trên da (nếu tổn thương dây thần kinh cảm giác da), mất cân bằng hay mất thính giác (nếu dây thần kinh thính giác bị tổn thương).

Nhiễm trùng da do vùng da bị lở loét, hoặc có thể bị nặng hơn với các bệnh mạn tính về da như viêm da cơ địa hay bệnh vảy nến.

LÀM SAO NGĂN NGỪA GIỜI LEO?

Do bệnh giời leo có thể xảy ra khi hệ miễn dịch chúng ta yếu hoặc thay đổi nên cách ngăn ngừa tốt nhất là giữ hệ miễn dịch khỏe mạnh bằng cách chữa hẳn các bệnh mạn tính hay dùng vắc-xin. Có hai loại vắc-xin để ngăn ngừa giời leo là Shingrix và Zostavax. Năm 2017, FDA cấp phép sử dụng cho Shingrix và vắc-xin này được xem là tốt hơn Zostavax. Các nghiên cứu chỉ ra Shingrix có thể giúp ngăn ngừa giời leo hơn 05 năm, đặc biệt là có thể giảm được các biến chứng nguy hiểm như viêm đau dây thần kinh hay mù mắt ngay cả khi bệnh nhân bị giời leo.

Shingrix là vắc-xin làm từ một phần của virus (không phải virus sống), được tiêm làm hai mũi, cách nhau từ 2 đến 6 tháng. Shingrix được tiêm cho bệnh nhân trên 50 tuổi.

Zostavax là virus sống giảm độc lực (virus đã được làm suy yếu) và dần dần ít được dùng tại Mỹ mặc dù cũng có tác dụng ngăn ngừa giời leo trong khoảng 05 năm. Hiện nay bệnh nhân tại Mỹ không còn tiêm Zostavax.

Cả hai vắc-xin đều có thể có tác dụng phụ là viêm hay đau vùng tiêm. Vì vậy, việc tiêm ngừa thêm những mũi khác sau hai mũi Shingrix có thể không cần thiết. Quý vị nên thảo luận với bác sĩ để đánh giá về hệ miễn dịch của mình và từ đó xem có cần tiêm thêm không.

KẾT LUẬN

Bệnh giời leo thường hay gặp ở người lớn tuổi với biểu hiện là các mụn nước và đau nhức thần kinh.

Chữa trị giời leo càng sớm càng tốt để giảm thiểu các biến chứng.

Giảm stress, chữa hẳn các bệnh mạn tính, tập thể dục, ăn uống đều độ, và tiêm vắc-xin là cách tốt nhất để giảm rủi ro mắc giời leo.

14. BỆNH HEN SUYỄN (ASTHMA)

Hen suyễn là bệnh khiến cho khí quản (đường thở) bị nhỏ hẹp, sưng và tiết ra nhiều đờm làm bệnh nhân khó thở, ho, và tiếng thở nghe như tiếng khò khè. Tùy vào từng người, bệnh suyễn có thể rất nhẹ, không có triệu chứng cho đến rất nặng khiến bệnh nhân phải nhập viện thường xuyên. Bài viết này chỉ ra những nguyên nhân của bệnh suyễn, triệu chứng nguy hiểm, cách chữa trị và ngăn ngừa tái phát cơn suyễn. Điểm quan trọng bệnh nhân cần nhớ là bệnh suyễn hoàn toàn có thể được kiểm soát và ngăn ngừa bằng cách dùng thuốc theo hướng dẫn của bác sĩ và tránh các yếu tố kích thích cơn hen.

TRIỆU CHỨNG CỦA BỆNH SUYỄN

- Khó thở từng cơn, lúc ban đêm hay sáng sớm;
- Ho liên tục;
- Đau thắt ngực hay bị đè ngực;
- Âm thanh khò khè khi thở ra;
- Khó thở khi làm việc nặng, chạy bộ, hay hồi hộp;
- Khó thở kèm theo dị ứng da, nổi mẩn vào những thời điểm trong năm;
- Khó ngủ do khó thở, mệt mỏi khi thức dậy.

LÊN CƠN SUYỄN CẤP TÍNH

Là trường hợp khẩn cấp khi đường thở của bệnh nhân bị viêm và nghẽn.

Bệnh nhân sẽ cảm thấy rất khó thở, da tím tái, thở khò khè, tức ngực, tim đập nhanh.

Bệnh nhân và người thân cần nhận ra cơn suyễn và lập tức dùng trị liệu khẩn cấp để giảm triệu chứng. Cơn suyễn cấp tính nếu không chữa kịp thời có thể dẫn đến các biến chứng rất nguy hiểm như nhồi máu cơ tim, thậm chí là tử vong.

PHÂN LOẠI

Bệnh suyễn có nhiều loại, cách chữa trị và ngăn ngừa tùy vào loại suyễn. Hiệp hội suyễn, dị ứng, và miễn dịch Hoa Kỳ (ACAAI) phân loại suyễn thành nhiều loại khác nhau.[1]

- Suyễn người lớn tuổi: suyễn xảy ra khi bệnh nhân đã lớn.
- Suyễn ở trẻ em.
- Suyễn do nghề nghiệp: Bệnh nhân làm việc trong môi trường bụi, có hóa chất, mùi, hay các chất gây dị ứng như nhân viên tiệm làm móng hay thợ sơn có thể sẽ dễ bị suyễn hơn.
- Suyễn dị ứng: do dị ứng phấn hoa, cỏ, hay các bệnh khác về da liễu.
- Suyễn do tập thể dục, cơ thể cần nhiều oxy hơn bình thường, càng khiến cho bệnh nhân khó thở hơn.
- Suyễn và COPD (bệnh phổi tắc nghẽn mạn tính) kết hợp: bệnh nhân hút thuốc lâu dài có thể dẫn đến COPD, và càng bị nặng hơn nếu có thêm suyễn kết hợp.

TẠI SAO SUYỄN XẢY RA?

Các nhà khoa học vẫn chưa chắc vì sao cơn suyễn xảy ra mặc dù ngày càng có nhiều nghiên cứu chỉ ra

---
[1] https://acaai.org/asthma/types-asthma

đây là một bệnh lý miễn dịch, liên quan đến kháng thể IgE, là kháng thể về dị ứng, kèm theo kích hoạt chuỗi phản ứng viêm sưng của cơ thể, thông qua các interleukin, tác động lên phổi.[1]

Suyễn có thể xảy ra theo hai giai đoạn. Ở giai đoạn đầu, các kháng thể IgE phản ứng với các yếu tố kích thích như phấn hoa, bụi, kích hoạt các tế bào bạch cầu (Mast cell), xuất ra các chất Histamin, Prostaglandin, và Leukotriene. Những chất này làm co thắt các cơ vòng quanh khí quản, khiến đường thở hẹp lại. Đây cũng là lý do vì sao các thuốc trị suyễn tập trung vào kiểm soát các chất này.

Ở giai đoạn sau, các tế bào miễn dịch khác như đại thực bào, các tế bào bạch cầu khác, đặc biệt là Lymphocytes Th2 tấn công vào khí quản, khiến cho đường khí quản tiết ra dịch, và bị viêm. Sau một thời gian, thành các đường thở này trở nên càng dày và hẹp, khiến cho bệnh nhân có thể thiếu oxy nếu các đường thở đã hẹp lại bị co thắt thêm.

CÁC YẾU TỐ KÍCH THÍCH GÂY SUYỄN

- Khói thuốc lá;
- Mạt bụi;
- Ô nhiễm không khí;
- Dị ứng với gián, phân gián hay các côn trùng trong nhà. Thú nuôi hay lông của chúng có thể gây ra cơn suyễn;
- Nấm mốc;
- Khói do đốt gỗ hoặc cháy rừng;

---

[1] https://www.ncbi.nlm.nih.gov/books/NBK551579/

- Các nguyên nhân khác như cảm cúm (flu), cảm lạnh, viêm xoang, dị ứng, hít phải một số chất hóa học và bị trào ngược axit;
- Lưu ý là đốt nhang hoặc nến có thể là nguồn gây ra suyễn ở một số người;
- Stress và sốc tình cảm.

LÀM SAO BIẾT MÌNH BỊ SUYỄN?

Bệnh suyễn không dễ chẩn đoán, đặc biệt là với trẻ em dưới năm tuổi. Một nghiên cứu từ Canada chỉ ra có thể đến 1/3 bệnh nhân bị suyễn mà không hề có triệu chứng về phổi.[1] Điều này cũng giải thích vì sao các triệu chứng của bệnh suyễn khác nhau ở nhiều người.

Vì vậy, nếu bị ho liên tục một thời gian, tức ngực, hay khó thở, hãy đi khám bác sĩ để tìm ra bệnh suyễn nếu có. Lưu ý là một số loại suyễn chỉ xảy ra khi chúng ta tập thể dục nặng hay vào một thời điểm nhất định trong năm.

Suyễn có tính di truyền nên bác sĩ sẽ hỏi các thành viên trong gia đình có mắc bệnh suyễn hay không khi thăm khám.

XÉT NGHIỆM TÌM BỆNH SUYỄN

Chẩn đoán bệnh suyễn sẽ khá dễ dàng với các bệnh nhân có triệu chứng rõ ràng (ho kéo dài, thở khò khè, khó thở..), nếu không, bác sĩ của quý vị sẽ phải làm thêm một số xét nghiệm, trong đó có xét nghiệm thở như đo phế dung.

---

[1] https://www.reuters.com/article/us-health-asthma-adult/asthma-may-be-misdiagnosed-in-many-adults-idUSKBN1512HW

Trong xét nghiệm đo phế dung, quý vị sẽ hít thở với hơi rất sâu, bác sĩ sẽ tính toán lượng không khí vào, trước và sau khi cho quý vị dùng thuốc suyễn, để xem quý vị có bị suyễn hay không.

Bác sĩ cũng có thể cho quý vị chụp hình CXR hay chụp CT phổi để tìm các bệnh lý phổi khác, có thể xảy ra chung với suyễn như viêm phổi hay COPD.

Các xét nghiệm khác như xét nghiệm dị ứng da để tìm ra các yếu tố kích thích dị ứng vì hen suyễn thường đi chung với dị ứng và viêm da cơ địa, gọi là atopic triad (ba loại bệnh dị ứng thường đi chung với nhau).[1]

Xét nghiệm tìm tế bào Eosinophil trong đàm (Sputum Eosinophils) cũng có thể gợi ý bệnh suyễn vì tế bào bạch cầu Eosinophil là tế bào thường tăng cao trong các dị ứng.

MỨC ĐỘ SUYỄN NẶNG HAY NHẸ

Ngoài phân ra các loại, bệnh hen suyễn còn được phân vào mức độ nặng nhẹ, từ loại nhẹ nhất đến nặng nhất. Thường bệnh nhân sẽ biết tình trạng của mình ở mức độ nào để cố gắng kiểm soát bệnh suyễn trong mức độ đó. Tăng độ từ nhẹ lên nặng có thể sẽ cần thêm thuốc, và ngược lại, bệnh nhân có thể giảm thuốc.

Có bốn mức độ suyễn, tùy theo triệu chứng từng cơn, triệu chứng về đêm, gồm:

- Nhẹ thỉnh thoảng: Triệu chứng hai lần một tuần hoặc hai đêm mỗi tháng.
- Nhẹ liên tục: Triệu chứng nhiều hơn hai lần mỗi tuần nhưng không xảy ra mỗi ngày.

---

[1] https://www.webmd.com/skin-problems-and-treatments/eczema/eczema-allergies-link

- Trung bình liên tục: Triệu chứng một lần một ngày hoặc hơn một đêm mỗi tuần.
- Nặng liên tục: Triệu chứng nhiều lần trong ngày và thường xảy ra mỗi đêm.

CHỮA TRỊ BỆNH SUYỄN

Tùy vào loại suyễn và tùy vào mức độ nặng mà cách điều trị khác nhau. Ngoài trị suyễn, bệnh nhân cũng cần chữa dứt hay kiểm soát các bệnh mạn tính khác như béo phì, hút thuốc, tiểu đường hay cao huyết áp vì các bệnh này có thể làm bệnh hen suyễn khó chữa hơn.

Mục tiêu của chữa hen suyễn là ngăn ngừa bệnh nhân lên cơn suyễn. Vì vậy, bệnh nhân cần phải dùng thuốc theo đúng chỉ định của bác sĩ, không nên tự ý giảm thuốc hay tăng thuốc.

Bệnh nhân nên tránh các yếu tố kích thích suyễn như đã nói trên.

Bỏ thuốc lá hay khuyên người ở chung bỏ thuốc lá là một cách hữu hiệu để kiểm soát và chữa trị bệnh suyễn.

Thuốc chữa suyễn thường có hai dạng: để dùng trong trường hợp khẩn cấp, khi bệnh nhân bị lên cơn suyễn và thuốc dùng hằng ngày để kiểm soát cơn suyễn.

THUỐC KIỂM SOÁT SUYỄN KHẨN CẤP

Thuốc kiểm soát suyễn khẩn cấp dùng để giảm triệu chứng. Bệnh nhân có thể dùng thuốc này trước khi tập thể dục để giảm rủi ro cơn suyễn xảy ra khi cơ thể cần nhiều oxy.

- Thuốc loại xịt hít vào phổi dùng khẩn cấp họ short-acting beta agonists là những thuốc giúp giãn phế quản như Albuterol (ProAir HFA, Ventolin HFA, others) hay Levalbuterol (Xopenex, Xopenex HFA). Các thuốc này có thể xịt trực tiếp hay dùng bằng máy thở.
- Các thuốc họ anticholinergic agents cũng làm giãn phế quản như Ipratropium (Atrovent HFA) và Tiotropium (Spiriva, Spiriva Respimat). Những loại này thường dùng cho viêm phổi và COPD nhưng cũng có thể dùng trong bệnh suyễn.
- Thuốc uống và truyền dịch họ steroid như Prednisone (Prednisone Intensol, Rayos) và Methylprednisolone (Medrol, Depo-Medrol, Solu-Medrol) dùng để giảm viêm sưng trong thời gian ngắn. Lưu ý là dùng steroid lâu dài sẽ có những tác dụng phụ nguy hiểm như ức chế hệ miễn dịch, da mỏng, cao huyết áp và hội chứng Cushing.

THUỐC KIỂM SOÁT SUYỄN LÂU DÀI

- Thuốc hít họ steroid như Fluticasone propionate (Flovent), budesonide (Pulmicort), ciclesonide (Alvesco), beclomethasone (Qvar), mometasone (Asmanex HFA, Asmanex Twisthaler) và fluticasone furoate (Arnuity Ellipta).
- Thuốc hiệu chỉnh Leukotriene như montelukast (Singulair), zafirlukast (Accolate) và zileuton (Zyflo).
- Thuốc hít kết hợp steroid và long-acting beta agonist như fluticasone-salmeterol (Airduo Digihaler), budesonide-formoterol (Symbicort),

formoterol-mometasone (Dulera) và fluticasone furoate-vilanterol (Breo Ellipta).

- Thuốc Theophylline (Theo-24, Elixophyllin, Theochron) là thuốc làm giãn cơ vòng xung quanh khí quản, làm đường thở thoáng hơn. Lưu ý là thuốc này có thể có những tác dụng phụ nguy hiểm như tim đập loạn nhịp, động kinh, kèm theo các triệu chứng khác như ói mửa. Vì vậy, bệnh nhân cần phải được theo dõi kỹ và kiểm tra máu thường xuyên.

KẾT LUẬN

Chữa bệnh hen suyễn tốt nhất là ngăn ngừa không cho cơn hen xảy ra và dùng thuốc đúng chỉ định của bác sĩ.

Chế độ dinh dưỡng cân bằng và tập thể dục có thể làm giảm triệu chứng bệnh suyễn, nhất là các bài tập vận động tăng chức năng của phổi như bài tập thở.

Bỏ thuốc lá, giảm cân, chữa dứt các bệnh mạn tính khác sẽ giúp kiểm soát bệnh hen suyễn tốt hơn.

15. HỞ VAN TIM

BỆNH HỞ VAN TIM LÀ GÌ?

Tim chúng ta có bốn ngăn nên sẽ có bốn van khác nhau. Các van tim như các cánh cửa trong nhà, mở ra và đóng vào khi có máu chạy qua. Các van tim phối hợp hoạt động nhịp nhàng, chiếc đóng chiếc mở giúp máu lưu thông theo một hướng nhất định.

Hở van tim xảy ra khi van đóng lại không kín hoàn toàn dẫn đến dòng máu bị trào ngược lại, giống như cánh cửa đóng bị hở, gió bên ngoài lùa vào.

Vì mỗi lần máu bị trào ngược lại nên tim phải làm việc nhiều hơn để bơm được máu đi, lâu dài dẫn đến tim bị làm việc quá sức và dẫn đến bệnh tim như suy tim, rối loạn nhịp tim và tăng nguy cơ trụy tim.

PHÂN LOẠI

Hở van tim có bốn loại do bệnh lý từ bốn van tim khác nhau gồm:

- Hở van hai lá (bicuspid valve) ở bên trái tim, ngăn tâm thất trái và tâm nhĩ trái, máu trào ngược lại buồng nhĩ trái.
- Hở van ba lá (tricuspid valve) ở bên phải tim, ngăn tâm thất phải và tâm nhĩ phải, máu trào ngược lại buồng nhĩ phải.
- Hở van động mạch phổi ngăn tâm thất phải và động mạch phổi, máu trào ngược tâm thất phải (bệnh về van động mạch chủ là hay gặp nhất).

- Hở van động mạch chủ ngăn tâm thất trái với động mạch chủ, máu trào ngược tâm thất trái.

Lưu ý: Bệnh hở van tim khác với bệnh hẹp van tim (Valve stenosis).

NGUYÊN NHÂN

Bệnh hở van tim có hai nhóm nguyên nhân:

- Một là khi sinh ra tim đã có cấu trúc van dị tật.
- Hai là van bị hở do các bệnh tim mạch khác như bệnh viêm thấp khớp, lão hóa, nhồi máu cơ tim, thiếu máu tim, các bệnh về tim khác như giãn cơ tim, phình động mạch chủ, viêm nội tâm mạc, van tim bị hư, đứt hay giãn dây chằng.

TRIỆU CHỨNG BỆNH HỞ VAN TIM?

Khi bệnh mới bắt đầu, bệnh nhân ít có triệu chứng. Về lâu dài, khi tim làm việc quá sức, bệnh nhân sẽ có những triệu chứng:

- Mệt mỏi, khó thở (nặng hơn khi nằm xuống);
- Tim đập nhanh, trống ngực;
- Chóng mặt, hoa mắt;
- Sưng mắt cá chân (suy tim);
- Ho khan vào ban đêm.

CHẨN ĐOÁN BỆNH HỞ VAN TIM

Thăm khám bác sĩ thường xuyên có thể tìm ra dấu hiệu bệnh hở van tim khi bác sĩ nghe bằng ống nghe để tìm tiếng thổi do dòng chảy thất thường trong tim.

Bác sĩ sẽ chẩn đoán hở van tim dựa trên bệnh sử và triệu chứng, điện tâm đồ EKG, xét nghiệm máu, và siêu âm tim có Doppler hoặc MRI tim.

Bệnh hở van tim được chia ra nhiều mức độ từ nhẹ đến nặng. Khi siêu âm, dựa vào lượng máu bị trào ngược khi van đóng lại, bác sĩ sẽ ước lượng xem độ hở là bao nhiêu từ một đến bốn. Hở 1/4 là nhẹ và hở 4/4 là nặng. Thường van tim hở trên 2/4, bác sĩ sẽ bắt đầu tìm ra lý do chính và tìm cách chữa trị. Hở trên 3,5/4 thường cần sự can thiệp của phẫu thuật.

BỆNH HỞ VAN TIM KHI KHÔNG CHỮA TRỊ VỀ LÂU DÀI CÓ THỂ DẪN ĐẾN NHỮNG HẬU QUẢ NGHIÊM TRỌNG KHÔNG CHỈ Ở TIM MÀ CÒN TỔN THƯƠNG PHỔI HAY NÃO, NHƯ:

- Suy tim lâu dài do tim hoạt động không hiệu quả;
- Hình thành cục máu đông, tăng rủi ro đột quỵ;
- Rối loạn nhịp tim;
- Tăng áp lực lên động mạch phổi.

CÁCH CHỮA BỆNH HỞ VAN TIM

Cần có nhóm chữa trị gồm bác sĩ chuyên khoa tim (Cardiologist), bác sĩ phẫu thuật tim (Cardiothoracic surgeon) và bác sĩ gia đình là những người sẽ chẩn đoán và theo dõi chữa trị.

Tùy vào lý do, giai đoạn, độ nặng nhẹ, tùy vào loại van bị hở mà bác sĩ có phương pháp điều trị khác nhau. Cách chữa là tối ưu hóa công việc của tim, giảm áp lực lên các van, và thay đổi lối sống phù hợp với bệnh.

Dùng thuốc cho bệnh hở van tim nhẹ. Các loại thuốc hay dùng là thuốc lợi tiểu Furosemide, Hydrochlorothiazide, Spironolactone, Digitalis hay thuốc giảm tải sau khi tim bóp (giảm hậu gánh) như Nitrate, thuốc chống đông máu, chẹn Beta (Beta blocker) Metoprolol.

Hạn chế ăn mặn, giảm mỡ, không sử dụng bia rượu, thuốc lá và không lao động quá sức.

Có thể cần phẫu thuật trong trường hợp hở van tim nặng và thuốc không giảm thiểu được triệu chứng. Bác sĩ sẽ phẫu thuật can thiệp như cắt hoặc khâu lại các lá van, làm chúng khép lại với nhau. Trong trường hợp nặng hơn, không cắt hay vá van tim thì bác sĩ có thể thay van tim nhân tạo (van cơ học hay van sinh học).

KẾT LUẬN

Cách tốt nhất để ngăn ngừa bệnh hở van tim là bảo vệ trái tim chúng ta nhờ lối sống khỏe mạnh như tập thể dục thường xuyên, giúp tim hoạt động hiệu quả mỗi lần bóp.

Kiểm tra và chữa tận gốc bệnh cao huyết áp và bệnh tim mạch khác.

Bỏ thuốc lá và bia rượu, giảm cân.

Ăn uống cân bằng có đủ rau xanh, trái cây, ngũ cốc, tránh thức ăn chế biến sẵn, ăn thức ăn ít muối.

Gặp bác sĩ để được thăm khám và theo dõi thường xuyên, đặc biệt là những bệnh nhân có tiền sử bệnh tim mạch, bệnh tim bẩm sinh, hay gia đình có người mắc bệnh tim.

Bệnh hở van tim tuy khó chữa nhưng cách chữa trị và các kỹ thuật ngày nay có thể giảm thiểu các biến chứng và giúp quý vị có cuộc sống bình thường.

16. HỘI CHỨNG TIỀN MÃN KINH

Khi đến gần 50 tuổi, nhiều phụ nữ sẽ bước vào giai đoạn tiền mãn kinh với những triệu chứng khó chịu cho cả bệnh nhân và người thân ở bên cạnh. Bài viết này chỉ ra các triệu chứng tiền mãn kinh và cách chữa trị hiệu quả.

TIỀN MÃN KINH VÀ MÃN KINH LÀ GÌ?

Là giai đoạn mà buồng trứng dần dần giảm hoạt động, dẫn đến chu kỳ kinh nguyệt bất thường. Thông thường, chu kỳ kinh nguyệt sẽ bất thường trong vài tháng, sau đó trở lại bình thường trong vài tháng trước khi dứt hẳn hoàn toàn (mãn kinh). Lưu ý là lúc này vẫn có thể có thai mặc dù chu kỳ bất thường. Đa số phụ nữ sẽ mãn kinh vào lúc 50 tuổi, mặc dù có một số phụ nữ sẽ mãn kinh sớm hay trễ hơn, trong khoảng từ 45-55 tuổi.

CÁC TRIỆU CHỨNG HAY GẶP TRƯỚC VÀ SAU KHI MÃN KINH HOÀN TOÀN

Tùy vào mỗi người mà triệu chứng có thể khác nhau và mức độ nặng nhẹ khác nhau. Các triệu chứng hay gặp là:

- Toàn thân: nóng bừng, ớn lạnh, đổ mồ hôi, nhức mỏi cơ bắp, đau khớp;
- Khó ngủ, ngủ không ngon, ngủ không đủ giấc
- Thay đổi tâm trạng, mau vui buồn, dễ giận;

- Khô và teo cơ quan sinh dục (âm đạo, vú), giảm chất lượng quan hệ tình dục;
- Tăng/giảm cân và chuyển hóa chậm;
- Ăn uống không ngon hay ăn nhiều hơn.

NGUYÊN NHÂN MÃN KINH

1. Thiếu/giảm hormone

Hormone Estrogen/Progesterone là những hormone quan trọng trong cơ thể phụ nữ, đây là hormone "sắc đẹp" vì ảnh hưởng trực tiếp đến làn da, vóc dáng và tâm sinh lý phụ nữ. Khi đến tuổi 30, buồng trứng phụ nữ bắt đầu tạo ít hormone Estrogen/Progesterone, dẫn đến giảm khả năng mang thai và sinh sản. Đến năm 40 tuổi, chu kỳ kinh nguyệt có thể kéo dài hơn, kinh nhiều hơn hoặc vòng kinh ngắn đi. Đến năm 50 tuổi, buồng trứng ngừng sản xuất trứng và quý phụ nữ bắt đầu vào giai đoạn mãn kinh.

2. Cắt tử cung

Cắt tử cung và buồng trứng thường gây mãn kinh sớm, trong khi chỉ cắt tử cung và giữ lại buồng trứng có thể giúp bệnh nhân bị chậm mãn kinh hơn. Khi cắt tử cung, phụ nữ sẽ không còn kinh nguyệt nhưng vẫn có thể còn hormone (do còn buồng trứng), và vì vậy triệu chứng tiền mãn kinh sẽ ít bị hơn.

Lưu ý là với bệnh nhân cắt bỏ cả tử cung và buồng trứng thì khả năng bị nóng bừng (bốc hỏa), và các triệu chứng mãn kinh khác có thể nghiêm trọng hơn vì sự thay đổi nội tiết đột ngột.

3. Hóa trị và xạ trị

Một số phụ nữ mắc bệnh ung thư hay các bệnh tự miễn có thể mãn kinh sớm hơn do ảnh hưởng của những liệu pháp trị liệu này. Hóa trị và xạ trị có thể làm ảnh hưởng đến nội tiết tố, dẫn đến buồng trứng không hoạt động trong lúc hay sau khi trị liệu ung thư hoặc các bệnh tự miễn. Các triệu chứng mãn kinh do trị liệu hóa trị và xạ trị giống như các triệu chứng mãn kinh khi đến 50 tuổi.

Nhiều phụ nữ có thể hồi phục lại kinh nguyệt sau khi trị liệu.

4. Suy giảm buồng trứng sớm

Một số ít phụ nữ bị mãn kinh trước tuổi 40 do suy giảm buồng trứng (thường xảy ra chỉ ở 1% phụ nữ). Nguyên nhân suy giảm có thể bắt nguồn từ buồng trứng (nguyên phát) hay có thể vì nguyên nhân khác ảnh hưởng đến buồng trứng (thứ phát) như bệnh miễn dịch, di truyền (thường gặp) hoặc có khi không có nguyên nhân nào. Bệnh nhân suy giảm buồng trứng thường cần hormone trị liệu kéo dài ít nhất cho đến khi 50 tuổi nhằm bảo vệ xương (bị loãng), tim mạch và các bệnh lý khác.

KHI NÀO QUÝ VỊ CẦN GẶP BÁC SĨ?

Các triệu chứng trên kéo dài có thể dẫn đến trầm cảm, cuộc sống không thoải mái, và khiến người xung quanh (chồng con) có cảm giác khó chịu.

Chảy máu âm đạo sau khi mãn kinh là một triệu chứng nguy hiểm vì có thể liên quan đến ung thư nội mạc tử cung. Quý phụ nữ cần phải gặp bác sĩ ngay nếu bị chảy máu dù đã hết kinh nguyệt.

CÁCH CHỮA TRỊ

Hiện nay có nhiều cách chữa trị triệu chứng mãn kinh, tùy vào mỗi bệnh nhân, độ nặng nhẹ của triệu chứng. Dưới đây là các cách thường dùng chữa trị mãn kinh.

1. Uống thuốc hormone trị liệu thay thế (Hormone Replacement Therapy) (HRT)

Đây là cách trị hiệu quả nhất mặc dù cách này có những tác dụng phụ nguy hiểm như tăng rủi ro một số loại ung thư (xem phân tích kỹ phần dưới) mặc dù thuốc này có thể làm giảm rủi ro một số ung thư khác. Điểm quan trọng của thuốc này là nên dùng liều ít nhất trong thời gian ngắn nhất và tùy vào mỗi bệnh nhân mà sử dụng loại thuốc khác nhau. Nếu bệnh nhân còn tử cung thì bác sĩ sẽ kê đơn có hai loại hormone Estrogen và Progestin. Nếu bệnh nhân đã cắt tử cung thì chỉ cần Estrogen.

Bệnh nhân bị ung thư vú hoặc đã có tiền sử bị ung thư vú không nên sử dụng HRT. Các nghiên cứu chỉ ra dùng hormone trị liệu có thể giảm các triệu chứng của mãn kinh[1] như nóng lạnh (bốc hỏa), khô âm đạo, khó quan hệ, trầm cảm hay tính tình thất thường.

2. Dùng kem Estrogen âm đạo

Đây là cách dùng keo, vòng bôi trơn, hay viên đặt để tăng độ ẩm ướt và bôi trơn âm đạo, tăng khả năng quan hệ, ít có rủi ro tăng ung thư vú như uống thuốc. Hạn chế của cách này là chỉ cải thiện các vấn đề liên quan đến vùng âm đạo còn các triệu chứng nóng lạnh (bốc hỏa) hoặc tính tình nóng nảy thì vẫn không cải thiện.

---

[1] https://www.jabfm.org/content/22/5/563

3. Thuốc chống trầm cảm liều thấp (Anti-depression) họ SSRI, Venlafaxine (Effexor XR), Paroxetine (Paxil, Pexeva), Citalopram (Celexa), Escitalopram (Lexapro)

Các loại thuốc này có thể làm giảm triệu chứng nóng lạnh và tính tình thay đổi. Dùng thuốc trầm cảm liều thấp có thể thay thế dùng hormone với những phụ nữ có rủi ro ung thư cao hoặc cần thuốc ổn định tính tình.

4. Thuốc giảm đau thần kinh Gabapentin

Loại thuốc này (thường dùng trong chữa trị đau nhức) cũng có thể hiệu quả trong chữa trị mãn kinh. Thường Gabapentin dùng cho phụ nữ không thể dùng HRT và hay bị nóng lạnh hằng đêm.

5. Thuốc huyết áp Clonidine liều thấp

Clonidine liều thấp có thể giúp chữa trị triệu chứng nóng lạnh hằng đêm. Lưu ý không dùng với bệnh nhân hay bị tụt huyết áp.

6. Các thuốc khác ngăn ngừa và chữa trị loãng xương

Bác sĩ sẽ theo dõi và tìm ra các rủi ro bị loãng xương và chữa nếu cần thiết.

7. Thực phẩm chức năng chữa trị tiền mãn kinh

Các nghiên cứu chỉ ra rất ít hiệu quả thật sự của thực phẩm chức năng như đậu nành, nhân sâm, mao lương (Black Cohosh) trong điều trị mãn kinh.[1] Trong đó, mao lương được xem là có hiệu quả và an toàn nhất. Tuy nhiên, vẫn cần thêm các nghiên cứu khác để chỉ ra hiệu quả thực sự của thực phẩm chức năng trong việc chữa trị tiền mãn kinh.

---

[1] https://www.ncbi.nlm.nih.gov/pmc/articles/PMC1764641/

RỦI RO UNG THƯ KHI DÙNG HORMONE REPLACEMENT THERAPY (HRT)

Đây là chủ đề tranh cãi nhiều nhất khi bàn về trị liệu hormone với bệnh tiền mãn kinh (HRT). Chuyện bắt đầu từ những năm 1940, khi trị liệu hormone mới ra đời đã nhanh chóng cải thiện triệu chứng tiền mãn kinh. Đến những năm 1960, trị liệu hormone đã trở nên phổ biến. Đến những năm 1990 (cách đây 30 năm), hai nghiên cứu nổi tiếng là Women's Health Initiative, WHI (đối chứng ngẫu nhiên) tại Mỹ và Million Women Study (nghiên cứu quan sát) tại Anh bắt đầu thực hiện, và công bố kết quả năm 2002 và 2003.[1] Những nghiên cứu WHI và MWS này chỉ ra hai điều: Dùng HRT lâu dài có thể tăng rủi ro bị ung thư vú (HR = 1,26) và có thể tăng rủi ro bệnh tim mạch (HR = 1,29) trong khi giảm rủi ro ung thư ruột (HR = 0,63) và giảm rủi ro ung thư nội mạc tử cung (HR = 0,83). Lưu ý là HR (Hazard Ratio) cao hơn 1 nghĩa là tăng rủi ro và thấp hơn 1 là giảm rủi ro.

Hai nghiên cứu này tạo ra rất nhiều quan ngại về sử dụng HRT và truyền thông đã thổi phồng dùng HRT đồng nghĩa với ung thư. Vì vậy, việc sử dụng HRT giảm hẳn đi những năm sau đó. Tuy nhiên, nghiên cứu WHI có rất nhiều điểm cần phân tích kỹ như bệnh nhân là người Mỹ, tuổi trung bình là 63 và thừa cân (BMI 29 đã là rủi ro cao cho ung thư), nên không thể đại diện cho đa số phụ nữ lúc mãn kinh là 50 tuổi, không bị thừa cân.

Đến năm 2020, cũng là nghiên cứu WHI công bố,[2] nhưng rủi ro bị ung thư vú giảm hẳn với bệnh nhân

---

[1] https://jamanetwork.com/journals/jama/fullarticle/195120
[2] https://www.breastcancer.org/research-news/hrt-and-its-effect-on-bc-risk

dùng HRT kết hợp Estrogen và Progestin, đặc biệt là giảm nhiều sau 3 năm khi bệnh nhân ngưng dùng HRT. Trong khi đó, bệnh nhân chỉ dùng Estrogen HRT lại giảm rủi ro ung thư vú đến 20%, và sau đó rủi ro trở lại bình thường khi bệnh nhân ngưng thuốc. Với bệnh tim mạch, các nghiên cứu sau này cho thấy chỉ dùng HRT có thể giảm rủi ro bệnh tim mạch (với HRT chỉ có Estrogen) trong khi các nghiên cứu khác lại chỉ ra dùng HRT có thể tăng rủi ro tim mạch. Bệnh viện Mayo Clinic nhận thấy rủi ro tăng bệnh tim mạch khi dùng HRT là rất thấp.[1] Lưu ý là rủi ro tăng bệnh tim mạch còn do nhiều yếu tố khác nhau như tuổi tác, dinh dưỡng, và vận động.

Năm 2017, Hiệp hội Mãn kinh Bắc Mỹ (North American Menopause Society) và các bệnh viện lớn tại Mỹ (Mayo Clinic) cùng với hơn 20 tổ chức chuyên khoa tại Mỹ cũng như khắp nơi trên thế giới đều khuyên dùng HRT khi cần thiết, đồng thời chỉ nên dùng trong thời gian ngắn nhất có thể với bệnh nhân dưới 60 tuổi và không có chống chỉ định.[2] Dù vậy, vẫn còn nhiều tranh luận về việc sử dụng HRT và còn nhiều dữ liệu chưa được kiểm định.[3]

Vì vậy, quyết định dùng HRT nên dựa trên hoàn cảnh cá nhân của mỗi bệnh nhân, và dùng kết hợp với các trị liệu khác để có thể dùng HRT với liều thấp nhất trong thời gian ngắn nhất.

---

[1] https://www.mayoclinic.org/diseases-conditions/menopause/in-depth/hormone-therapy/art-20046372
[2] https://www.mayoclinic.org/diseases-conditions/menopause/diagnosis-treatment/drc-20353401 và https://www.menopause.org/docs/default-source/2017/nams-2017-hormone-therapy-position-statement.pdf
[3] https://www.ncbi.nlm.nih.gov/pmc/articles/PMC6780820/

KẾT LUẬN

Triệu chứng tiền mãn kinh ở tuổi 50 có thể kèm theo nhiều triệu chứng khó chịu ảnh hưởng đáng kể đến chất lượng cuộc sống của bệnh nhân và gia đình.

Có nhiều lý do gây ra hội chứng tiền mãn kinh và có nhiều cách chữa trị hiệu quả, nhất là dùng trị liệu hormone. Bệnh nhân dùng HRT nên thảo luận kỹ với bác sĩ về rủi ro ung thư cũng như phòng ngừa ung thư.

Bệnh nhân nên dùng kết hợp nhiều cách như trị liệu thuốc, tập thể dục, dinh dưỡng điều độ cân bằng, và chữa trị dứt các bệnh mạn tính khác để có cách chữa trị tiền mãn kinh hiệu quả nhất.

17. LẠNH TAY, CHÂN

Nhiều quý vị hỏi tôi về triệu chứng lạnh tay lạnh chân, bài viết này chỉ ra những nguyên nhân thường gặp của triệu chứng này và cách chữa trị. Quý vị nhớ xem lại các video khác của tôi về đau nhức cổ tay, sưng chân hay giãn tĩnh mạch chân để hiểu thêm về các bệnh lý tay chân.

LẠNH TAY HAY LẠNH CHÂN THƯỜNG XẢY VÀO BAN ĐÊM HAY KHI CHÚNG TA Ở XỨ LẠNH

Thông qua hoạt động của tim và sự co bóp của các động mạch và tĩnh mạch trong quá trình vận động, di chuyển, máu sẽ đến được khắp nơi trên cơ thể, bao gồm cả những mạch máu rất nhỏ ở xa tim (như ở ngón tay, ngón chân). Ban đêm, nhiệt độ cơ thể giảm xuống khi chúng ta nghỉ ngơi, dẫn đến các mạch máu nhỏ này co lại, giảm lượng máu đến chân và tay, gây ra cảm giác tay, chân bị lạnh. Những người gầy ốm, ít mỡ lại càng dễ bị lạnh tay, chân do ít có mỡ giúp cách nhiệt và giữ nhiệt ở xứ lạnh hay khi đêm xuống. Ngoài ra, lạnh tay, chân cũng có thể có nguyên nhân từ nhiều bệnh lý khác.

LẠNH TAY CHÂN CÓ NHIỀU NGUYÊN NHÂN, TỪ BỆNH MẠCH MÁU, TIM MẠCH, TIỂU ĐƯỜNG, CHO ĐẾN BỆNH TỰ MIỄN HAY DI TRUYỀN

Nhìn chung, bất kỳ bệnh nào làm ảnh hưởng đến dây thần kinh hay mạch máu ở phía xa bàn tay, bàn chân đều có thể dẫn đến cảm giác tay chân bị lạnh hay tê.

Các bệnh về mạch máu như cao huyết áp, xơ vữa động mạch, suy giãn tĩnh mạch khiến cho thành mạch máu nhỏ lại do bị xơ cứng, vì vậy máu chảy qua mạch khó khăn hơn, dẫn đến dễ bị lạnh tay chân hơn. Bệnh về tim như suy tim hay hở van tim khiến việc bơm máu đến những nơi xa tim thiếu hiệu quả. Các bệnh về thận khiến chân sưng, bị ứ nước, làm máu khó lưu thông cũng có thể dẫn đến lạnh tay chân. Bệnh cục máu đông trong mạch máu khiến một phần tay hay chân không được cấp đủ máu, cũng có thể khiến tay chân bị lạnh.

Hội chứng Raynaud's, thường liên quan đến bệnh tự miễn viêm mạch máu hay bệnh xơ bì cứng,[1] do hệ miễn dịch tấn công vào mạch máu hay mô liên kết dẫn đến mạch máu bị co lại, dày, và giảm khả năng dẫn máu. Bệnh nhân của hội chứng này dễ bị lạnh tay chân, nhất là tay dễ đổi màu từ hồng hào sang xanh tím tái khi tiếp xúc với nhiệt độ lạnh.

Các bệnh về thần kinh mạch máu hay thần kinh ngoại biên như tiểu đường khiến cho các dây thần kinh bị tổn thương, lâu dài khiến cho việc truyền dẫn tín hiệu bị giảm hay gián đoạn. Bệnh nhân tiểu đường không kiểm soát có thể có cảm giác tay chân bị lạnh hoặc tê như kim tiêm do dây thần kinh bị tổn thương. Các bệnh khác về thần kinh như giời leo hay các bệnh về hệ thần kinh cột sống cũng có thể dẫn đến cảm giác lạnh kèm theo triệu chứng thần kinh.

Một số nghiên cứu chỉ ra lạnh tay chân còn có thể do di truyền như HSP[2] hay Hereditary sensory neuropathy type IA,[3] dẫn đến những khiếm khuyết

---

[1] https://medlineplus.gov/raynaudsdisease.html

[2] https://www.ninds.nih.gov/health-information/disorders/hereditary-spastic-paraplegia

[3] https://medlineplus.gov/genetics/condition/hereditary-sensory-neuropathy-type-ia/

về thần kinh mạch máu. Người bệnh thường có cha mẹ hay người thân bị lạnh tay chân kèm theo các triệu chứng như tê hay cứng tay chân.

CHẨN ĐOÁN LẠNH TAY CHÂN

Bác sĩ sẽ dựa vào bệnh sử, thăm khám kiểm tra mạch máu vùng chân và tay. Thường mạch máu ở cổ chân và vùng chân có mạch yếu có thể là dấu hiệu của bệnh về mạch máu hay xơ vữa động mạch. Bác sĩ có thể sẽ đo chỉ số ABI (Ankle Brachial Index) so sánh huyết áp giữa tay và chân. Thường hai huyết áp này giống nhau nên tỉ lệ bình thường là 1-1,4. Chỉ số ABI < 1 gợi ý các bệnh về mạch máu chi dưới như bệnh xơ vữa động mạch chi dưới hoặc các bệnh khác làm nghẽn hay hẹp động mạch. Chỉ số ABI thấp (0,4-0,7) còn tăng rủi ro các bệnh nguy hiểm khác như đột quỵ, tim mạch và bệnh thận. Vì vậy, khi bệnh nhân bị lạnh tay chân, bác sĩ sẽ tìm hiểu thêm các bệnh nguy hiểm khác để chữa trị.

Bác sĩ còn có thể cho quý vị siêu âm động mạch và tĩnh mạch để tìm ra các bệnh lý về cục máu đông hay xơ vữa động mạch. Một số trường hợp, bác sĩ sẽ cho xét nghiệm Angiography (chụp động mạch có cản quang) để tìm ra chỗ bị nghẽn và tìm cách can thiệp nếu cần.

Bác sĩ sẽ thực hiện xét nghiệm máu và các xét nghiệm tổng hợp khác để tìm các bệnh liên quan đến nhiễm trùng, mạch máu.

CHỮA TRỊ LẠNH TAY CHÂN

Chữa trị lạnh tay lạnh chân bắt đầu từ việc tìm ra nguyên nhân chính kèm theo tập vật lý trị liệu và thể dục để cải thiện dòng chảy của máu đến tay chân. Nếu lý do là các bệnh về mạch máu như cao huyết áp hay xơ vữa động mạch thì cần chữa cao huyết áp, giảm mỡ, kết hợp tập thể dục. Lạnh tay chân do tiểu đường thì bác sĩ sẽ nhắm vào chữa trị tiểu đường kèm theo vật lý trị liệu.

Giảm cân và chữa các bệnh nền khác như thận, hút thuốc, hay đau nhức khớp cũng giúp cải thiện triệu chứng lạnh tay chân.

Bác sĩ có thể cho uống các thuốc cải thiện mạch máu như thuốc kháng đông máu, Beta Blocker giảm nhịp tim, hay Cilostazol để thư giãn mạch máu, giúp cải thiện dòng chảy.

KẾT LUẬN

Lạnh tay chân là một triệu chứng nguy hiểm không nên bỏ qua vì đây có thể là dấu hiệu mạch máu và dây thần kinh đang bị tổn thương trầm trọng, có thể có những bệnh lý nguy hiểm như tiểu đường, cao huyết áp, hay xơ vữa động mạch.

Chữa trị triệu chứng lạnh tay chân bắt đầu bằng việc tìm ra lý do vì sao lạnh tay chân, và chữa trị tận gốc nguyên nhân, kèm theo vật lý trị liệu, giảm cân, và uống thuốc hỗ trợ.

18. BỆNH LUPUS BAN ĐỎ (SYSTEMIC LUPUS ERYTHEMATORUS)

BỆNH LUPUS LÀ GÌ?

Hệ miễn dịch là bức tường bảo vệ cơ thể trước sự xâm lăng của vi khuẩn, virus, nấm, hay các bệnh khác, tương tự như quân đội của một quốc gia. Lupus là một bệnh liên quan đến hệ miễn dịch, xảy ra khi các tế bào miễn dịch tự tấn công các cơ quan của cơ thể như thận, da, tim, não, khớp (quân ta đánh quân mình), dẫn đến viêm sưng, đau nhức, mệt mỏi toàn thân.

Bệnh lupus khó chẩn đoán vì các triệu chứng đau nhức mệt mỏi thường không rõ ràng, khiến bệnh nhân bị chẩn đoán sai. Bệnh lupus nếu không được chữa trị sẽ dẫn đến tổn thương vĩnh viễn các cơ quan quan trọng như thận hay tim.

Bệnh lupus dễ tái phát nặng, có khi phải nhập viện chữa trị bằng các biện pháp mạnh như hóa trị hay chạy lọc huyết tương (plasmapheresis). Một số bệnh nhân sinh ra đã có thể dễ bị lupus hơn người khác. Hiện nay không có thuốc trị dứt điểm lupus vì đây là bệnh thuộc hệ miễn dịch. Tuy nhiên, bệnh lupus có thể được kiểm soát hoàn toàn.

BỆNH LUPUS DO ĐÂU?

Nguyên nhân chính xác gây ra bệnh lupus cho đến nay vẫn chưa rõ ràng, có thể do sự kết hợp của nhiều nguyên nhân như di truyền lẫn môi trường, dẫn đến hệ miễn dịch thay đổi và tấn công vào chính các cơ quan quan trọng của cơ thể.

Có nhiều rủi ro dẫn đến sự phát triển của lupus như tiếp xúc thường xuyên với ánh nắng mặt trời, bị nhiễm trùng, hay dị ứng với thuốc.

BỆNH LUPUS CÓ NHIỀU LOẠI

Tùy vào ảnh hưởng của từng cơ quan mà bệnh lupus có thể chia ra làm nhiều loại khác nhau. Khi quý vị nghe nói về lupus thì đó chính là lupus ban đỏ hệ thống (SLE), là loại thường gặp nhất. Tuy nhiên, cũng còn có các loại khác:

- Lupus thận: ảnh hưởng chủ yếu lên thận, có thể phát triển từ SLE. Bệnh nhân dạng này có nguy cơ rất cao bị suy thận dẫn đến chạy thận nhân tạo.
- Lupus da cấp tính và mạn tính với các vết hồng ban, các mẩn đỏ, da dễ bị nhiễm trùng. Thường bác sĩ sẽ lấy sinh thiết da để chẩn đoán lupus loại này.
- Lupus do thuốc (drug induced lupus) do tác dụng phụ của thuốc gây ra, thường là các loại thuốc như Procainamide (chữa loạn nhịp tim), Hydralazine (chữa cao huyết áp), Isoniazid (chữa lao phổi), Minocycline (chữa mụn). Gần đây, các thuốc ức chế hệ miễn dịch như anti-TNF cũng có thể gây ra bệnh Lupus.
- Lupus viêm não: là bệnh lupus chủ yếu liên quan đến hệ thần kinh, bệnh nhân bị rối loạn ý thức, giảm trí nhớ, ảo giác, nhức đầu, co giật, động kinh. Chẩn đoán chủ yếu dựa vào triệu chứng và MRI thần kinh.

TRIỆU CHỨNG BỆNH LUPUS

Mỗi bệnh nhân lupus có thể có các triệu chứng khác nhau tùy thuộc vào cơ quan bị hệ miễn dịch tấn công. Các triệu chứng này có thể đến từ từ, hoặc đến bất ngờ, chúng cũng có thể là tạm thời hay vĩnh viễn. Các triệu chứng lupus thường lên xuống theo những cơn bệnh nặng hay nhẹ, có thể giảm rồi lại bùng phát. Vì vậy, hiểu về bệnh lupus để ngăn ngừa các triệu chứng bùng phát là nhiệm vụ hàng đầu của bác sĩ chuyên khoa.

Các triệu chứng thường gặp của bệnh lupus:

- Mệt mỏi, sốt, đau khớp, nhức khớp và cứng khớp (khớp bị ảnh hưởng);
- Nổi ban mẩn đỏ hình cánh bướm trên mặt (Malar rash) hay trên cơ thể. Các ban mẩn đỏ này nhạy cảm với ánh nắng mặt trời (da bị ảnh hưởng);
- Đau tức ngực, ép ngực, khó thở (tim phổi bị ảnh hưởng);
- Sưng chân, mệt mỏi, thay đổi tần suất tiểu (thận bị ảnh hưởng);
- Nhức đầu, giảm trí nhớ, sa sút trí tuệ (thần kinh não bị ảnh hưởng).

CHẨN ĐOÁN BỆNH LUPUS

Bệnh lupus không dễ chẩn đoán. Bác sĩ phải tìm hiểu kỹ bệnh sử, khám lâm sàng, xét nghiệm máu để tìm ra bệnh và loại bệnh nếu bệnh nhân mắc phải. Hiện nay, chẩn đoán lupus dựa vào tiêu chí của Hiệp hội Thấp khớp Hoa Kỳ (American College of Rheumatology-ACR).

CHỮA TRỊ BỆNH LUPUS

Mục tiêu chữa trị là giảm thiểu các triệu chứng, giúp bệnh nhân phục hồi chức năng, tinh thần, tăng cường chất lượng cuộc sống và giảm tác dụng phụ của thuốc. Tùy vào mức độ nặng nhẹ của bệnh lupus mà cách chữa trị khác nhau.

Các thuốc chữa trị Lupus hiện nay chủ yếu là chữa trị triệu chứng đau nhức hay ức chế hệ miễn dịch thông qua tác động lên các kháng thể, tế bào B, T, hay ức chế toàn bộ hệ miễn dịch.

Thuốc giảm đau NSAID như Naproxen, Ibuprofen, hay Acetaminophen có thể dùng chữa các triệu chứng đau nhức nhẹ. Bác sĩ có thể cho liều mạnh hơn để chữa trị đau và viêm sưng. Lưu ý là thuốc NSAID có thể gây viêm loét bao tử và tăng rủi ro tim mạch.

Thuốc Hydroxychloroquine (Plaquenil) tác động lên hệ miễn dịch, làm giảm ảnh hưởng của kháng thể tấn công lên các cơ quan. Thuốc này cũng được dùng chữa trị sốt rét và viêm khớp dạng thấp.

Thuốc Corticosteroid: là thuốc có thể ức chế hệ miễn dịch, thường dùng trong các cơn lupus hoặc bệnh lupus chuyển biến nặng. Dùng Corticosteroid thường ngắn hạn vì tác dụng phụ lâu dài rất nguy hiểm như tăng cân, tiểu đường, yếu xương, cao huyết áp, và tăng rủi ro nhiễm trùng.

Thuốc ức chế hệ miễn dịch dùng trong các ca lupus nặng như Azathioprin (Imuran), Mycophenolate (Cellcept), Methotrexate (Trexall, Xatmep), và Cyclosporin (Sandimmune, Neoral, Gengraf) hoặc Leflunomide (Arava). Các thuốc này có một số tác dụng phụ như tăng rủi ro nhiễm trùng, tổn thương gan, vô sinh, và tăng nguy cơ ung thư.

Thuốc sinh hiệu (Biologic) là những loại thuốc mới nhất chữa lupus hiện nay, thường nhắm vào các tế bào B, T hay tế bào liên hệ để ảnh hưởng trực tiếp đến hoạt động kháng thể. Các ví dụ thuốc là Belimumab (Benlysta), Rituximab (Rituxan, Tricima), hay Voclosporin.

THUỐC VÀ CÁCH CHỮA LUPUS NẶNG (KHI NHẬP VIỆN HAY TRONG KHOA ICU)

Khi bệnh nhân lupus quá nặng, các thuốc ức chế thường quy không hiệu quả thì bác sĩ chuyên khoa có thể dùng các thuốc mạnh nhất, ức chế gần như hoàn toàn hệ miễn dịch:

Thuốc hóa trị Cyclophosphamide (Cytoxan) dùng qua đường truyền tĩnh mạch để chữa, thường được dùng chung với truyền tĩnh mạch steroid liều cao.

Lọc huyết tương (plasmapheresis) chạy lọc máu làm giảm kháng thể tấn công lên cơ quan.

CÁC TRỊ LIỆU KHÁC NHƯ VẬT LÝ TRỊ LIỆU, CHỮA TRỊ TINH THẦN VÀ DINH DƯỠNG

Bệnh nhân lupus thường bị trầm cảm và giảm chức năng vận động do bệnh kéo dài khiến cơ thể đau nhức, mệt mỏi thường xuyên. Bác sĩ có thể cho bệnh nhân uống thuốc trầm cảm kết hợp tập vật lý trị liệu để tăng cường chức năng vận động. Dinh dưỡng tốt kết hợp với chế độ nghỉ ngơi đúng và đầy đủ cũng là cách chữa trị lupus hiệu quả bên cạnh dùng thuốc.

CÁC BIẾN CHỨNG NGUY HIỂM CỦA BỆNH LUPUS

Bệnh nhân mắc lupus có thể có những biến chứng phức tạp và đột ngột, trong vài trường hợp có thể dẫn đến tử vong nếu không được chữa trị kịp thời. Tiên đoán và ngăn ngừa biến chứng lupus là một trong những mục tiêu chữa trị.

- **Biến chứng thận:** có thể dẫn đến suy thận, tổn thương thận không phục hồi, khiến bệnh nhân phải chạy thận. Lưu ý là bệnh nhân có thể cần sinh thiết thận để tìm ra giai đoạn bệnh lupus.
- **Biến chứng thần kinh:** nhức đầu mạn tính, chóng mặt, thay đổi tính tình, thị lực giảm, khó khăn trong việc diễn đạt suy nghĩ.
- **Biến chứng mạch máu:** bệnh lupus gây thiếu máu và thay đổi tiểu cầu, có thể làm tăng rủi ro xuất huyết hoặc tăng rủi ro đông máu.
- **Biến chứng phổi:** lupus dễ làm viêm phổi, sưng phổi và nhiễm trùng.
- **Biến chứng tim:** tăng rủi ro viêm cơ tim, viêm màng tim, lâu dài có thể gây ra suy tim mạn.
- **Biến chứng nhiễm trùng:** bệnh nhân lupus dễ bị nhiễm trùng do phải uống thuốc ức chế hệ miễn dịch. Vì vậy, tập thể dục đầy đủ, kết hợp dinh dưỡng và nghỉ ngơi hợp lý để tăng cường hệ miễn dịch là yếu tố quan trọng trong quá trình chữa trị lupus.
- **Biến chứng khi có thai:** phụ nữ mắc lupus khi mang thai tăng rủi ro bị sẩy thai. Lupus cũng khiến huyết áp thai phụ tăng cao trong lúc mang thai, dẫn đến biến chứng nguy hiểm. Vì vậy, bệnh nhân cần phải được chữa trị ổn định trước khi chuẩn bị có thai.

BÁC SĨ CHUYÊN KHOA CHỮA BỆNH LUPUS

Là bác sĩ cơ xương khớp và bệnh tự miễn (Rheumatologist). Trong nhiều trường hợp, bác sĩ này thường làm việc chung với các bác sĩ chuyên khoa khác để cùng chữa trị lupus, tùy vào cơ quan bị ảnh hưởng, ví dụ như bác sĩ tim mạch, hay bác sĩ thần kinh.

Bác sĩ gia đình nắm vai trò trung tâm trong việc điều phối chữa trị bệnh nhân lupus. Khi bệnh lupus ổn định, bác sĩ gia đình sẽ tiếp tục theo dõi, và chuyển qua bác sĩ chuyên khoa mỗi khi bệnh nhân có biến chứng nặng.

KẾT LUẬN

Bệnh lupus là bệnh tự miễn, có những triệu chứng không rõ ràng, chẩn đoán và điều trị khó khăn. Bệnh lupus sẽ không thể chữa dứt hẳn vì đây là bệnh của hệ miễn dịch.

Chữa trị lupus tùy vào độ nặng nhẹ và cơ địa mỗi bệnh nhân. Các thuốc chữa trị hiện nay có thể chữa từ nhẹ đến nặng bằng nhiều loại thuốc và theo các cách khác nhau. Không chữa lupus có thể dẫn đến những biến chứng nguy hiểm, thậm chí ảnh hưởng đến tính mạng.

Chữa trị lupus cần sự kết hợp sử dụng thuốc giảm đau, thuốc đặc trị cùng với tập vật lý trị liệu, dinh dưỡng cân bằng, và chữa trị tinh thần để có kết quả tốt nhất.

Bệnh nhân cần được theo dõi thường xuyên với bác sĩ gia đình, bác sĩ chuyên khoa cơ xương khớp và bệnh tự miễn để có cách chữa trị hiệu quả.

19 MỤN CÓC

Mụn cóc là những cục da nhỏ, có gai xù xì, thường mọc ở bàn tay, ngón tay, hay bàn chân do virus HPV gây ra. Nhìn kỹ dưới kính lúp sẽ thấy các cục da này sần sùi, khô cứng, có thể có những đốm đen do mạch máu bị vón cục. Bài viết này chỉ ra nguyên nhân bị mụn cóc, cách chữa trị, và ngăn ngừa.

MỤN CÓC TỪ ĐÂU RA?

Mụn cóc do HPV (Human Papilloma Virus) gây ra. Đây là loại virus có mặt ở nhiều nơi và cũng là họ virus gây bệnh ung thư cổ tử cung (cervical cancer). Có khoảng 150 loại (type) virus HPV nhưng chỉ có một vài loại gây ra mụn cóc, trong đó, loại 6 và 11 gây ra khoảng 90% mụn cóc và được chia vào nhóm rủi ro thấp. Ngược lại, nhóm virus HPV rủi ro cao gồm các loại 16, 18, 31, 33, 45, hoặc 52, 58 là những loại gây ra ung thư cổ tử cung.

Mụn cóc lây chủ yếu do truyền nhiễm khi da tiếp xúc trực tiếp với da qua vết cắt, vết nứt, hay da tiếp xúc với những vật dụng chung có dính virus HPV. Loại virus này có thể ở trên bề mặt như khăn tắm hay đồ dùng cá nhân. HPV cũng có thể lây qua bàn chân trần khi đi ở hồ bơi, nhất là bàn chân bị vết nứt hay vết cắt.

Tùy vào cơ địa và sức khỏe hệ miễn dịch của mỗi người khi tiếp xúc với virus HPV mà cơ thể có phát bệnh mụn cóc hay không. Đa số bệnh nhân khỏe mạnh và hệ miễn dịch tốt sẽ không bị mụn cóc, dù đã tiếp xúc với virus. Người làm nghề vẽ móng thường có rủi ro bị mụn cóc cao do tiếp xúc thường xuyên với bàn tay và móng tay của người khác.

Mụn cóc nhỏ thường vô hại và dần dần tự biến mất. Các mụn cóc to có thể ảnh hưởng đến các mô cơ bên dưới. Tuy nhiên, đa số bệnh nhân đều thấy khó chịu và muốn đốt bỏ hoặc cắt các mụn này vì lý do thẩm mỹ hoặc rủi ro lây lan sang nhiều vị trí khác hay lây cho người khác.

PHÂN LOẠI

Tùy vào vùng mọc hay loại virus HPV, mụn cóc có thể chia thành nhiều loại khác nhau.

- Mụn cóc vùng sinh dục (Genital warts) là các mụn có bề mặt mịn hơn so với mụn cóc ở tay chân. Mụn cóc loại này thường mọc ở gần âm đạo, dương vật, hậu môn nhưng cũng có thể mọc bên trong âm đạo và gần cổ tử cung. Bác sĩ chẩn đoán thường phải dùng sinh thiết để xác định đây có phải là ung thư hay không.
- Mụn cóc thường gặp (Common warts) hay xuất hiện ở tay và chân.
- Mụn cóc bàn chân (Plantar warts) là loại thường dày hơn, to hơn, làm đau nhức vùng bàn chân do mọc ngược vào trong, ép lên dây thần kinh.
- Mụn cóc phẳng (Flat warts) là những mụn bằng phẳng, ít nhám, thường mọc ở mặt và chân.
- Mụn cóc dạng sợi mảnh (Filiform warts) là những mụn nhỏ nhưng dài, nhìn có những cái gai nhỏ, thường mọc trên mi mắt hay gần mắt.

TRIỆU CHỨNG CỦA MỤN CÓC

Tùy vào mụn cóc nhiều hay ít mà triệu chứng trên da khác nhau. Thường vài mụn cóc nhỏ bắt đầu bằng các cục thịt nhỏ, cứng, dày, dần dần phát triển thành các cục to hơn, nhám khi chạm vào. Vùng da các cục mụn đôi khi có các đốm nhỏ màu đen li ti do tổn thương mạch máu.

Mụn cóc phát triển nhiều và to có thể ảnh hưởng đến dây thần kinh và vùng cơ bên dưới, dẫn đến đau nhói hay tê, nhất là các mụn cóc bàn chân.

Nhiều mụn cóc cũng có thể là dấu hiệu cho thấy sức khỏe hệ miễn dịch yếu đi, quý vị nên gặp bác sĩ để kiểm tra cơ thể toàn diện. Trẻ em nhỏ tuổi và người lớn tuổi thường dễ bị mụn cóc hơn do hệ miễn dịch không đủ mạnh.

KHI NÀO QUÝ VỊ CẦN GẶP BÁC SĨ?

Đa số mụn cóc nhỏ sẽ tự mất hay có thể điều trị ở nhà bằng các loại thuốc mua ở nhà thuốc. Nếu mụn cóc không hết hay ngày càng nhiều, quý vị cần phải gặp bác sĩ ngay.

Một số ung thư da, như ung thư tế bào vảy (SCC- Squamous Cell Carcinoma) có thể nhìn giống như mụn cóc. Vì vậy, nếu quý vị không chắc mụn nổi là gì, quý vị cần phải gặp bác sĩ sớm để chữa. Ung thư SCC không chữa có thể bị di căn và tổn thương nặng nề.

CHỮA TRỊ MỤN CÓC

Điều quan trọng nhất trong chữa trị là phải chẩn đoán đúng những cục thịt sần sùi này là mụn cóc. Ung thư da và một số bệnh khác có thể nhìn giống mụn cóc. Đa số các mụn cóc nhỏ sẽ tự lành và nhiều quý vị có thể tự chữa ở nhà bằng các thuốc mua ở hiệu thuốc.

Mục tiêu chữa trị là diệt mụn cóc trong khi kích thích hệ miễn dịch tấn công và diệt virus. Thường trị liệu mụn cóc có thể kéo dài từ vài tuần đến vài tháng tùy vào mức độ bệnh nặng hay nhẹ. Dưới đây là các cách trị liệu, từ nhẹ đến nặng. Nhìn chung, trị liệu mụn cóc kết hợp (dùng hai hay nhiều cách) sẽ tốt hơn là một cách.

Thuốc bôi hoặc thuốc dán Salicylic Axit sẽ làm từng lớp mụn cóc tróc ra từ từ. Đôi khi bác sĩ sẽ cho thuốc bôi Salicylic mạnh hơn (nồng độ khoảng 40-50%) sẽ giúp mụn cóc mau bóc ra hơn.

Thuốc bôi Imiquimod (là thuốc trị ung thư da) khi bôi lên mụn cóc sẽ làm mụn từ từ rụng đi,[1] nhất là mụn cóc phẳng hay mụn cóc vùng sinh dục. Thuốc này có thể làm vùng da đau sưng đỏ trước khi mụn cóc dần rụng đi. Dùng kết hợp xịt lạnh và bôi thuốc Imiquimod thường có kết quả tốt hơn. Thuốc Imiquimod thường phải do bác sĩ chuyên khoa kê toa.

Thuốc bôi Podofilox trực tiếp vào mụn cóc khiến mụn rụng đi từ từ. Quý vị sẽ cảm thấy vùng bôi thuốc bị tê tê như bị phỏng và có thể hơi ngứa.

Thuốc bôi 5-fluorouracil (5-FU) cũng do bác sĩ chuyên khoa kê toa thường được dùng nhiều cho mụn cóc ở trẻ em.[2]

Xịt lạnh (Cryosurgery) bằng cách dùng chất Nitro lỏng tạo ra nhiệt độ cực lạnh (-196°C) ở vùng

---
[1] https://www.consultant360.com/articles/use-imiquimod-treatment-flat-warts
[2] https://pubmed.ncbi.nlm.nih.gov/16703777/

xịt là phương pháp bác sĩ hay dùng để chữa mụn cóc tại phòng khám. Với nhiệt độ này, virus HPV bị phá hủy cũng như các mô vùng mụn cóc bị tổn thương hoàn toàn.[1] Vài ngày sau khi xịt, vùng da xịt lạnh sẽ chuyển thành màu đen và mụn cóc dần rụng ra. Các nghiên cứu cho thấy kết hợp bôi thuốc Salicylic axit và xịt lạnh có kết quả diệt mụn cóc cao hơn. Tác dụng phụ của phương pháp chữa trị xịt lạnh là vùng da trị liệu có thể đau nhức, phồng rộp và đổi màu khi phục hồi. Lưu ý là với trẻ em bị mụn cóc, phương pháp này có thể gây khó chịu vì đau nhức nên bác sĩ thường dùng các loại thuốc bôi đã đề cập ở trên hay chỉ quan sát theo dõi diễn tiến của mụn cóc.

Đốt điện (Electrocautery) cũng là một cách khác để diệt virus và mô mụn cóc bị nhiễm. Cách này gần đây ít được sử dụng do khói và mùi từ việc đốt nóng.

Kết hợp tiểu phẫu và bôi các loại thuốc như trên: Bác sĩ sẽ cắt mụn cóc đến gần sát, sau đó bôi thuốc Trichloroacetic axit nồng độ cao (80%) để làm diệt HPV trên bề mặt mụn cóc.[2] Bác sĩ cũng có thể dùng các thuốc khác như Bleomycin.

Phẫu thuật cắt bỏ (Excision) hoàn toàn mụn cóc. Với trường hợp mụn cóc mọc đi mọc lại hay mọc ở vùng mất thẩm mỹ, hay mụn cóc quá lớn, bác sĩ sẽ cắt bỏ hoàn toàn và khâu lại.

Tiêm thuốc Bleomycin trực tiếp vào mụn cóc cũng có hiệu quả trong việc chữa trị.[3] Bleomycin là thuốc hóa trị chữa ung thư, sử dụng thuốc này được dành

---

[1] https://pubmed.ncbi.nlm.nih.gov/11072922/
[2] https://pubmed.ncbi.nlm.nih.gov/23135096/
[3] https://www.ncbi.nlm.nih.gov/pmc/articles/PMC3263129/

cho trường hợp điều trị mụn cóc không hiệu quả với các cách khác

Laser được dùng trong trường hợp mụn cóc không khỏi khi chữa trị bằng những cách thường quy. Laser (Pulsed-dye laser) đốt các mạch máu li ti trong mụn cóc khiến các mô không phát triển và dần dần hoại tử. Cách điều trị này cần thêm nhiều nghiên cứu để chứng minh hiệu quả.

VACCIN HPV (GARDASIL) CÓ NGĂN NGỪA MỤN CÓC?

Các nghiên cứu chỉ ra dùng vắc-xin HPV có thể giúp chữa dứt điểm hoặc ngăn ngừa mụn cóc tái nhiễm.[1] Tùy vào độ tuổi hoặc giới tính mà bác sĩ sẽ khuyến cáo quý vị tiêm HPV. Dùng HPV vắc-xin loại có thể ngăn ngừa nhiều loại (như Quadrivalent vắc-xin ngăn ngừa loại HPV 6, 11, 16, và 18) có thể ngăn ngừa mụn cóc tái phát, nhất là mụn cóc vùng sinh dục.

NGĂN NGỪA MỤN CÓC

Để ngăn ngừa mụn cóc mọc hoặc tái phát, quý vị cần hiểu rõ cách lây lan và cách virus tấn công vào da.

- Tránh tiếp xúc trực tiếp với mụn cóc.
- Tránh cắn hoặc nặn mụn cóc bằng tay vì có thể lây lan đến chỗ khác.
- Không dùng chung kềm cắt móng tay hoặc khử khuẩn, khử trùng sạch sẽ sau mỗi lần sử dụng. Với quý vị làm nghề vẽ móng thì điều này cực kỳ quan trọng để ngăn ngừa lây bệnh mụn cóc

---

[1] https://www.ncbi.nlm.nih.gov/pmc/articles/PMC4301765/ và https://www.ncbi.nlm.nih.gov/pmc/articles/PMC6541142/

cho quý vị hay cho khách hàng khác. Không cắn móng tay. Virus HPV có thể lây qua vùng da khác bị trầy xước khi bị cắn.

KẾT LUẬN

Mụn cóc do virus HPV gây ra, là loại mụn sần sùi dễ mọc và dễ lây lan qua tiếp xúc. Có nhiều loại mụn cóc tùy thuộc vào nơi mọc và loại HPV.

Có nhiều cách chữa trị mụn cóc hiệu quả, từ bôi thuốc, đốt lạnh hay đốt nóng, phẫu thuật, dùng vắc-xin hay chữa trị kết hợp.

Ngăn ngừa mụn cóc bằng cách giữ sạch bàn tay, lau chùi dụng cụ dùng chung và giữ cho hệ miễn dịch khỏe mạnh.

20. MỤN MỌC NGƯỢC (INVERSA ACNE - HIDRADENITIS SUPPURATIVA)

Đây là bệnh mà nhiều bệnh nhân chỉ nghĩ đơn giản là có một cục mủ dưới da và rồi sẽ tự lành. Tuy nhiên, cục mủ này, theo thời gian, vẫn không lành dù đã bị nặn ra rất nhiều lần. Khác với mụn trứng cá, mụn "mọc ngược" có phần nhiễm trùng ở sâu dưới da, theo cấu tạo, phần bên dưới nang lông là mô mỡ, mạch máu, vì vậy sẽ gây nhiều triệu chứng hơn mụn trứng cá.

TRIỆU CHỨNG

Mụn mọc ngược (Inversa acne-IA/Hidradenitis suppurativa-HS) thường bắt đầu bằng các khối u nhỏ đau nhức, mọc dưới những vùng có nhiều tuyến mồ hôi và dễ nhiễm trùng như vùng nách, gáy, háng (bẹn), mông, dưới vú, và đôi khi dưới cổ. Mụn mọc ngược có thể là một nốt mụn đơn lẻ, có thể mọc thành cụm hoặc mọc ở nhiều nơi trên người. Tuy rằng mụn mọc ngược nhìn sơ qua giống mụn trứng cá, nhưng triệu chứng nặng hơn và có nhiều bệnh lý nguy hiểm hơn.

Mụn đầu đen (blackheads) là một trong những triệu chứng hay gặp, tương tự như mụn trứng cá, nhưng đầu có thể to hơn.

Mụn sưng đau nhức, kích thước cỡ bằng hạt đậu, thường là một cục mụn kéo dài hàng tuần hay nhiều tháng. Nếu không chữa trị sẽ mọc thêm các mụn khác, thường ở dưới nang tóc hay nang lông. Theo thời gian, các mụn lành và viêm thay phiên với nhau, tạo thành các rãnh nhăn nheo dưới da, gọi là khe rãnh nhiễm trùng.

Có thể có mùi hôi khó chịu, vì các mụn này mọc ở những nơi ẩm ướt và có nhiều mồ hôi, nhiều vi khuẩn yếm khí Đây cũng là điều làm các bệnh nhân đau khổ vì mụn mọc ngược.

NGUYÊN NHÂN VÀ CÁC RỦI RO GÂY MỤN MỌC NGƯỢC

Nguyên nhân chính xác gây ra mụn mọc ngược hiện vẫn chưa tìm ra. Các nghiên cứu cho thấy mụn mọc ngược xuất hiện khi tuyến nhờn của lông hoặc tóc bị nghẽn. Điều này có thể liên quan đến hormone dư thừa, yếu tố di truyền, hoặc do cơ địa có nhiều vi khuẩn dễ gây nhiễm trùng.[1] Có nhiều nghiên cứu gần đây cho rằng bệnh mụn mọc ngược có liên quan đến hệ miễn dịch, rằng bệnh mụn mọc ngược là tình trạng viêm mạn tính, tăng các Interleukin (IL) khiến FDA chấp thuận các thuốc kháng viêm để chữa trị. Tuy nhiên, điểm cần chú ý là mụn mọc ngược không phải chỉ do nhiễm trùng hay do sinh hoạt không sạch sẽ bởi rất nhiều bệnh nhân sạch sẽ vẫn có thể bị bệnh. Ngoài ra, bệnh này không lây nhiễm.

Thừa cân, béo phì, hút thuốc lá hay stress thường là những yếu tố làm tăng thêm nguy cơ xuất hiện mụn mọc ngược.

Mụn mọc ngược thường xảy ra ở nữ giới trong độ tuổi 18-29 mặc dù bệnh này vẫn có thể xảy ra ở nam giới. Bệnh nhân có mụn mọc ngược ở tuổi càng trẻ thì rủi ro phát bệnh nặng hơn về sau càng nhiều.

---

[1] https://pubmed.ncbi.nlm.nih.gov/28458570/

CHỮA TRỊ MỤN MỌC NGƯỢC

Chữa trị cần bắt đầu bằng việc chẩn đoán đúng. Tùy vào từng bệnh nhân mà có cách chữa phù hợp. Mục tiêu là chữa trị dứt điểm vùng viêm nhiễm, giảm tái nhiễm, phục hồi thẩm mỹ vùng bị viêm, và chữa các bệnh lý rủi ro khác. Cách chữa bao gồm dùng thuốc, kem bôi, và phẫu thuật.

Giảm cân là cách chữa trị đầu tiên vì rất nhiều bệnh nhân sẽ tự giảm bệnh khi giảm cân.

Dùng thuốc bôi dạng trụ sinh (kháng sinh) thường có kết quả giới hạn do mụn mọc ngược (sâu) vào trong nên thường bác sĩ sẽ kết hợp thuốc uống trụ sinh như clindamycin, rifampicin (rifampin), doxycyclin và thuốc bôi.

Thuốc giảm đau kháng viêm (như NSAID) thường được dùng kết hợp để chữa đau nhức và viêm mủ.

Trong trường hợp bệnh nặng, dùng thuốc ức chế hệ miễn dịch như Humira (Adalimumab) hay Rituxan,[1] là loại thuốc chữa bệnh thấp khớp, sẽ có thể giúp ích bệnh nhân.

Phẫu thuật dành cho các trường hợp bị nặng và kháng thuốc. Các lựa chọn bao gồm cắt bỏ vùng sưng, tạo ống dẫn lưu cho mủ chảy ra ngoài, hay tái tạo vùng da bằng phẫu thuật tạo hình.

Laser CO2 gần đây được xem là trị liệu hứa hẹn khi dùng các tia nhiệt đốt bên dưới da, làm giảm viêm, và giảm nguy cơ nhiễm khuẩn.

Isotretinoin (loại thuốc đặc trị mụn) cũng có thể dùng cho bệnh mụn mọc ngược.

---

[1] https://www.ncbi.nlm.nih.gov/pmc/articles/PMC6526329/

BIẾN CHỨNG CỦA MỤN MỌC NGƯỢC

Bệnh mụn mọc ngược không chữa trị sẽ dẫn đến các biến chứng nguy hiểm như:

- Nhiễm trùng một vùng hay toàn thân.
- Sẹo lồi và sẹo lõm lâu dài.
- Khả năng vận động tay sẽ giảm do sẹo vùng nách.
- Mất thẩm mỹ, dẫn đến thiếu tự tin, và nhiều trường hợp trầm cảm.
- Các tuyến hạch bạch huyết bị viêm sưng, nghẽn, làm sưng phù nề tay chân.

KHI NÀO QUÝ VỊ NÊN GẶP BÁC SĨ?

Nếu có mụn mọc ngược hay mụn nhọt lâu lành, quý vị cần gặp bác sĩ ngay vì chữa trị mụn mọc ngược cần được chẩn đoán đúng, kịp thời, và dùng thuốc đúng. Dưới đây là các triệu chứng nguy hiểm cần gặp bác sĩ ngay:

- Đau nhức dữ dội vùng mụn nhọt;
- Mụn mủ không lành sau vài tuần hay mụn nhọt mọc lại sau vài tuần;
- Mọc nhiều nơi trên cơ thể và thường bị tái phát thường xuyên;
- Vùng da mụn nhọt sưng đỏ lan rộng ra;
- Mụn nhọt sưng có mùi hôi khó chịu;
- Có dấu hiệu sốt kèm theo các dấu hiệu trên;
- Sưng cánh tay hay sưng hạch bạch huyết.

Sau khi khám bác sĩ gia đình, có thể quý vị sẽ được chuyển đến bác sĩ chuyên khoa da liễu để điều trị mụn mọc ngược.

21. NGÓN TAY BỊ KẸT (NGÓN TAY CÒ SÚNG) - TRIGGER FINGER

Bàn tay chúng ta là một trong những cơ quan quan trọng nhất cơ thể. Nhiều bệnh nhân sẽ khó chịu nếu buổi sáng thức dậy thấy ngón tay mình bị kẹt, không mở thẳng ra được, như là ngón tay đang "bóp cò súng". Đây có thể là một trong những triệu chứng hay gặp với bệnh ngón tay cò súng (trigger finger, stenosing tenosynovitis), khi đó bệnh nhân phải gặp bác sĩ sớm để được chữa trị hiệu quả, tránh tổn thương lâu dài có thể dẫn đến dị tật ngón tay và bàn tay.

Bệnh nhân làm việc dùng ngón tay và bàn tay nhiều, cử động ngón tay co quắp thường xuyên như gõ bàn phím, hoặc đếm tiền... sẽ dễ bị ngón tay cò súng (tên bệnh không liên quan đến việc cầm súng hay bắn súng). Bệnh này xảy ra nhiều hơn ở phụ nữ và những bệnh nhân có bệnh tiểu đường (do dễ viêm dây thần kinh), hay bệnh nhân viêm khớp dạng thấp (rheumatoid arthritis).

TRIỆU CHỨNG

Ngón tay cò súng có thể xảy ra ở bất kỳ ngón nào, từ ngón cái đến ngón út với biểu hiện là:

- Sưng đau nhức khớp ngón tay;

- Bị kẹt cứng khớp ngón tay;
- Tê khớp ngón tay hoặc ngón tay bị yếu đi, giảm khả năng cầm nắm vật dụng;
- Cố mở ngón tay bị kẹt sẽ tạo ra âm thanh "rắc rắc";
- Nặng hơn là vùng đau nhức trở nên sưng đỏ, đổi màu, làm tê cứng ngón tay, khi đó bạn cần phải gặp bác sĩ ngay lập tức.

NGUYÊN NHÂN

Các ngón tay cử động linh hoạt là nhờ những sợi gân nhỏ, chạy dọc theo xương ngón tay. Bao xung quanh các sợi dây gân là một màng sợi, có tác dụng như ròng rọc, giữ các dây gân ổn định.

Khi chúng ta làm việc quá nhiều, sự cọ xát dây gân vào màng bao xung quanh dẫn đến viêm sưng. Nếu không ngưng hoạt động và chữa trị kịp thời, các viêm sưng xung quanh sẽ làm dây gân ngày càng lớn và bị kẹt giữa màng bọc, khiến chúng ta không cử động được (vì vậy có tên gọi là ngón tay bị kẹt/ngón tay cò súng).

CHỮA TRỊ

Tùy vào mức độ nặng nhẹ và cơ địa mỗi người mà bác sĩ sẽ có cách chữa khác nhau. Bệnh nhân nên nghỉ ngơi, ngưng các hoạt động làm tổn thương đến ngón tay và cổ tay. Bệnh nhân cũng nên chữa dứt điểm các bệnh nền như tiểu đường hay gút vì có thể làm bệnh ngón tay cò súng nặng thêm.

Dùng thuốc uống

Thuốc kháng viêm NSAID thường được dùng đầu tiên như Aleve, Ibuprofen, Meloxicam, có thể kèm theo thuốc giãn cơ bắp (Baclofen). Nếu bạn bị đau bao tử thì bác sĩ có thể cho uống Tylenol hay thuốc trị đau bao tử kèm theo thuốc NSAID.

Tập vật lý trị liệu

Một trong những cách đơn giản nhưng hiệu quả nhất với bệnh ngón tay cò súng là bệnh nhân có thể dùng dây thun nhỏ để tập các cơ xung quanh vùng đau linh hoạt hơn hoặc dùng trái banh, quả cầu để tăng cường sức mạnh các cơ hỗ trợ. Quý vị có thể xem video về tập trị liệu cổ tay của tôi trên kênh youtube Dr Wynn Tran (số #233)[1] để tập theo.

Bác sĩ có thể cho bệnh nhân đeo ống hay cố định các ngón tay để giữ ngón tay không bị kẹt (finger splint) trong vài tuần giúp giảm bớt viêm sưng. Bệnh nhân thỉnh thoảng nên mở nẹp cố định để tập vật lý trị liệu giữ máu lưu thông đến đỉnh ngón tay.

Tiêm steroid hay nới rộng vỏ bọc dây gân

Nếu uống thuốc và tập vật lý trị liệu không hiệu quả, bác sĩ sẽ tiêm steroid (thuốc kháng viêm sưng) vào thẳng chỗ bị đau nhức và bị kẹt. Đa số bệnh nhân sẽ cảm thấy bớt đau và ngón tay bớt bị kẹt sau khi tiêm vài hôm. Bệnh nhân nên kết hợp uống thuốc, tập vật lý trị liệu sau khi tiêm để có kết quả tốt nhất.

Phẫu thuật làm giảm áp lực lên dây gân

Đây là phương pháp điều trị cuối cùng sau khi thử hết các cách trên. Bác sĩ sẽ mổ vùng sưng, cắt bớt và nới lỏng bao xung quanh dây chằng, làm sạch các tổn thương và khâu lại. Bệnh nhân nên tiếp tục vật lý trị liệu và uống thuốc sau khi mổ để có kết quả tốt nhất.

---

[1] https://www.youtube.com/watch?v=ceUCpdL3Mzo

KẾT LUẬN

Bệnh kẹt ngón tay (ngón tay cò súng) là bệnh hay gặp do cử động ngón tay quá nhiều, dẫn đến viêm sưng dây gân khiến bên trong màng bọc dây gân ở ngón tay bị kẹt.

Chữa bệnh hiệu quả bằng cách ngưng các cử động ngón tay, uống thuốc giảm đau, và tập vật lý trị liệu. Tiêm thuốc steroid và phẫu thuật chỉ là lựa chọn cuối cùng khi các cách chữa khác không hiệu quả.

Chữa các bệnh nền như tiểu đường, thấp khớp để giảm rủi ro bị viêm sưng dây gân.

22 PHÌ ĐẠI TUYẾN TIỀN LIỆT

Nhiều quý ông nửa đêm thức dậy đi tiểu nhiều lần hoặc ráng đi tiểu mà tiểu không được. Những triệu chứng này có thể là do một bệnh thường xảy ra ở đàn ông lớn tuổi: phì đại tuyến tiền liệt.

PHÌ ĐẠI TUYẾN TIỀN LIỆT LÀ GÌ?

Bệnh phì đại tuyến tiền liệt (Benign Prostatic Hyperplasia, BPH), còn gọi là u xơ tuyến tiền liệt, tăng sản lành tính tuyến tiền liệt, phì đại nhiếp hộ tuyến.

Phì đại tuyến tiền liệt là một bệnh thường gặp ở đàn ông lớn tuổi. Tỉ lệ nam giới mắc phì đại tuyến tiền liệt tăng dần theo tuổi, từ khoảng 1/3 ở độ tuổi 60, đến 1/2 ở độ tuổi 80.

Tuyến tiền liệt là một tuyến hình cầu như trái lê bên dưới bàng quang, nằm trên ống dẫn nước tiểu. Tuyến tiền liệt có chức năng sản sinh chất dịch giúp cho quá trình sinh sản ở nam giới. Khi tuyến này phình to sẽ ép vào bàng quang hay ống dẫn nước tiểu, dẫn đến khi đi tiểu có cảm giác khó chịu như dòng chảy nước tiểu bị ngắt, yếu đi, hay nước tiểu còn dư trong bàng quang.

Các triệu chứng này kéo dài đôi khi có thể dẫn đến viêm đường tiết niệu, viêm thận, hay tiểu ra máu. Một triệu chứng khác của bệnh cũng thường gặp là cảm giác khó chịu vùng bụng dưới. Đôi khi tuyến tiền liệt phì đại quá mức làm căng cứng bọng đái, không đi tiểu được.

Tuy nhiên kích cỡ của tuyến tiền liệt càng phì đại không có nghĩa là các triệu chứng càng nặng. Tùy vào mỗi người mà tuyến tiền liệt có thể phình ít nhưng gây rất nhiều triệu chứng hoặc phình to nhưng ít gây ra triệu chứng. Một số bệnh mạn tính có thể tăng rủi ro mắc phì đại tuyến tiền liệt bao gồm bệnh tiểu đường, bệnh tim mạch và béo phì. Chữa tận gốc các bệnh này có thể làm giảm rủi ro bị phì đại tuyến tiền liệt.

Bệnh phì đại tuyến tiền liệt có thể nặng hơn nếu bệnh nhân bị sạn thận hay viêm đường tiết niệu, viêm thận hoặc các bệnh viêm sưng khác vùng lân cận. Đặc biệt là nếu bị sỏi thận có thể sẽ dẫn đến kẹt sạn, do đường ống bị hẹp, làm rách, nhiễm trùng và gây ra các biến chứng nguy hiểm khác.

CHẨN ĐOÁN

Chẩn đoán bắt đầu bằng bệnh sử của quý vị, ví dụ có tiểu són, tiểu thường xuyên, cảm giác vẫn còn muốn tiểu sau khi tiểu hay không. Bác sĩ có thể sẽ khám thăm dò vùng bụng hoặc dùng ngón tay khám trực tiếp (Digital rectal exam) vào tuyến tiền liệt để ước lượng độ lớn và thô của tuyến.

Bác sĩ cũng có thể cho người bệnh xét nghiệm nước tiểu (kiểm tra nhiễm trùng và chức năng thận), kiểm tra nồng độ kháng nguyên đặc hiệu PSA (Prostate Specific Antigen). PSA là kháng nguyên đặc hiệu tuyến tiền liệt, là một protein được tạo ra bởi các mô tuyến tiền liệt, có thể lành tính hay ác tính.

Nồng độ PSA có thể tăng trong nhiều trường hợp như phì đại hay ung thư tuyến tiền liệt. Khi đó, bác sĩ có thể thực hiện các xét nghiệm khác như siêu âm tuyến tiền liệt qua đường ruột hay nội soi bàng quang.

Với các triệu chứng và chẩn đoán phức tạp, bác sĩ gia đình có thể chuyển quý vị qua gặp bác sĩ chuyên khoa đường tiết niệu (Urologist).

CHỮA TRỊ BPH THẾ NÀO?

Có nhiều cách chữa trị bệnh này, gồm uống thuốc hormone làm nhỏ tuyến lại, thuốc làm co giãn bàng quang giúp đi tiểu tốt hơn, và can thiệp xâm lấn tối thiểu bằng cách mổ khi các biện pháp dùng thuốc không hiệu quả.

Trị liệu bệnh BPH tùy vào triệu chứng, độ phì của tuyến, tuổi tác, hay các bệnh lý mạn tính. Lưu ý là nhiều trường hợp BPH, bệnh nhân sẽ tự khỏi và thấy đỡ hơn theo thời gian, đặc biệt là sau khi thay đổi chế độ ăn uống, giảm cân và tập thể dục thường xuyên.

Các thuốc dùng cho bệnh BPH gồm Alpha blocker, để làm giãn bàng quang như Tamsulosin (Flomax), Alfuzosin (Uroxatral), Doxazosin (Cardura), và Silodosin (Rapaflo). Các thuốc này thường dùng đầu tiên cho những tuyến tiền liệt có độ phì vừa phải. Tác dụng phụ là đôi khi bệnh nhân thấy chóng mặt và nhức đầu.

Thuốc khác gồm 5-alpha reductase inhibitor, là thuốc hormone làm teo tuyến tiền liệt như Finasteride (Proscar) và Dutasteride (Avodart). Thuốc cường dương Tadalafil (Cialis) cũng có thể được dùng để chữa BPH.

KHI NÀO BỆNH NHÂN CẦN MỔ DO BPH?

Nếu dùng thuốc mà bệnh nhân vẫn còn triệu chứng và bệnh không giảm thì phẫu thuật can thiệp là cách để chữa BPH. Nguyên tắc chung là cắt nhỏ tuyến tiền liệt, làm khơi thông dòng nước chảy. Can thiệp phẫu thuật thường có nhiều tác dụng phụ hơn thuốc uống. Phẫu thuật cắt tuyến tiền liệt có sự trợ giúp của robot giúp bác sĩ mổ chính xác hơn, ít chảy máu hơn, và phục hồi nhanh hơn.

Các kỹ thuật mổ hiện nay bao gồm TURP (Transurethral resection of the prostate), TUIP (Transurethral incision of the prostate).

- Trong TURP (cắt bỏ tuyến tiền liệt qua niệu đạo), bác sĩ tiết niệu dùng ống nội soi đi vào niệu đạo đến phần tuyến tiền liệt, sau đó bác sĩ sẽ cắt phần lớn tuyến (chỉ chừa phần ngoài cùng của tuyến tiền liệt). Do cắt phần lớn tuyến tiền liệt, thủ thuật này thường cải thiện được rất nhiều triệu chứng về tắc nghẽn đường tiểu, nhưng có nhiều tác dụng phụ như chảy máu, rối loạn cương dương, hay nhiễm trùng đường tiểu. Sau khi làm TURP xong, bệnh nhân có thể gắn ống thông tiểu một thời gian.

- Trong khi đó, với kỹ thuật TUIP thì chỉ cắt một hay hai lát vào tuyến tiền liệt, chỗ có thể gây áp lực lên niệu đạo nhiều nhất. Kỹ thuật TUIP hồi phục nhanh hơn, ít tác dụng phụ hơn TURP nhưng không làm giảm triệu chứng nhiều bằng TURP.

Các kỹ thuật khác như dùng nhiệt (sóng microwave) làm teo nhỏ tuyến tiền liệt hay dùng laser làm nhỏ tuyến. Laser được nhiều bệnh nhân ưa chuộng vì tác dụng phụ ít hơn, khả năng hồi phục cao. Kỹ thuật PUL (prostatic urethral lift) kéo ép tuyến tiền liệt từ bên trong bằng các sợi dây, làm tăng dòng chảy. Tuy nhiên, các kỹ thuật đốt nóng cũng làm giảm kích cỡ tuyến tiền liệt.

CÁC TÁC DỤNG PHỤ KHÁC KHI MỔ TUYẾN TIỀN LIỆT

- Chảy ngược tinh dịch vào bàng quang thay vì ra ngoài khi xuất tinh;
- Khó tiểu tạm thời;
- Nhiễm trùng đường tiểu;
- Chảy máu;
- Rối loạn cương dương.

AI DỄ MẮC BỆNH PHÌ ĐẠI TUYẾN TIỀN LIỆT

- Nam giới khi lớn tuổi đều dễ bị phì đại tuyến tiền liệt;
- Gia đình có nhiều người bị phì đại tuyến tiền liệt;
- Béo phì, tăng cân, ít tập thể dục;
- Người Mỹ gốc Phi và gốc Âu dễ bị phì đại tuyến tiền liệt hơn người châu Á;
- Uống rượu, hút thuốc, uống ít nước, ăn nhiều chất béo;
- Có bệnh sử về rối loạn chức năng cương dương;
- Căng thẳng, có bệnh sử về đường tiết niệu như nhiễm trùng hay sạn thận.

KẾT LUẬN

Các triệu chứng như đi tiểu nhiều, tiểu rát, khó tiểu là những triệu chứng cần được khám bác sĩ ngay.

Bệnh phì đại tuyến tiền liệt hoàn toàn có thể kiểm soát bằng thuốc hay phẫu thuật.

Tập thể dục (nhất là vùng bụng), ngưng thuốc lá, giảm cân, chữa các bệnh mạn tính khác là cách tốt nhất để giảm rủi ro phì đại tuyến tiền liệt.

23. BỆNH SƯNG PHÙ CHÂN

Sưng phù một bên chân hay cả hai bên là triệu chứng thường gặp khi nước tích tụ nhiều ở vùng chân, mắt cá và cổ chân, có thể kèm theo sưng tay hay các vùng khác trên cơ thể. Bài viết này chỉ ra những nguyên nhân dẫn đến sưng phù chân như suy tim, bệnh gan, thận, và cách chữa trị.

SƯNG MỘT BÊN CHÂN KHÁC VỚI SƯNG HAI BÊN CHÂN

Sưng một bên bàn chân thường do tổn thương hay bệnh lý xảy ra tại chỗ như nhiễm trùng vùng mô cơ, bị thuyên tắc huyết khối (cục máu đông), bị bệnh gút hoặc sưng khớp, khác hẳn với sưng hai bên do bệnh lý ảnh hưởng cả cơ thể như bệnh suy tim, xơ gan, hay suy thận. Quý vị cần quan sát vùng chân bị sưng và theo dõi một bên hay hai bên để cho bác sĩ biết.

VÌ SAO CHÂN SƯNG?

Vùng cổ chân và bàn chân sưng lên khi nước bên trong mạch máu li ti bị chảy ra (thẩm thấu) ra bên ngoài thành mạch máu, len lỏi vào các mô tích nước, gây ra sưng phù.

Các nguyên nhân gây sưng phù chân:

- Ăn thức ăn nhiều muối;
- Phụ nữ lúc gần đến chu kỳ kinh nguyệt hoặc đang mang thai;
- Ngồi một chỗ quá lâu gây ứ nước dưới vùng chân;

- Tác dụng phụ của thuốc cao huyết áp, thuốc giảm đau NSAID, thuốc steroid, thuốc tránh thai hay các thuốc khác;
- Uống quá nhiều nước.

SƯNG PHÙ CHÂN CÓ THỂ LÀ DẤU HIỆU CỦA CÁC CĂN BỆNH NGUY HIỂM

- Bệnh suy tim: Với người khỏe mạnh, tim đẩy máu từ chân ngược lại tim bằng cách kết hợp các van một chiều. Khi tim yếu, khả năng co bóp và đẩy máu đi của cơ tim giảm, khiến máu tích tụ tại những vùng thấp như ở chân, làm sưng phù chân. Ngoài ra tim yếu còn làm sưng phù nước ở bụng hay phổi, dẫn đến đau bụng hay khó thở. Vì vậy, sưng phù cả hai bàn chân có thể là dấu hiệu nguy hiểm của suy tim và các bệnh tim nguy hiểm khác.
- Bệnh suy thận hay tổn thương thận: khi thận yếu, do giảm khả năng lọc và đào thải nên muối và nước tích tụ nhiều hơn trong vòng tuần hoàn, vì vậy nước thẩm thấu ra ngoài dẫn đến sưng phù chân. Khi thận tổn thương ngắn hạn, các màng lọc của thận yếu đi, mất khả năng lọc giữ lại các protein, làm thay đổi áp suất thẩm thấu, cũng sẽ gây bệnh sưng phù chân. Sưng phù chân do thận yếu còn có thể kèm theo sưng phù quanh quầng mắt.
- Xơ gan: Bệnh xơ gan làm giảm khả năng sản sinh các protein quan trọng, từ đó làm thay đổi áp suất thẩm thấu trong máu, khiến nước tích tụ nhiều trong khoang bụng và vùng chân. Kể cả khi chọc lấy nước ra ở vùng bụng thì một vài ngày (hay vài tuần sau) nước sẽ tích tụ trở lại.

- Suy giãn tĩnh mạch: Ở các tĩnh mạch dưới chân có nhiều van một chiều để nước không bị chạy ngược lại do tác dụng của trọng lực. Khi bệnh nhân mắc bệnh suy giãn tĩnh mạch, các van này yếu đi, không còn khít, làm nước trào ngược và ứ đọng dưới chân, dẫn đến sưng phù chân. Trường hợp sưng phù chân một bên do tắc huyết khối sâu (Deep vein thrombosis, DVT), máu cũng bị ứ đọng khiến chân bị sưng.
- Tổn thương hệ hạch bạch huyết: Hệ thống hạch bạch huyết rất quan trọng với vai trò của các mạng lưới mao mạch nhỏ để thu gom lượng nước dư thừa từ các cơ quan và mô đổ về mạch máu chính. Khi hệ thống này bị tổn thương do ung thư, nhiễm trùng, chấn thương thì các mạch bạch huyết không còn chảy tốt, dẫn đến ứ đọng chất lỏng và làm chân sưng phù.
- Suy dinh dưỡng thiếu protein cũng có thể dẫn đến sưng phù chân trong thời gian dài.
- Suy tuyến giáp.

CHẨN ĐOÁN CHÂN SƯNG

Tùy vào lý do sưng chân mà bác sĩ sẽ có cách chữa cụ thể. Vì vậy, quan trọng nhất là tìm ra nguyên nhân chính gây sưng phù chân.

Sưng phù chân có thể kèm theo đau nhức, một hay hai bên, xảy ra ngắn hạn hay lâu dài (nhiều tháng), ngứa hay không ngứa, vùng chân sưng có đổi màu hay không, có đau bụng, bụng trướng, hoặc khó thở hay không. Quý vị cần cho bác sĩ biết rõ các triệu chứng khác xảy ra kèm theo sưng phù chân.

Một số thuốc cũng sẽ làm sưng chân (ví dụ như thuốc điều trị cao huyết áp Amlodipine). Quý vị cần cho bác sĩ biết các loại thuốc mình đang uống, vì những thuốc này có thể ảnh hưởng đến cách chữa trị sưng phù chân.

Bác sĩ sẽ xét nghiệm máu, xét nghiệm nước tiểu, siêu âm chân, siêu âm tim, chụp hình phổi để xem có các bệnh về tim mạch, thận, gan, hoặc các bệnh khác hay không.

CHỮA TRỊ SƯNG PHÙ CHÂN

Với các trường hợp sưng chân đơn giản do ngồi lâu hay suy giãn tĩnh mạch nhẹ thì bác sĩ sẽ hướng dẫn tập vật lý trị liệu hay thay đổi tư thế làm việc.

Với bệnh sưng phù chân nặng hơn, bác sĩ có thể cho uống thuốc lợi tiểu (Diuretics) nhằm tăng sự bài tiết nước ra khỏi cơ thể. Thuốc bác sĩ hay dùng là Lasix (Furosemide) hay Bumex (Bumetanide). Tùy vào từng bệnh nhân mà bác sĩ sẽ cho uống các loại thuốc khác nhau.

Với các trường hợp sưng chân mạn tính và không hiệu quả khi dùng thuốc lợi tiểu, bác sĩ sẽ tìm cách chữa trị các bệnh mạn tính dẫn đến sưng chân như chữa bệnh suy tim, chữa xơ gan hay suy thận.

Quý vị cần kết hợp với thay đổi cách sống như tập thể dục thường xuyên, hạn chế ngồi lâu một chỗ, giảm ăn mặn, kê chân lên cao khi ngủ, hay massage bàn chân và cổ chân thường xuyên.

BIẾN CHỨNG NGUY HIỂM NẾU KHÔNG CHỮA TRỊ

Mặc dù sưng phù chân có thể gây ra cảm giác khó chịu, một số người không đi gặp bác sĩ và hy vọng việc sưng phù sẽ cải thiện theo thời gian. Tuy nhiên, để sưng phù chân càng lâu thì càng có những nguy hiểm do rủi ro dẫn đến các biến chứng:

Viêm sưng và tổn thương da do các mạch máu bên dưới bị tổn thương;

- Tăng rủi ro nhiễm trùng vùng bàn chân do da dễ bị rách hay sưng;
- Đi đứng khó khăn do vùng chân bị sưng cứng;
- Sẹo vùng chân bị sưng;
- Giảm khả năng tuần hoàn của máu;
- Viêm xương khớp vùng cổ chân do tổn thương sụn, động mạch, và cơ bắp vùng cổ chân.

Các bệnh dẫn đến sưng phù chân càng nguy hiểm hơn nếu không được chữa kịp thời như suy tim có thể dẫn đến nhồi máu cơ tim.

KẾT LUẬN

Bệnh sưng chân là bệnh hay gặp, xảy ra ở một, hay cả hai bên bàn chân hoặc cổ chân. Bệnh có thể từ nhiều nguyên nhân đơn giản như ngồi làm việc lâu đến nguyên nhân nguy hiểm như bệnh suy tim hay xơ gan.

Bệnh sưng phù chân cần được chữa trị kịp thời nhằm bảo vệ các hệ cơ quan quan trọng và tránh các biến chứng nguy hiểm.

24. TỤT HUYẾT ÁP: CHỈ SỐ QUAN TRỌNG KHÔNG NÊN XEM THƯỜNG

Khi huyết áp xuống quá thấp, không đủ máu lên não, có thể dẫn đến chóng mặt, té ngã, ngất xỉu, hay các bệnh nguy hiểm khác. Bài viết này chỉ ra các nguyên nhân thường gặp dẫn đến tụt huyết áp và cách chữa trị.

Huyết áp bình thường là 120/80 mmHg. Huyết áp thấp là khi chỉ số huyết áp trên (huyết áp tâm thu) khi tim bóp lại thấp hơn 90 mmHg, và chỉ số huyết áp bên dưới (huyết áp tâm trương) khi tim thả lỏng ra thấp hơn 60 mmHg. Nhìn chung, khi huyết áp dưới 90/60 mmHg là thấp.

Có rất nhiều nguyên nhân dẫn đến huyết áp thấp, từ thiếu nước cho đến các bệnh lý nguy hiểm. Vì vậy, cần phải tìm ra vì sao huyết áp chúng ta thấp.

CÁC NGUYÊN NHÂN THƯỜNG GẶP CỦA HUYẾT ÁP THẤP

- Bệnh tim mạch: tim là máy bơm máu đi nuôi cơ thể, các bệnh lý về tim có thể dẫn đến huyết áp thấp, ví dụ như tim đập chậm, máu không bơm đủ đến cơ quan hoặc hở van tim, khiến cho phần lớn máu khi tim bóp trào ngược trở lại, dẫn đến không có máu bơm xa.

- Bệnh nội tiết: bệnh liên quan đến các tuyến cận giáp, bệnh về tuyến thượng thận (Adrenal insufficiency), bệnh tiểu đường hoặc đường huyết thấp (hạ đường huyết) cũng có thể làm huyết áp bị thấp. Bác sĩ gia đình sẽ xét nghiệm các chỉ số nội tiết cơ bản để xem quý vị có mắc bệnh nội tiết dẫn đến thấp huyết áp hay không.

- Có thai: khi người phụ nữ mang thai, có thêm một hệ tuần hoàn mới để dẫn máu, khiến cho máu trong cơ thể giảm, dẫn đến tụt huyết áp. Sau khi sinh, hiện tượng tụt huyết áp khi mang thai sẽ giảm dần và trở lại bình thường như trước.

- Mất nước: Là một trong những nguyên nhân thường gặp làm tụt huyết áp. Mất nước khiến lượng thể tích chất lỏng trong cơ thể giảm, dẫn đến thiếu máu bơm lên não, bệnh nhân cảm thấy chóng mặt, nhức đầu, hay mệt mỏi. Các nguyên nhân có thể gây mất nước gồm sốt cao, ói mửa, tiêu chảy, dùng thuốc lợi tiểu quá nhiều (đi tiểu nhiều lần) khiến cơ thể mất nước.

- Mất máu: là một nguyên nhân khác dẫn đến tụt huyết áp. Mất máu ít thường ít ảnh hưởng đến huyết áp nhưng khi mất máu nhiều, cơ thể không thể tự cân bằng được, huyết áp sẽ tụt. Vì vậy, mất máu khi tụt huyết áp là dấu hiệu rất nguy hiểm. Mất máu có thể do chảy máu bên trong hay bên ngoài, tổn thương đa cơ quan, hay tai nạn. Cần tìm ra nguyên nhân để cầm máu và giữ huyết áp không bị tụt.

- Mất máu nhiều do kỳ kinh cũng có thể dẫn đến tụt huyết áp ở các chị em ra kinh nguyệt nhiều mỗi tháng. Chữa trị rong kinh, ra kinh nhiều sẽ cải thiện tình trạng tụt huyết áp.

- Sốc phản vệ: do các mạch máu bị giãn nở đột ngột, làm huyết áp bị tụt, nhất là khi kèm theo các dấu hiệu nguy hiểm khác như khó thở, môi sưng, đường thở bị sưng, kèm theo nổi mẩn trên da.

- Sốc do nhiễm trùng cấp: khi cơ thể bị nhiễm trùng toàn thân, các mạch máu có thể bị giãn ra làm tụt huyết áp nhanh.
- Thiếu dinh dưỡng: thiếu vitamin B12, folate, và sắt cũng có thể khiến bệnh nhân không tạo ra đủ hồng huyết cầu, dẫn đến bị thiếu máu, và tụt huyết áp.
- Ăn thức ăn quá nhạt (thiếu muối, hyponatremia) cũng có thể dẫn đến mất nước và tụt huyết áp.

Đo huyết áp dùng dụng cụ đo quá lớn trên bệnh nhân có dáng người nhỏ (tay nhỏ, chân nhỏ) có thể cho ra chỉ số huyết áp thấp mặc dù bệnh nhân không hề có triệu chứng.

CÁC LOẠI THUỐC CÓ THỂ DẪN ĐẾN TỤT HUYẾT ÁP

Ngoài những lý do nêu trên, các thuốc dưới đây cũng có thể dẫn đến tụt huyết áp. Quý vị cẩn thận khi uống các loại thuốc này và nhớ đo huyết áp thường xuyên sau khi uống. Cần phải nói cho bác sĩ biết các thuốc mình đang dùng nếu bị tụt huyết áp.

- Thuốc lợi tiểu (water pill) như Furosemide (Lasix), Hydrochlorothiazide (Microzide).
- Thuốc block Alpha như Prazosin chữa trị bệnh tuyến tiền liệt.
- Thuốc block Beta như Atenolol hay Propranolol, ức chế nhịp tim, dẫn đến tụt huyết áp.
- Thuốc Parkinson như Pramipexole hay các thuốc Levodopa (có chứa chất Dopamine).
- Các thuốc chống trầm cảm như Tricyclic antidepressant, Doxepin và Imipramine.

- Thuốc chữa trị yếu sinh lý như Sildenafil (Viagra) hay Tadalafil (Cialis). Các thuốc này càng dễ làm tụt huyết áp khi kết hợp với các thuốc chữa đau ngực nhói tim như Nitroglycerin.
- Các thuốc chữa cao huyết áp khi dùng quá liều như Amlodipine, Losartan, hay Clonidine.

TỤT HUYẾT ÁP DO ĐỔI TƯ THẾ (ORTHOSTATIC HYPOTENSION)

Đây là một bệnh hay gặp ở nhiều người, nhất là với người lớn trên 70 tuổi. Triệu chứng là huyết áp bị tụt đột ngột, giảm đến 20 mmHg khi bệnh nhân thay đổi tư thế, thường là khi bệnh nhân đứng dậy hay ngồi dậy. Ở người bình thường, các mạch máu sẽ tự động co thắt, tim sẽ tăng nhịp bơm thêm máu, làm giảm hiện tượng máu chạy tụ về phần dưới cơ thể do ảnh hưởng của trọng lực khi bệnh nhân đứng dậy, giúp cho máu vẫn đủ cung cấp lên não hay các cơ quan phần trên. Với người bị hội chứng tụt huyết áp do đổi tư thế, máu không được giữ lại phần trên cơ thể, chạy tụ về phía chân, khiến bệnh nhân không đủ máu lên não, gây ra cảm giác chóng mặt, nhức đầu, và nặng hai chân.

Tụt huyết áp do đổi tư thế cũng có thể xảy ra ở bệnh nhân có các bệnh về tim mạch.

LÀM GÌ KHI BỊ HUYẾT ÁP THẤP?

Khi quý vị bị huyết áp thấp với các triệu chứng chóng mặt, nhức đầu, ói mửa, mất tập trung, đổ mồ hôi, quý vị cần ngồi xuống hay nằm nghỉ, lập tức gọi 911 (hay 115 tại Việt Nam) nếu kèm theo các dấu hiệu nguy hiểm khác như khó thở, môi tím tái (gợi ý thiếu oxy).

Tụt huyết áp quá nhanh có thể dẫn đến sốc, gồm các triệu chứng lạnh người, tím tái toàn thân, tim đập nhanh, mạch yếu. Trường hợp này cần phải gọi 911 (115 tại Việt Nam) ngay lập tức và cần được chữa trị theo dõi trong ICU (Khoa chăm sóc tích cực).

Nếu chỉ bị huyết áp thấp không có triệu chứng hay có triệu chứng nhẹ, quý vị cũng cần phải gặp bác sĩ ngay để tìm ra nguyên nhân. Trong nhiều trường hợp, huyết áp thấp có thể dẫn đến các biến chứng nguy hiểm, như bị tổn thương thận cấp tính hay tổn thương tim dẫn đến trụy tim nếu như không chữa trị kịp thời.

Lưu ý là mất nước do quá nóng (khi chạy Marathon) hay tắm lâu trong bồn nước nóng cũng có thể dẫn đến tụt huyết áp. Khi đó, quý vị chỉ việc nghỉ và từ từ uống bù nước bị mất thì huyết áp sẽ tăng trở lại.

CHỮA TRỊ BỆNH HUYẾT ÁP THẤP

Bác sĩ cần phải tìm ra nguyên nhân khiến quý vị bị huyết áp thấp. Tùy vào nguyên nhân mà bác sĩ sẽ có cách chữa trị cụ thể. Thường thì tụt huyết áp kèm triệu chứng cần chữa trị trong khi huyết áp thấp, ổn định lâu dài, có thể không cần chữa trị. Một số quý vị có dáng người nhỏ, đo huyết áp có thể thấp. Vì vậy, cần chọn đúng dụng cụ đo huyết áp để có kết quả chính xác.

Trong trường hợp huyết áp thấp không có lý do, bác sĩ sẽ cho quý vị uống thuốc khi huyết áp bị tụt thường xuyên kèm với triệu chứng. Các thuốc bác sĩ thường cho uống là Midodrine (Orvaten). Trong trường hợp huyết áp thấp do đổi tư thế, bác sĩ có thể cho quý vị uống thuốc Fludrocortisone để tăng dung tích máu, làm giảm khả năng máu bị tụ về phần dưới cơ thể.

Bác sĩ sẽ khuyên quý vị uống nước đầy đủ. Trong trường hợp thiếu muối, quý vị có thể ăn thêm chút vị mặn để giữ nước, và giữ huyết áp không bị tụt.

Chú ý đến thay đổi vị trí như từ nằm lên ngồi. Quý vị thay đổi vị trí từ từ, không làm nhanh đột ngột để cơ thể có thêm thời gian hiệu chỉnh, không đột ngột làm giảm máu lên não.

Mang tất ép (compression socks) tĩnh mạch giúp giữ máu chạy lên phần trên cơ thể. Lưu ý là đừng mang tất ép chân quá chặt, có thể làm tổn thương da và các mạch máu.

Tập thể dục thường xuyên giúp mạch máu săn chắc, co giãn phù hợp, giúp bảo vệ huyết áp ổn định. Khi huyết áp bị thấp, cần cố gắng tập thể dục thường xuyên để tăng nhịp tim và tăng khả năng tuần hoàn máu.

Ngủ đủ giấc cũng giúp cho huyết áp ổn định hơn.

KẾT LUẬN

Huyết áp thấp là một chỉ số nguy hiểm. Có nhiều bệnh hay lý do có thể dẫn đến huyết áp thấp.

Huyết áp thấp có thể khiến người bệnh chóng mặt, té ngã, ngất xỉu, hay các biến chứng khác nguy hiểm hơn như tổn thương não hay tổn thương tim, thận.

Chữa trị huyết áp thấp bắt đầu bằng cách đo huyết áp đúng cách và tìm nguyên nhân gây ra huyết áp thấp.

25. UNG THƯ CÓ NHỮNG DẤU HIỆU GÌ?

Ung thư là một bệnh phức tạp, có tính cá nhân cao, và có nhiều triệu chứng khác nhau. Nhiều quý vị hỏi tôi ung thư có triệu chứng gì hay không?

Bài viết này chỉ ra rằng ung thư khi ở giai đoạn sớm (giai đoạn 1 hoặc giai đoạn 2), thường không có triệu chứng gì. Những triệu chứng dưới đây, khi phát hiện, phần lớn là ở ung thư giai đoạn muộn (giai đoạn 3 và và giai đoạn 4).

CÁC TRIỆU CHỨNG CÓ THỂ LIÊN QUAN ĐẾN UNG THƯ, NHƯNG KHÔNG NHẤT THIẾT LÀ DO UNG THƯ GÂY RA. KHI QUÝ VỊ CÓ NHỮNG TRIỆU CHỨNG NÀY, HÃY GẶP BÁC SĨ NGAY:

- Mệt mỏi;
- Sờ thấy có khối u dưới da;
- Sụt cân hay tăng cân không có chủ ý (các loại ung thư chung chung);
- Da đổi màu, như màu vàng, đỏ, sậm da, mụn ruồi đổi màu hay tăng kích cỡ;
- Có vết loét ở da lâu không lành (ung thư da);
- Thay đổi thói quen đại tiện hay tiểu tiện như táo bón, tiêu chảy (ung thư đường ruột/di căn đường ruột);
- Ho ra máu, ho liên tục, hay khó thở (ung thư phổi);
- Khó nuốt, đau khi nuốt (ung thư thực quản);

- Khàn giọng (ung thư họng, thực quản, thanh quản, phổi...);
- Đầy hơi, sình bụng, hay đầy bụng sau khi ăn (ung thư đường tiêu hoá);
- Đau cơ bắp liên tục, nhức mỏi, đau khớp (ung thư xương khớp);
- Sốt liên tục, nóng lạnh ban đêm;
- Chảy máu liên tục, dễ chảy máu, dễ bầm da (ung thư máu).

UNG THƯ LÀ GÌ?

Ung thư là một nhóm các loại bệnh liên quan đến các tế bào phát triển bất bình thường do sự thay đổi gen DNA, các tế bào này phát triển không kiểm soát, có khả năng xâm lấn và làm hại các mô tế bào bình thường. Khi tế bào ung thư phát triển nhiều sẽ có khả năng di chuyển (di căn) đến nhiều nơi khác trên cơ thể.

Đa số bệnh nhân tử vong vì ung thư là do tế bào ung thư di căn đến các cơ quan quan trọng trong cơ thể như gan, não, phổi, khiến bệnh nhân suy đa tạng và tử vong.

Ngày nay, tỉ lệ sống sót của bệnh ung thư đã cải thiện hơn rất nhiều so với trước kia. Điểm quan trọng nhất trong chữa trị ung thư là phát hiện sớm để có những giải pháp chữa dứt hoàn toàn như phẫu thuật cắt bỏ khối u hay xạ trị tiêu diệt khối u. Ở giai đoạn muộn hơn, chữa trị ung thư tập trung vào chữa trị giảm nhẹ, kiềm chế, và giảm đau khi ung thư đã di căn khắp nơi.

TÙY VÀO GIAI ĐOẠN VÀ LOẠI UNG THƯ MÀ BỆNH NHÂN CÓ THỂ CÓ NHỮNG TRIỆU CHỨNG UNG THƯ KHÁC NHAU

Ung thư có thể phát triển từ nhiều loại tế bào ở những nơi khác nhau trên cơ thể, gây ra những loại ung thư khác nhau. Ví dụ như ung thư vú phát triển từ các tế bào ở vú khiến bệnh nhân có những triệu chứng như đau ngực, sưng đỏ, hay chảy dịch từ vú. Ung thư phổi phát triển từ các tế bào ở phổi, dẫn đến khó thở, ho liên tục, hay ho ra máu. Ung thư ruột dẫn đến đại tiện ra máu.

Ở giai đoạn đầu, thường các tế bào ung thư phát triển một chỗ, từ từ lớn dần (ung thư khối). Khi đủ lớn, khối u này bắt đầu xâm lấn ra ngoài, từ từ tiến vào các hạch bạch huyết, vào máu và cuối cùng đến các cơ quan khác (giai đoạn cuối).

CHỮA TRỊ UNG THƯ TUỲ VÀO TỪNG BỆNH NHÂN, GIAI ĐOẠN, CƠ ĐỊA VÀ MÔI TRƯỜNG SỐNG

Do bệnh ung thư phát triển từ tế bào của từng người và tế bào ở từng cơ quan khác nhau nên bệnh này mang tính cá nhân. Mỗi bệnh nhân có cách điều trị khác nhau tùy vào giới tính, độ tuổi, sức khỏe, thể trạng và bệnh lý nền. Ví dụ như một cô gái trẻ 30 tuổi và một bệnh nhân nữ 70 tuổi cùng mắc ung thư vú giai đoạn 1 thì cô gái trẻ sẽ dễ chữa trị hơn bằng cách mổ cắt bỏ khối u hoàn toàn do có sức khoẻ tốt hơn, có thể chịu đựng ca mổ và phục hồi nhanh hơn sau khi mổ so với bệnh nhân nữ 70 tuổi.

CHỮA TRỊ UNG THƯ LÀ CHỮA TRỊ TOÀN DIỆN, PHỨC TẠP, ĐÒI HỎI SỰ KẾT HỢP CỦA NHIỀU BÁC SĨ CHUYÊN KHOA UNG THƯ VÀ BÁC SĨ CHUYÊN KHOA KHÁC, CŨNG NHƯ CẦN CÓ SỰ CỘNG TÁC GIỮA BÁC SĨ ĐIỀU TRỊ VÀ GIA ĐÌNH BỆNH NHÂN

Các nhánh trị liệu ung thư hiện nay là:

- Bác sĩ chữa trị ung thư bằng thuốc (medical oncologist) sử dụng hoá trị để chữa trị ung thư.
- Bác sĩ chữa ung thư bằng cách mổ cắt bỏ khối u (surgical oncologist) ở giai đoạn đầu để chữa hoàn toàn hay giảm nhẹ ảnh hưởng khối u ở giai đoạn cuối.
- Bác sĩ chữa trị ung thư bằng xạ trị (radiation oncologist) dùng tia xạ trị năng lượng cao tiêu diệt khối u.
- Bác sĩ chữa trị ung thư bằng can thiệp hình ảnh (interventional oncologist) dùng hình ảnh để xem rõ khối u, sau đó đưa trực tiếp thuốc hoá trị vào khối u hay khoá các động mạch cung cấp máu cho khối u, khiến khối u teo đi.

Các bác sĩ chuyên khoa khác phối hợp chữa trị cùng bác sĩ ung thư là những bác sĩ chuyên về các khoa có bệnh ung thư di căn đến:

- Bác sĩ chuyên khoa cơ xương khớp (di căn đến xương).
- Bác sĩ chuyên khoa thận và tim mạch (ung thư di căn thận hay suy tim do ung thư).
- Bác sĩ chuyên khoa tiêu hoá (ung thư gan và tiêu hoá).
- Bác sĩ sản phụ khoa (ung thư cổ tử cung hay buồng trứng).

Ngoài ra còn bao gồm cả:

- Bác sĩ chuyên khoa hồi sức cấp cứu (ICU doctor) khi bệnh nhân ung thư trở nặng và nhập viện.

- Bác sĩ chuyên khoa chăm sóc giảm nhẹ (palliative care doctor), thường là bác sĩ nội khoa, sẽ chữa các triệu chứng ung thư (buồn nôn, đau nhức, trầm cảm...).
- Bác sĩ chuyên khoa tâm lý.

THỜI GIAN LÀ VÀNG TRONG CHẨN ĐOÁN VÀ CHỮA TRỊ UNG THƯ

Nếu chẩn đoán kịp thời ở giai đoạn sớm, ung thư hoàn toàn có thể chữa khỏi. Vì vậy, quý vị nên tuân thủ theo các hướng dẫn về tầm soát (dò tìm ung thư khi chưa có triệu chứng và ở giai đoạn sớm) như nội soi ruột, chụp nhũ ảnh, hay tiêm ngừa ung thư cổ tử cung.

Khi nghi ngờ bệnh ung thư hoặc có triệu chứng ung thư, quý vị nên gặp trực tiếp bác sĩ để được tư vấn và xét nghiệm. Quý vị không nên tốn thời gian nghe bác sĩ Google hay bác sĩ Facebook, hoặc nghe theo các chữa trị trên mạng, dẫn đến mất thời gian vàng để chẩn đoán và chữa trị ung thư.

26 VẸO CỘT SỐNG (SCOLIOSIS)

Vẹo cột sống là một dị tật cột sống phổ biến và có xu hướng ngày càng tăng ở trẻ em. Tìm ra dấu hiệu sớm của vẹo cột sống sẽ giúp chữa trị hiệu quả hơn. Bài viết này chỉ ra nguyên nhân vẹo cột sống, chẩn đoán, và cách điều trị.

VẸO CỘT SỐNG LÀ GÌ?

Là tình trạng cột sống lưng bị vẹo (cong) về một bên, trái hoặc phải, hay cả hai bên. Thường vẹo cột sống được chẩn đoán nhiều ở giai đoạn dậy thì. Một số trường hợp vẹo cột sống là do các di chứng của bệnh lý thần kinh và suy nhược cơ bắp. Đa số các trường hợp của vẹo cột sống là nhẹ và ổn định trong khi các trường hợp nặng hơn có thể ảnh hưởng nặng nề đến cuộc sống người bệnh. Tuy nhiên, một số bệnh nhân vẹo cột sống ngày càng nặng hơn do đi đứng sai tư thế và không có cách chữa trị kịp thời.

Cho đến nay, các bác sĩ vẫn chưa tìm ra nguyên nhân chính gây ra vẹo cột sống ở trẻ em lúc dậy thì. Một số nguyên nhân gây vẹo cột sống được phát hiện như:

- Các bệnh về thần kinh cơ bắp khiến cơ bắp và dây thần kinh kém phát triển.
- Các dị tật lúc sinh ảnh hưởng đến sự phát triển của xương cột sống sau này.
- Phẫu thuật lồng ngực lúc còn bé.
- Tổn thương hay nhiễm trùng thần kinh cột sống.
- Dị tật thần kinh cột sống.

Mặc dù tỉ lệ mắc vẹo cột sống ở nam và nữ là gần như nhau, nữ giới thường bị vẹo cột sống nặng hơn ở nam, một phần do ít phát hiện sớm. Vẹo cột sống cũng có một ít yếu tố di truyền, nhưng đa số trẻ em bị vẹo cột sống không có cha mẹ hay thành viên gia đình bị vẹo cột sống.

TRIỆU CHỨNG VẸO CỘT SỐNG CÓ THỂ THẤY TỪ NHỮNG QUAN SÁT BÊN NGOÀI

- Vai không cân bằng là một trong những triệu chứng đầu tiên và dễ thấy của vẹo cột sống. Vai không cân bằng dễ thấy hơn khi ngồi thẳng lưng.
- Xương bả vai (Shoulder blaze) phía sau nhô không bằng nhau. Một bên miếng xương bả vai có thể nhô ra nhiều hơn, dễ thấy khi mặc áo thun hoặc ở trần.
- Eo không cân bằng, thường dễ thấy hơn ở nữ giới. Một bên hông nhỏ hơn so với bên kia.
- Hông bên to bên nhỏ do cột sống bị lệch.
- Một bên lồng ngực nhô to hơn bên kia.
- Lưng nghiêng một bên khi khom người về phía trước.
- Đau nhức lưng khi nằm hay đổi tư thế (trường hợp nặng hơn).

CHẨN ĐOÁN VẸO CỘT SỐNG

Chẩn đoán sớm vẹo cột sống ở dạng bệnh nhẹ thường khó khăn do bệnh nhân không có dấu hiệu gì nhiều. Bác sĩ sẽ hỏi về bệnh sử lúc người mẹ sinh con, các tổn thương về thần kinh và cơ bắp. Bác sĩ sẽ thăm khám vùng ngực và lưng xem các bất đối xứng, các vùng cơ bị teo, hay các dị tật cột sống có thể thấy được.

Chụp X-quang nhiều phim ở nhiều tư thế là cách tốt nhất để chẩn đoán vẹo cột sống và đo được độ vẹo của cột sống. Bác sĩ cũng có thể cho chụp MRI để tìm ra các tổn thương dây thần kinh cột sống.

ĐO VẸO CỘT SỐNG BẰNG GÓC COBB

Năm 1946, bác sĩ Cobb phát minh ra cách đo độ vẹo cột sống (được gọi là góc Cobb) và được dùng cho đến nay như một trong những cách chẩn đoán bệnh này. Để đo góc Cobb, bác sĩ sẽ xác định xem đốt thần kinh cột sống nào bị vẹo nặng nhất, sau đó vẽ một đường thẳng song song với đốt sống này. Góc tạo ra giữa hai đường thẳng từ hai đốt sống bị vẹo nặng nhất là góc Cobb. Với người bình thường, góc Cobb là 0°, góc Cobb trên 10° được xem là chẩn đoán vẹo cột sống. Góc Cobb còn được dùng để đo độ cong trước và sau của cột sống.

Vẹo cột sống góc Cobb trên 40° thường cần phẫu thuật. Với vẹo trên 60° thì các tổn thương về phổi và tim sau này rất nghiêm trọng.

Quý vị có con em chẩn đoán vẹo cột sống cần hỏi bác sĩ xem con em mình bị vẹo bao nhiêu độ để theo dõi ở những lần khám sau. Khi góc vẹo tăng lên, quý vị có thể cần phải có cách chữa trị khác.

BIẾN CHỨNG VẸO CỘT SỐNG KHI KHÔNG PHÁT HIỆN HAY CHỮA TRỊ SỚM

Đa số bệnh nhân bị vẹo cột sống nhẹ không có triệu chứng gì. Khi nặng hơn, bệnh nhân bắt đầu có những triệu chứng như:

- Khó thở thường xuyên, nhất là khi vận động, do lồng ngực bị thu hẹp và khả năng co giãn của phổi bị hạn chế, khiến bệnh nhân cử động, hô hấp khó khăn. Một số bệnh nhân nghĩ mình bị suyễn hay các bệnh phổi khác mà bỏ qua, không gặp bác sĩ để chữa trị.

- Đau lưng kèm theo triệu chứng tê tay chân, nhất là khi thay đổi tư thế đi đứng, do cột sống bị vẹo, các đốt sống chèn và ép cạnh vào nhau, lâu dần dẫn đến tổn thương các đĩa sụn và ép lên dây thần kinh.

Dáng người cong vẹo một bên, eo và hông không cân bằng, là một trong những vấn đề chính ảnh hưởng đến tâm lý và tự tin của người bệnh. Người bị vẹo cột sống nặng thường mặc cảm và tự ti về ngoại hình, khiến bệnh nhân dễ bị trầm cảm. Bệnh nhân nữ thường bị trầm cảm nặng hơn nam.

CHỮA TRỊ VẸO CỘT SỐNG

Chữa trị vẹo cột sống tùy vào độ nặng hay nhẹ và tiến trình phát triển của bệnh. Trẻ em bị vẹo nhẹ thường không cần chữa trị nhưng cần phải theo dõi thường xuyên xem bệnh có tiến triển hay không. Độ vẹo càng nhẹ thì cột sống ít có rủi ro bị cong hơn trong khi độ vẹo nặng (trên 30°) sẽ tăng rủi ro bị vẹo thêm khi phát triển.

Bệnh nhẹ: theo dõi và chỉnh sửa tư thế đi đứng, nhất là trong giai đoạn dậy thì khi xương đang phát triển mạnh. Ngồi thẳng lưng, mắt nhìn thẳng, và đi thẳng, hít thở sâu. Các bài tập thể dục tốt cho vẹo cột sống nhẹ như bơi, chạy bộ và yoga. Tập đẩy tạ cần phải cẩn thận với bệnh vẹo cột sống nhẹ vì có thể làm bệnh nặng hơn do đẩy sai tư thế. Nữ thường bị tiến triển vẹo cột sống nặng hơn nên cần phải theo dõi kỹ hơn.

Bệnh vừa và nặng hơn có thể cần phải đeo khung (brace) để chỉnh lại xương cột sống, tuy không chữa dứt điểm vẹo cột sống nhưng có thể giúp bệnh không bị nặng hơn. Khung có thể đeo ngoài vòng ngực, thường được làm bằng nhựa và được uốn cong cho hợp với dáng cơ thể. Thường bệnh nhân phải đeo khung 13-16 giờ mỗi ngày để có tác dụng tốt nhất, giảm thiểu cột sống bị vẹo thêm. Trẻ em khi đeo khung có thể tham gia vào hầu hết hoạt động thông thường, một số trường hợp có thể sẽ tháo khung để tham gia các hoạt động thể thao. Ngừng đeo khung khi trẻ em không phát triển nữa. Thường tuổi ngừng phát triển cho xương là 14-16 ở nữ trong khi nam là 16-18.

Vẹo cột sống rất nặng có thể phải cần phẫu thuật cột sống để chỉnh sửa lại hoặc độ vẹo nhẹ nhưng tiến triển nhanh cũng cần phải phẫu thuật.

Các lựa chọn phẫu thuật gồm:

- Thủ thuật nối đốt sống (spinal fusion): bác sĩ phẫu thuật sẽ nối nhiều đốt sống lưng bị vẹo lại với nhau thành một đốt sống thẳng, cao và dày hơn. Giữa những đốt sống là các thanh nẹp kim loại và đinh vít để giữ ổn định cột sống.

- Thủ thuật kéo dài đốt sống lưng (expanding rod): khi trẻ em bị vẹo nhẹ, bác sĩ phẫu thuật có thể chèn một hoặc hai thanh kim loại dọc theo cột sống để chỉnh và kẹp cột sống, giảm độ vẹo. Bác sĩ có thể kéo dài, chỉnh vị trí (dùng remote control) các thanh kim loại này mỗi 3-6 tháng để chỉnh lại độ cong của cột sống.

- Cột dính đốt sống bị vẹo: bác sĩ phẫu thuật sẽ dùng các dây chằng neo vào một bên cột sống (thường là bên không bị vẹo), và từ từ căng chỉnh

lại sợi dây chằng này, kéo cột sống về hướng kia, giúp giảm độ vẹo cột sống.
- Phẫu thuật vẹo cột sống có thể có nhiều biến chứng và cần được thảo luận kỹ với bác sĩ trước khi tiến hành. Các biến chứng bao gồm nhiễm trùng, chảy máu, tổn thương dây thần kinh khiến cột sống bị vẹo nặng hơn.

KẾT HỢP VẬT LÝ TRỊ LIỆU VÀ KIỂM SOÁT CÂN NẶNG GIÚP ỔN ĐỊNH CỘT SỐNG

Khi tăng cân, trọng lực và sức nặng sẽ càng kéo lên cột sống bị vẹo, khiến cho độ vẹo có thể nặng hơn, vì vậy kiểm soát cân nặng, không bị tăng cân giúp vẹo cột sống trở nên ổn định.

Vật lý trị liệu cho các triệu chứng đau lưng giúp cột sống linh hoạt hơn và giảm rủi ro tiến triển bệnh. Trường hợp bệnh nhân có cột sống bị vẹo bị đau lưng cần phải chữa ngay vì đau lưng có thể làm cột sống vẹo thêm.

KẾT LUẬN

Bệnh vẹo cột sống thường xảy ra ở giai đoạn dậy thì và các triệu chứng ban đầu có thể thấy qua tư thế đi đứng, ngồi. Bệnh nặng hơn sẽ thấy cột sống bị vẹo. Chẩn đoán dùng góc Cobb để đo độ vẹo và theo dõi độ vẹo. Quý vị cần hỏi góc vẹo (Cobb) của con mình mỗi lần khám để theo dõi.

Chữa trị vẹo cột sống càng sớm càng tốt. Chữa trị bao gồm quan sát, theo dõi, chỉnh sửa tư thế, cho đến đeo khung ổn định và phẫu thuật để chỉnh sửa vẹo cột sống.

27 VIÊM GAN C (HEPATITIS C)

Viêm gan do virus Hepatitis C (HCV) là một trong những nguyên nhân dẫn đến ung thư gan tại châu Á.[1] Tại Việt Nam, tỉ lệ nhiễm viêm gan C ở mức gần 3% dân số cho đến hơn 50% với người nghiện ma túy và dùng kim tiêm.[2] Khoảng một nửa người bị viêm gan C không biết mình bị nhiễm, vì vậy để bệnh kéo dài dẫn đến những rủi ro nguy hiểm.

Bài viết này chỉ ra những điểm quan trọng về viêm gan C, cách chẩn đoán, ngăn ngừa và chữa trị. Tin vui là viêm gan C có thể được chữa trị dứt điểm hoàn toàn nếu phát hiện sớm.

VIÊM GAN SIÊU VI C LÀ GÌ?

Là bệnh viêm sưng gan do virus Hepatitis C gây ra. Virus Hepatitis C là virus họ +RNA một chuỗi di truyền (virus Sars-Cov-2 cũng là RNA virus). Nhiễm virus Hepatitis C chủ yếu qua đường máu khi virus xâm nhập vào cơ thể. Có khoảng 67 loại biến thể/gen của virus Hepatitis C nhưng cách lây nhiễm và triệu chứng thường giống nhau. Cách điều trị có thể khác nhau tùy vào loại biến thể/gen của virus Hepatitis C.

Biến chứng nguy hiểm nhất của viêm gan là những tổn thương lâu dài ở gan khi không chữa trị như xơ gan, ung thư gan, dẫn đến suy gan và tử vong. Xơ gan xảy ra khi các tế bào gan thường xuyên bị tổn thương do virus, khiến chúng không phục hồi được,

---

[1] https://www.ncbi.nlm.nih.gov/pmc/articles/PMC4483553/
[2] https://www.ncbi.nlm.nih.gov/pmc/articles/PMC3419252/

dẫn đến xơ hóa các mô gan. Ung thư gan xảy ra khi các tế bào gan bị đột biến gen do tổn thương từ nhiễm trùng virus Hepatitis C.

Khoảng 15-30% người bị nhiễm virus Hepatitis C mạn tính sẽ phát triển thành xơ gan sau 20 năm.[1] Như vậy, chúng ta có đủ thời gian để chẩn đoán và chữa trị nếu sàng lọc sớm.

NHỮNG AI DỄ BỊ NHIỄM VIRUS HEPATITIS C

Viêm gan C dễ gặp hơn với những người thường xuyên tiếp xúc với máu hay dịch chất lỏng như nhân viên y tế. Các tai nạn kim tiêm hay vết cắt đứt tay xảy ra khi bác sĩ phẫu thuật tiếp xúc với bệnh nhân bị nhiễm virus viêm gan C có thể là đường truyền cho virus Hepatitis C.

Các bệnh nhân dùng ma túy hay các chất kích thích qua đường tĩnh mạch cũng tăng rủi ro bị nhiễm và lây cho người khác. Bệnh nhân bị HIV cũng dễ bị lây hoặc lây cho người khác.

Xăm da ở nơi kém vệ sinh cũng có thể nhiễm virus Hepatitis C hay các bệnh truyền nhiễm khác.

Bệnh nhân nhận truyền máu trước năm 1992. Sau năm 1992, kỹ thuật phân tích và sàng lọc đã tốt hơn, cho phép phát hiện virus Hepatitis C, B và nhiều loại virus khác trước khi chuyển máu của người hiến tặng vào ngân hàng máu.

Chạy thận nhân tạo trong thời gian dài.

Bệnh nhân có mẹ bị nhiễm Hepatitis C trong lúc mang thai.

---

[1] https://www.who.int/news-room/fact-sheets/detail/hepatitis-c

TRIỆU CHỨNG

Nhiễm viêm gan C thường xảy ra ở hai giai đoạn, cấp tính và mạn tính. Viêm gan C ở giai đoạn đầu thường không có hay ít có triệu chứng vì gan chưa bị tổn thương nhiều. Thường các triệu chứng xảy ra ở giai đoạn mạn tính nhiều hơn là cấp tính. Các triệu chứng gặp ở viêm cấp tính:

- Ói mửa, buồn nôn;
- Mệt mỏi, biếng ăn, đau nhức cơ bắp;
- Vàng da.

Các triệu chứng này thường kéo dài vài tuần cho đến vài tháng, sau đó biến mất. Nhiều bệnh nhân tưởng rằng mình hết bệnh khi hết triệu chứng nên không đi gặp bác sĩ kiểm tra. Có khoảng 15-25% bệnh nhân tự khỏi hoàn toàn sau giai đoạn cấp tính. Bệnh nhân bị viêm gan C cấp tính cũng dễ điều trị với thuốc kháng virus Hepatitis C. Ở số bệnh nhân còn lại, nếu không chữa trị, viêm gan C có thể trở thành mạn tính và dần dần khiến gan có những triệu chứng sau:

- Dễ chảy máu hay bầm tím trên da, do các protein giúp đông máu từ gan bị thiếu khi gan tổn thương;
- Mệt mỏi, biếng ăn do gan bị tổn thương ảnh hưởng đến hệ tiêu hóa và men tiêu hóa;
- Da vàng và tròng mắt vàng (Jaundice);
- Nước tiểu màu đậm;
- Ngứa da, khô da, hay nổi mẩn. Da nổi mạng nhện hay các mạch máu li ti;
- Sưng tích nước vùng bụng (ở giai đoạn muộn khi gan bị xơ);
- Sưng phù chân;

- Giảm cân;
- Mất trí nhớ, lơ mơ, thay đổi nhận thức xảy ra ở giai đoạn muộn khi gan không còn khả năng lọc máu.

CHẨN ĐOÁN VIÊM GAN C

Tại Mỹ, bác sĩ sẽ sàng lọc tìm virus Hepatitis C cho tất cả mọi người từ 18-80 tuổi. Sàng lọc bắt đầu bằng cách tìm kháng thể virus Hepatitis C (Anti-HCV antibodies). Nếu kết quả là dương tính, người bệnh có thể đã nhiễm virus, bác sĩ sẽ xét nghiệm PCR tìm sự có mặt của virus Hepatitis C trong cơ thể bằng cách tìm chuỗi gen RNA, tương tự như cách chúng ta chẩn đoán sự có mặt của virus Sars-Cov-2 qua phương pháp PCR.

Sau khi đã có kháng thể HCV dương tính và PCR Hepatitis C dương tính, bệnh nhân sẽ được xem là đang có virus nhiễm trong người. Bước kế tiếp bác sĩ sẽ tìm xem có dấu hiệu tổn thương gan hay không bằng các xét nghiệm khác.

Siêu âm gan thường là bước kế tiếp để xem gan có bị xơ hay tổn thương. Siêu âm đàn hồi (Elastography) là loại siêu âm khác để đo độ cứng và dày của gan. Đôi khi bác sĩ sẽ cho lấy sinh thiết gan để đánh giá mức độ tổn thương của gan. Tùy vào mức độ tổn thương của gan mà bác sĩ sẽ có cách chữa trị phù hợp.

Chụp MRI là xét nghiệm không xâm lấn khác để theo dõi các tổn thương gan như xơ hay khối u trong gan. Một kỹ thuật hình ảnh khác là MRE (Magnetic resonance elastography) dùng kỹ thuật chụp cộng hưởng từ và sóng âm để tạo ra bản đồ gan và độ cứng của gan. Độ cứng càng cao gợi ý gan bị tổn thương càng nặng như xơ gan giai đoạn nặng.

Xét nghiệm đo tải lượng virus (viral load) và loại gen của virus Hepatitis C là cách bác sĩ thường làm để tìm ra cách chữa trị hiệu quả. Tùy vào tải lượng virus hay loại gen mà có thể có cách chữa trị khác nhau.

CHỮA TRỊ

Gần đây, cách chữa trị viêm gan C đã thay đổi rất nhiều. Mục tiêu là tiêu diệt hoàn toàn virus Hepatitis C trong cơ thể trong lúc bảo tồn và phục hồi chức năng gan. Trị liệu thường phụ thuộc vào loại virus Hepatitis C nào (genotype) – thường Hepatitis C virus loại 1 (type 1) là loại thường gặp nhất, số lượng virus đang nhiễm trong cơ thể nhiều hay ít, gan đã bị tổn thương thế nào và có ảnh hưởng đến các cơ quan khác hay không. Trước kia cách chữa trị thường là interferon và ribavirin, là các thuốc hỗ trợ hệ miễn dịch tăng cường khả năng chống virus HCV.

Các thuốc trị liệu hiện nay là thuốc kháng virus đặc hiệu dùng trong 8-12 tuần. Đa số bệnh nhân phản hồi trong thời gian này bằng việc số lượng virus Hepatitis C giảm đáng kể cho đến hết hẳn. Thuốc chữa HCV ngày nay có rất nhiều và quý vị nên thảo luận với bác sĩ chuyên khoa tiêu hóa (Gastroenterologist) là bác sĩ chuyên chữa bệnh viêm gan C để có thuốc phù hợp nhất. Dưới đây là các loại thuốc thường dùng đã được FDA chấp thuận.[1]

- Daclatasvir/Sofosbuvir dùng 1 viên mỗi ngày để chữa HCV loại 1 và 3. Tác dụng phụ gồm nhức đầu nhẹ hay làm chậm nhịp tim.
  - Elbasvir/Grazoprevir dùng 1 viên mỗi ngày chữa HCV loại 1 và 4, cũng được dùng trong giai đoạn

---

[1] https://www.webmd.com/hepatitis/understanding-hepatitis-c-treatment

muộn với xơ gan, suy thận, và HIV. Thuốc có thể làm bệnh nhân mệt mỏi và nhức đầu.
- Glecaprevir/Pibrentasvir, uống 3 viên mỗi ngày, chữa hầu hết các loại HCV, tác dụng phụ gồm nhức đầu, mệt mỏi, và tiêu chảy.
- Ledipasvir/Sofosbuvir uống 1 viên mỗi ngày, chữa HCV loại 1, 4, 5 và 6. Tác dụng phụ gồm đau bụng hay khó ngủ.
- Ombitasvir/Paritaprevir và Ritonavir/Dasabuvir dùng mỗi ngày chữa viêm gan giai đoạn muộn miễn là gan vẫn còn hoạt động.
- Simeprevir/Sofosbuvir có thể dùng kết hợp Interferon/ribavirin với các thuốc kháng virus mới tùy trường hợp.

Nhìn chung, các thuốc chữa viêm gan C rất đắt tiền. Mỗi viên thuốc giá khoảng 1.000 đô la.[1] Trung bình việc chữa trị kéo dài 12 tuần tiêu tốn chi phí khoảng 40.000-100.000 đô la.

GHÉP GAN CÓ THỂ LÀ GIẢI PHÁP CUỐI CÙNG

Khi tổn thương gan đã quá nặng, mặc dù đã chữa hết virus nhưng gan vẫn không hồi phục được thì bệnh nhân cần phải ghép gan. Đa số gan được ghép từ người hiến đã tử vong. Trong một số trường hợp, người bị suy gan có thể nhận một phần lá gan từ người hiến tặng còn sống. Vì vậy, ghép gan không phải lúc nào cũng có thể thực hiện được vì thiếu nguồn cung cấp.

Sau khi ghép gan, bệnh nhân cần phải dùng thuốc kháng virus HCV để biết chắc là virus không gây tổn thương gan lần nữa.

---
[1] https://www.healthline.com/health/hepatitis-c/treatment-costs

CÁCH NGĂN NGỪA VIÊM GAN C

Hiện nay, dù vẫn chưa có vắc-xin cho Hepatitis C, nhưng bác sĩ vẫn khuyên quý vị nên tiêm vắc-xin Hepatitis B hay Hepatitis A. Đây là các loại virus khác cũng dễ gây tổn thương gan. Quý vị có thể tham khảo các bài nói chuyện của tôi trên kênh Youtube về viêm gan A và B để biết thêm thông tin.

Quý vị có thể giảm rủi ro nhiễm virus viêm gan C bằng cách quan hệ tình dục an toàn, sử dụng kim tiêm dùng một lần, bỏ hút thuốc lá và hạn chế uống bia rượu. Ngừng các thuốc hay thực phẩm chức năng có thể tổn thương đến lá gan. Hỏi ý kiến bác sĩ của quý vị xem nên dùng loại thuốc gì tốt nhất cho gan.

Chữa các bệnh mạn tính khác để bảo vệ lá gan như chữa cao huyết áp hay kiểm soát bệnh thận.

KẾT LUẬN

Quý vị nên sàng lọc tìm xem mình có bị nhiễm virus Hepatitis C hay không vì đa số mọi người bị nhiễm mà không biết. Việc sàng lọc tìm kiếm Hepatitis C đã dễ hơn rất nhiều, chỉ cần xét nghiệm máu tìm kháng thể virus HCV.

Ngày nay, viêm gan C có thể được chữa trị dứt hoàn toàn bằng cách diệt virus trong cơ thể và giúp gan phục hồi. Điều quan trọng là chẩn đoán sớm để can thiệp kịp thời.

Ngăn ngừa rủi ro nhiễm Hepatitis C giúp quý vị bảo vệ lá gan tốt hơn.

28. VIÊM GAN SIÊU VI B (HBV) - KẺ GIẾT NGƯỜI THẦM LẶNG

VIÊM GAN SIÊU VI B LÀ GÌ?

Là một trong những bệnh truyền nhiễm nguy hiểm nhất thế giới, khiến gan bị viêm sưng hoặc tế bào gan bị hoại tử. Bệnh gây ra bởi virus siêu vi B, đây là loại virus DNA (có chuỗi di truyền đôi) họ Hepadnaviridae có đặc tính nhân đôi bằng RNA trung chuyển nên có thể thâm nhập vào gen của tế bào gan và tăng tốc độ lây nhiễm cho tế bào gan khi vào trong cơ thể.[1]

Bệnh viêm gan B có thể xảy ra cấp tính (ngắn hạn vài tuần) hay mạn tính (kéo dài hơn 6 tháng). Phần lớn bệnh nhân sau khi nhiễm viêm gan B đều phục hồi hoàn toàn. Nhưng với người mắc bệnh mạn tính, viêm gan siêu vi B có thể dẫn đến xơ gan, suy gan, hay ung thư gan. Đa số người mắc bệnh viêm gan siêu vi B đều không biết mình đã bị bệnh.

Vắc-xin là cách ngăn ngừa viêm gan B tốt nhất vì một khi đã nhiễm bệnh mạn tính thì không thể chữa dứt hẳn. Tại Việt Nam, thống kê cho thấy cứ 8 người thì có 1 người mắc viêm gan siêu vi B mạn tính. Trong khi đó, ung thư gan cũng là một trong những loại ung thư thường gặp nhất tại Việt Nam. Một thống kê được Tổ chức Theo dõi Ung thư Toàn cầu (Global Cancer Observatory) thuộc Tổ chức Y tế Thế giới (WHO) công bố năm 2020 cho thấy tại Việt

---

[1] https://www.ncbi.nlm.nih.gov/pmc/articles/PMC2809016/

Nam ung thư gan là loại thường gặp nhất trong các loại ung thư ở nam giới (chiếm 20.5%) và đứng hàng thứ năm ở nữ giới (chiếm 7.4%).[1]

TRIỆU CHỨNG VIÊM GAN SIÊU VI B

Bệnh viêm gan siêu vi B được xem là kẻ giết người thầm lặng vì triệu chứng thường không rõ ràng. Chỉ khoảng một nửa bệnh nhân nhiễm bệnh có triệu chứng, xảy ra khoảng 1-4 tháng sau khi nhiễm virus, như:

- Đau bụng;
- Nước tiểu màu đậm;
- Sốt;
- Biếng ăn;
- Ói mửa hay buồn nôn;
- Đau khớp;
- Mệt mỏi và mất sức;
- Vàng da hay vàng tròng mắt.

VIÊM GAN SIÊU VI B LÂY QUA ĐƯỜNG NÀO?

Bệnh viêm gan B lây nhiễm gần giống như bệnh AIDS/HIV, thường là lây qua ba đường: máu, mẹ sang con, và tình dục.

- Đường máu: tiếp xúc trực tiếp giữa các vết thương, dùng chung bàn chải đánh răng, dao cạo, hay bất kỳ dụng cụ cá nhân nào có chứa máu và dịch. Dùng chung kim tiêm, xăm da chảy máu, hay truyền máu không an toàn.
- Đường từ mẹ sang con: thường là khi sinh, đây là đường truyền phổ biến nhất và cũng là

---

[1] https://gco.iarc.fr/today/data/factsheets/populations/704-viet-nam-fact-sheets.pdf

nguyên nhân chính gây ra viêm gan siêu vi B tại Việt Nam. Nhiều phụ nữ mang thai bị nhiễm HBV mà không hề biết do bệnh không có triệu chứng khi mới nhiễm virus hoặc không được xét nghiệm.

- Đường tình dục: khi quan hệ không có biện pháp bảo vệ (bao cao su).

Lưu ý là viêm gan siêu B không lây qua đường không khí, không lây khi đụng chạm hay ôm nhau, không lây khi ăn uống chung hay làm việc chung.

XÉT NGHIỆM VÀ THEO DÕI BỆNH HBV THẾ NÀO?

Với người chưa biết tình trạng bệnh thì bác sĩ có thể xét nghiệm tìm kháng nguyên bề mặt viêm gan B (HBsAg) để nhận biết có virus HBV trong máu hay không. Bác sĩ cũng sẽ thử kháng thể bề mặt viêm gan B (Anti-HBs) để xem quý vị có kháng thể bảo vệ khỏi bị nhiễm bệnh không.

Khi cả hai kháng nguyên HBsAg và kháng thể Anti-HBs đều âm tính thì quý vị nên đi tiêm vắc-xin ngừa virus.

Với người đã mắc virus HBV lâu dài, bác sĩ sẽ xét nghiệm các chỉ số men gan LFT (AST/ALT), chỉ số AFP, siêu âm gan, và đếm mật độ virus DNA HBV, kết hợp với thăm khám lâm sàng để chẩn đoán tình trạng bệnh.

Sinh thiết gan là xét nghiệm ít khi dùng, chỉ cần thiết khi cần tìm ra tình trạng hay nguyên nhân bệnh lý gan như ung thư.

CHỮA TRỊ VIÊM GAN SIÊU VI B

Cách tốt nhất chữa trị bệnh là ngăn ngừa bệnh ngay từ đầu bằng vắc-xin. Nếu bệnh nhân đã mắc bệnh mạn tính thì tùy vào mức độ bệnh nặng hay nhẹ, mật độ virus, và tổn thương gan, sức khỏe nền mà bác sĩ sẽ có cách điều trị khác nhau.

Chữa viêm gan siêu vi cấp tính: bác sĩ sẽ theo dõi và hướng dẫn bệnh nhân nghỉ ngơi, ăn uống, và thường không dùng thuốc vì phần lớn bệnh nhân sẽ tự hồi phục.

Chữa trị viêm gan siêu vi mạn tính:

- Bác sĩ sẽ cho uống thuốc để giảm mật độ virus, giảm rủi ro phát triển ung thư gan và rủi ro lây bệnh cho người khác. Các thuốc kháng virus hiện nay gồm entecavir (Baraclude), tenofovir (Viread), lamivudine (Epivir), adefovir (Hepsera) và telbivudine (Tyzeka).
- Thuốc tiêm Interferon alfa-2b (Intron A) là một dạng protein tổng hợp từ người để chiến đấu chống virus (tôi có nói về loại thuốc này thử dùng để chữa trị Covid-19). Loại này thường dùng ở người trẻ tuổi không muốn dùng thuốc hay phụ nữ muốn có thai (lưu ý là không nên dùng lúc đang có thai). Thuốc tiêm Interferon có thể có những tác dụng phụ như ói mửa, khó thở, hay trầm cảm.
- Ghép gan là cách cuối cùng khi gan đã bị tổn thương trầm trọng. Đa số gan được lấy từ người hiến chết não và bệnh nhân ghép gan thường phải uống thuốc chống thải ghép.

Ngoài ra chữa trị viêm gan siêu vi B còn bao gồm:
- Tiêm phòng vắc-xin viêm gan B để giảm rủi ro tổn thương cho gan.
- Kiểm tra người nhà bệnh nhân mắc viêm gan siêu vi B để theo dõi và chữa trị sớm.
- Tránh uống rượu làm tăng rủi ro tổn thương gan.

TIÊM VẮC-XIN VIÊM GAN B: PHÒNG BỆNH HƠN CHỮA BỆNH

Tiêm vắc-xin viêm gan B gồm 3 mũi tiêm, tiêm trong vòng 6 tháng (tháng thứ 0, 2 và 6). Tiêm xong 3 mũi có thể giúp quý vị ngăn ngừa bệnh viêm gan siêu vi B suốt đời. Với quý vị thiếu mũi thứ hai hay mũi thứ ba thì nên tiêm càng sớm càng tốt. Tiêm ngừa viêm gan siêu vi B cũng giúp quý vị ngăn ngừa ung thư gan do loại virus này.

Những ai nên tiêm:
- Tất cả trẻ sơ sinh. Tiêm mũi đầu tiên lúc mới sinh và ba mũi tiếp theo vào các tháng 2, 3 và 4.
- Người lớn chưa mắc bệnh và chưa có kháng thể đặc hiệu bảo vệ.
- Nam quan hệ đồng tính.
- Các bệnh mạn tính làm suy yếu hệ miễn dịch.

VIÊM GAN SIÊU VI B VÀ UNG THƯ GAN

Viêm gan B là nguyên nhân hàng đầu gây ra ung thư gan – một trong những loại ung thư gây tử vong cao nhất. Vì vậy, ngăn ngừa và chữa trị ung thư gan bắt đầu bằng việc tầm soát và điều trị viêm gan B.

Ung thư gan diễn biến chậm và thường ít có triệu chứng cho đến giai đoạn cuối. Với người mắc bệnh viêm gan B lúc còn nhỏ (thường do mẹ lây qua con) thì rủi ro phát bệnh ung thư gan sau này rất cao.

Ung thư gan cũng là loại ung thư khó chữa trị, tỉ lệ tử vong sau 5 năm rất cao, gần 90%. Tin vui là ung thư gan có thể sàng lọc sớm thông qua việc theo dõi xét nghiệm bệnh viêm gan và siêu âm thường xuyên.

VIÊM GAN SIÊU VI B VÀ UỐNG THUỐC TYLENOL

Do thuốc trị cảm và đau nhức Tylenol (Paracetamol-APAP) chuyển hóa trong gan nên bệnh nhân mắc bệnh viêm gan siêu vi B cần phải cẩn thận khi dùng thuốc này. Nếu không cần thiết thì bệnh nhân có thể uống thuốc NSAID (chuyển hóa tại thận) để giảm rủi ro tổn thương gan.

Trong trường hợp phải dùng thuốc Tylenol thì bệnh nhân nên dùng liều thấp nhất có thể, cụ thể là mỗi lần không quá 500 mg (1 viên) và nhiều nhất là 4 viên (2 g/ngày).

KẾT LUẬN

Viêm gan siêu vi là căn bệnh cực kỳ nguy hiểm, dễ lây lan và ít có triệu chứng rõ ràng. Bệnh có thể dẫn đến xơ gan, ung thư gan.

Cách tốt nhất là tiêm ngừa vắc-xin, theo dõi bệnh kỹ với bác sĩ nếu đã mắc bệnh để ngăn ngừa biến chứng sau này.

Dùng thuốc Tylenol hay các thuốc khác phải cẩn thận vì có thể làm tăng rủi ro tổn thương gan.

29 BỆNH VIÊM LOÉT BAO TỬ DO H. PYLORI

Viêm loét bao tử do vi khuẩn Helicobacter Pylori (H. pylori) là một bệnh đau bao tử thường gặp, xảy ra khắp nơi, và có thể có những biến chứng nguy hiểm nếu không chữa trị tận gốc. Một ước tính từ Trung tâm Kiểm soát Dịch bệnh Hoa Kỳ (CDC) cho thấy có đến 50% dân số thế giới, trong đó 80% ở các nước đang phát triển, đã bị nhiễm vi khuẩn này. Tuy nhiên, chỉ có khoảng 20% người nhiễm vi khuẩn này sẽ phát bệnh viêm loét bao tử.

Hầu hết mọi người đã nhiễm vi khuẩn này không hề biết mình bị bệnh, chỉ khi nào có triệu chứng đau bao tử thì họ mới đi xét nghiệm. Các nghiên cứu khác chỉ ra có thể chúng ta đã nhiễm vi khuẩn này từ lúc nhỏ, thông qua đường ăn uống, hay nhiễm khi chúng ta lớn lên, khi sống chung với người khác qua các đường tiếp xúc gần, như ăn uống chung, hôn hít, và chia sẻ đồ dùng cá nhân như đồ ăn thức uống.

Lưu ý là nhiễm vi khuẩn H. pylori và phát bệnh viêm loét bao tử do vi khuẩn này là hai khái niệm khác nhau. Cũng như bệnh nhân nhiễm virus Sars-Cov-2 không có triệu chứng và phát bệnh Covid-19 với nhiều triệu chứng như ho, sốt, khó thở, đau nhức.

Giải Nobel Y khoa năm 2005 trao cho hai bác sĩ người Úc, Barry James Marshall và Robin Warren vì đã tìm ra mối liên hệ giữa vi khuẩn H. pylori và bệnh viêm loét bao tử. Năm 1985, bác sĩ Marshall đã tự uống vi khuẩn này vào người và tự gây ra bệnh viêm bao tử để chứng minh mối liên hệ giữa hai bên.

TRIỆU CHỨNG

Phần lớn bệnh nhân khi nhiễm vi khuẩn này đều không có triệu chứng hay dấu hiệu gì cả. Ở những bệnh nhân có triệu chứng thường sẽ là:

- Đau bụng râm ran hay đau nhẹ vùng bao tử;
- Đau bụng nặng hơn khi đói, giảm đau khi ăn vào;
- Ói mửa và buồn nôn;
- Ợ chua thường xuyên;
- Biếng ăn, hay ăn mất ngon và mất vị giác;
- Sình bụng hay cảm giác bụng căng tức;
- Giảm cân.

Quý vị cần gọi bác sĩ ngay lập tức với các triệu chứng nặng hơn như đi cầu ra phân đen (cho thấy máu chảy ra từ vết loét bao tử), khó thở, đau tức ngực, đau bụng dữ dội kèm theo ói mửa.

CHẨN ĐOÁN

Bác sĩ sẽ hỏi về bệnh sử của bạn, tìm hiểu xem vì sao bạn bị đau bao tử, loét bao tử do bệnh gì, và có thể xét nghiệm xem vi khuẩn H. pylori có phải là nguyên nhân gây bệnh hay không.

Xét nghiệm hơi thở ure (urea breath test) xem có vi khuẩn trong bao tử: là xét nghiệm chính xác nhất vì có thể cho thấy sự có mặt hiện tại của vi khuẩn này trong bao tử. Đầu tiên, bác sĩ sẽ cho bạn thở vào trong một cái túi để đo nồng độ CO_2 (Carbon dioxide), sau đó uống một dung dịch có chứa ure (thường mùi vị như nước chanh), rồi thở lần hai để đo nồng độ CO_2 lần nữa.

Nếu bị nhiễm vi khuẩn H. pylori, vi khuẩn này sẽ phân hủy chất ure quý vị vừa uống, thải ra thêm CO_2. Vì vậy, hàm lượng CO_2 sẽ cao hơn ở lần thở thứ 2. Nếu quý vị không nhiễm thì lượng CO_2 thở ra giống như lần trước. Lưu ý là thuốc kháng axit có thể làm ảnh hưởng đến kết quả xét nghiệm do ức chế axit và vi khuẩn. Vì vậy, quý vị nên ngưng thuốc ức chế axit (Proton Pump Inhibitor) khoảng 1 tuần trước khi xét nghiệm.

Xét nghiệm tìm kháng nguyên (Antigen) vi khuẩn H. pylori qua đường phân: Cách này cũng tìm ra sự có mặt của vi khuẩn, mặc dù độ chính xác kém hơn so với xét nghiệm trên. Thuốc kháng axit và thức ăn cũng có thể ảnh hưởng đến kết quả xét nghiệm.

Xét nghiệm tìm kháng thể (Antibody) của vi khuẩn trong máu: là cách tìm xem quý vị có từng bị nhiễm vi khuẩn hay đang nhiễm vi khuẩn. Kết hợp các loại xét nghiệm có thể cho ra kết quả cao hơn trong trường hợp chẩn đoán khó khăn.

Nội soi bao tử lấy sinh thiết tìm H. pylori: Cách này có độ chính xác cao nhưng chỉ thực hiện khi bệnh nhân có những chỉ định nội soi như xuất huyết bao tử, nghi ngờ ung thư bao tử. Bệnh nhân sẽ được gây mê một phần và bác sĩ sẽ đưa ống nội soi vào, lấy một phần nhỏ của thành bao tử và xem dưới kính hiển vi xem có vi khuẩn này hay không.

AI NÊN XÉT NGHIỆM VI KHUẨN H. PYLORI?

Vì đa số bệnh nhân nhiễm vi khuẩn này không có triệu chứng và không phát thành bệnh nên có nhiều tranh luận xung quanh việc nên xét nghiệm vi khuẩn này cho ai. Năm 2018, các chuyên gia bệnh đường ruột tại hội nghị Houston đã ra thông báo những bệnh nhân nào nên xét nghiệm vi khuẩn này:

- Có triệu chứng đau bao tử như trào ngược dạ dày, ợ chua hay sình bụng;
- Có người thân nhiễm bệnh loét bao tử do vi khuẩn này;
- Có tiền sử ung thư bao tử dạng Lymphoma (MALT);
- Có người thân bị ung thư bao tử.

CHỮA TRỊ BẰNG KHÁNG SINH VÀ KHÁNG AXIT

Vi khuẩn H. pylori là vi khuẩn hình xoắn, có thể thích ứng trong môi trường độc hại, và có khả năng tự bảo vệ cao trước kháng thể và hệ miễn dịch. Vì vậy, chữa trị bệnh thường cần đến hai loại kháng sinh (Amoxicillin và Clarithromycin) dùng một lúc trong vòng 1-2 tuần, kèm theo một loại thuốc kháng axit (Proton pump inhibitor) nên gọi là trị liệu 3 loại thuốc (triple therapy). Đa số bệnh nhân sẽ khỏi bệnh sau vài tuần và nên xét nghiệm lại xem mình đã hết nhiễm vi khuẩn chưa.

Trong trường hợp bệnh nhân vẫn còn triệu chứng và có dấu hiệu kháng kháng sinh họ Amoxicillin, bác sĩ sẽ cho thuốc mạnh hơn, kết hợp 4 loại thuốc (Tetracycline, Metronidazole, proton pump inhibitor và bismuth salt).

BIẾN CHỨNG NGUY HIỂM NẾU KHÔNG CHỮA TRỊ

Xuất huyết bao tử do vết loét. Khoảng 10% bệnh nhân khi nhiễm vi khuẩn này sẽ có vết loét, lâu dài dẫn đến chảy máu bao tử.

Viêm bao tử kinh niên dẫn đến chất lượng cuộc sống giảm hẳn như biếng ăn, đau bụng, sình hơi.

Ung thư bao tử là biến chứng nguy hiểm nhất nếu bệnh nhân không chữa trị dứt hẳn bệnh đau bao tử.

KẾT LUẬN

Bệnh viêm loét bao tử do vi khuẩn H. pylori là bệnh dễ nhiễm, xảy ra khắp nơi, có nhiều triệu chứng như đau bụng, sình hơi, ợ chua.

Xét nghiệm bệnh bằng hơi thở ure an toàn và cho độ chính xác cao.

Chữa trị bệnh này nên chữa tận gốc, dứt điểm triệu chứng đau bao tử vì để lâu sẽ có những biến chứng nguy hiểm như xuất huyết bao tử hay ung thư bao tử.

30. VIÊM THẤP KHỚP (RA) CÓ THỂ CHỮA DỨT HẲN?

VIÊM THẤP KHỚP RA - RHEUMATOID ARTHRITIS LÀ GÌ?

Bệnh viêm khớp dạng thấp là một bệnh viêm mạn tính (lâu dài) do hệ miễn dịch của cơ thể tự tấn công các khớp, đặc biệt là tấn công vào màng bao xung quanh khớp, gây ra viêm sưng đau nhức khớp. Theo thời gian thì các màng bao quanh và khớp bị sưng, dẫn đến viêm đau nhức, cuối cùng là sụn và khớp bị phá hủy. Các dây chằng và cơ xung quanh khớp cũng bị yếu và giãn ra, dẫn đến các khớp bị thay đổi hình dáng, bị cong quẹo đi.

Ngoài ra hệ miễn dịch trong bệnh thấp khớp còn tấn công các cơ quan khác, không chỉ riêng khớp mà còn có thể ảnh hưởng đến da, mắt, phổi, tim, và các mạch máu.

Bệnh thấp khớp được cho là có liên quan đến gen và di truyền, mặc dù các yếu tố môi trường khác cũng có thể ảnh hưởng, gây ra triệu chứng bệnh.

Các tiến bộ y học gần đây cải thiện rất nhiều về việc chẩn đoán và điều trị RA. Hầu hết bệnh nhân đều có có cuộc sống bình thường, miễn là uống thuốc và được bác sĩ theo dõi đúng mức.

Lưu ý là bệnh RA khác với bệnh viêm khớp do thoái hoá (OA-Osteoarthritis), là bệnh chủ yếu do lớp sụn bảo vệ khớp bị mòn theo thời gian khi bệnh nhân có tuổi. Vì vậy, bệnh RA thường xảy ra ở người trẻ trong khi bệnh OA thường xảy ra ở người lớn tuổi.

CÁC TRIỆU CHỨNG CỦA BỆNH VIÊM THẤP KHỚP

Bệnh nhân có thể có nhiều triệu chứng, chủ yếu xuất hiện ở khớp, nhưng cũng có thể ảnh hưởng đến những chỗ khác, như:

- Viêm sưng đau nhức các khớp nhỏ như khớp ngón tay và cổ tay. Các khớp khác cũng có thể bị đau sưng, thường là bị sau khi đau nhức các khớp nhỏ và cùng một bên với các khớp nhỏ bị đau nhức;
- Tê cứng khớp vào buổi sáng hoặc sau khi thức dậy;
- Mệt mỏi, sốt, sụt cân và biếng ăn;

Các triệu chứng khác bao gồm:

- Nổi mẩn trên da;
- Đau nhức mắt;
- Khó thở (do xơ cứng phổi);
- Khô miệng (do viêm sưng tuyến nước bọt);
- Tê nhức, mất cảm giác do viêm sưng dây thần kinh.

Các triệu chứng bệnh RA thường khác nhau ở nhiều bệnh nhân, có thể nhiều triệu chứng đến cùng lúc, hoặc chỉ bị đau khớp. Theo thời gian, nếu không chữa, các khớp sẽ bị tàn phá, dẫn đến thương tật vĩnh viễn, kèm theo các tổn thương ở các cơ quan khác như phổi hay tim.

CHẨN ĐOÁN BỆNH VIÊM THẤP KHỚP

Để chữa bệnh thấp khớp hiệu quả, điều đầu tiên cần làm là chẩn đoán bệnh chính xác vì bệnh này không dễ chẩn đoán. Nhiều bệnh nhân hay nhầm lẫn giữa viêm thấp khớp (RA) và viêm thoái hóa khớp (OA) dẫn đến không chữa trị đúng cách làm tổn thương không hồi phục khớp. Các dấu hiệu khác như xơ phổi, khó thở, da nổi mẩn cũng có thể dễ lầm với các bệnh khác.

Không có một loại xét nghiệm hay hình ảnh duy nhất nào để chẩn đoán bệnh thấp khớp. Bác sĩ sẽ hỏi về bệnh sử, thăm khám khớp, tổng hợp xét nghiệm lab và hình ảnh để tìm ra chẩn đoán.

Thăm khám lâm sàng: Bác sĩ sẽ kiểm tra viêm sưng màng hoạt dịch (Synovitis) là màng chứa dịch bao xung quanh khớp, kiểm tra khớp có giảm khả năng vận động, tích nước hay không, đồng thời xem xét các dây thần kinh và sức mạnh của các cơ.

Xét nghiệm máu: với các chỉ số thường dùng để chẩn đoán và theo dõi bệnh viêm thấp khớp như:

CRP (C-reactive protein) và ESR (Sed rate) là những xét nghiệm để xem tình trạng viêm của cơ thể. Thường khi các khớp bị đau sưng thì các chỉ số CRP và ESR tăng cao, khi các chỉ số này trở về bình thường sẽ gợi ý bệnh nhân đã hết viêm và có thể hết đau nhức.

RF (Rheumatoid Factor) và Anti-CCP (Anti-Citrullinated Peptide) là những chỉ dấu đặc thù cho bệnh thấp khớp. Thường RF có độ nhạy cao nhưng độ đặc hiệu thấp trong khi độ nhạy của Anti-CCP có thể thấp nhưng độ đặc hiệu cao hơn. Lưu ý là có những bệnh nhân có kết quả âm tính (bình thường) cả hai chỉ số RF/Anti-CCP nhưng vẫn bị viêm thấp khớp (gọi là Seronegative rheumatoid arthritis).

Xét nghiệm hình ảnh:

- Chụp X-quang xương bàn tay/cổ tay để tìm ra dấu hiệu tổn thương khớp.
- Siêu âm được dùng để tìm các dấu hiệu viêm sưng và tổn thương khớp.
- Đôi khi bác sĩ sẽ đặt MRI khớp để xem các tổn thương phần mềm khác có thể liên quan đến khớp bị viêm sưng.
- Siêu âm tim để tìm ra các dấu hiệu bệnh tim (thường là van tim) có liên quan đến viêm khớp.
- Chụp CT phổi để tìm ra các dấu hiệu xơ phổi và theo dõi phổi sau khi chữa trị viêm thấp khớp.

AI DỄ BỊ BỆNH VIÊM THẤP KHỚP?

Nữ giới thường bị viêm thấp khớp nhiều hơn nam giới. Đa số bệnh thấp khớp bắt đầu vào lúc trẻ tuổi hoặc trung niên.

Nếu gia đình có người bị thấp khớp thì quý vị sẽ có nhiều khả năng bị viêm thấp khớp.

Hút thuốc lá sẽ tăng rủi ro mắc bệnh thấp khớp và các bệnh nguy hiểm khác.

Béo phì cũng tăng rủi ro mắc bệnh thấp khớp và bệnh viêm thoái hóa khớp.

CHỮA TRỊ

Do viêm thấp khớp là bệnh do hệ miễn dịch gây ra nên sẽ không có cách chữa khỏi hoàn toàn. Tuy nhiên, bác sĩ có thể kiểm soát các triệu chứng và giúp bệnh nhân có một cuộc sống bình thường. Quan trọng là bệnh nhân và bác sĩ chuyên khoa xương khớp cần làm việc với nhau để tìm ra cách trị liệu thích hợp nhất. Ngày nay, có rất nhiều thuốc chữa bệnh thấp khớp.

- Thuốc giảm đau: thường dành cho bệnh nhân thấp khớp nhẹ. Bác sĩ thường sẽ cho các thuốc kháng viêm họ NSAID như Aleve, Ibuprofen, hay Meloxicam để giảm đau hoặc cho thuốc Tylenol để giảm đau nếu bệnh nhân có bệnh bao tử.

- Thuốc đặc trị bệnh viêm khớp (DMARD – Disease Modifying AntiRheumatic Drugs) là các thuốc ức chế lên hệ miễn dịch, làm giảm việc sản xuất các kháng thể, giảm khả năng tấn công của kháng thể vào khớp. Các thuốc DMARDs hay dùng tại Hoa Kỳ là methotrexate (Trexall, Otrexup, others), leflunomide (Arava), hydroxychloroquine (Plaquenil) và sulfasalazine (Azulfidine). Dùng DMARD lâu dài có thể dẫn đến hệ miễn dịch bị ức chế, dễ bị viêm phổi.

- Thuốc hóa trị: Một số trường hợp bệnh nặng, không giảm khi dùng thuốc DMARD, bác sĩ sẽ cho dùng thuốc hóa trị như Cyclophosphamide hay Cyclosporine.

- Thuốc steroid: là thuốc ức chế hệ miễn dịch và giảm viêm. Dùng steroid trong viêm thấp khớp chỉ nên là tạm thời vì dùng steroid lâu dài sẽ có những biến chứng nguy hiểm như mỏng da, mềm xương, cao huyết áp, thay đổi tính tình.

- Thuốc đặc trị sinh hiệu (Biologic agents) là những thuốc gần đây, chuyên cắt các chuỗi viêm đau nhức, làm giảm tín hiệu đau, dẫn đến kiểm soát cơn đau và cơn viêm tốt hơn. Các thuốc Biologics tại Hoa Kỳ là abatacept (Orencia), adalimumab (Humira), anakinra (Kineret), baricitinib (Olumiant), certolizumab (Cimzia), etanercept (Enbrel), golimumab (Simponi), infliximab (Remicade), rituximab (Rituxan), sarilumab (Kevzara), tocilizumab (Actemra) và tofacitinib (Xeljanz).

Vật lý trị liệu là một phần quan trọng trong chữa trị bệnh khớp, đặc biệt là bệnh viêm khớp dạng thấp. Bệnh nhân nên tập vật lý trị liệu thường xuyên để giữ các khớp và cơ hoạt động tốt. Lưu ý là bệnh nhân nên nên tập vật lý trị liệu theo khả năng của mình, ngưng tập ngay khi đau, tập nhẹ, ngắn, tập dần dần thay vì tập nặng. Quý vị có thể xem các bài tập vật lý trị liệu giảm đau của tôi trên kênh Youtube Dr Wynn Tran để biết chi tiết.

Phẫu thuật khớp, thay khớp, hay phẫu thuật cắt bỏ màng viêm có thể là lựa chọn cuối cùng nếu khớp bị viêm liên tục, khớp bị chấn thương, hoặc không giảm đau khi dùng thuốc.

BIẾN CHỨNG CỦA BỆNH VIÊM THẤP KHỚP

Bệnh thấp khớp và kể cả thuốc chữa bệnh thấp khớp sẽ làm tăng rủi ro quý vị bị loãng xương. Vì vậy, khi chữa bệnh thấp khớp, bác sĩ sẽ kiểm tra vitamin D, chụp hình DEXA, và ước lượng các rủi ro khác của bệnh loãng xương. Lưu ý là người mắc bệnh loãng xương khi té ngã sẽ có thể có những nguy hiểm chết người.

Dễ bị nhiễm trùng do hệ miễn dịch tấn công không chính xác. Các bệnh nhân thấp khớp thường dễ bị các bệnh nhiễm trùng, nhất là trong khi đang uống các thuốc ức chế hệ miễn dịch. Vì vậy, bệnh nhân thấp khớp nên tiêm phòng và thăm khám bác sĩ thường xuyên.

Các biến chứng khác tại các cơ quan khác như bệnh tim, bệnh phổi, bệnh hẹp ống cổ tay do dây thần kinh bị ép và viêm. Đau và khô mắt do viêm sưng tuyến lệ và tuyến nước bọt. Ung thư máu (lymphoma) cũng thường hay gặp với bệnh nhân bị viêm khớp dạng thấp.

KẾT LUẬN

Bệnh viêm khớp dạng thấp là bệnh viêm khớp phức tạp, lâu dài do hệ miễn dịch tấn công vào khớp và sụn làm đau nhức.

Để chữa trị bệnh hiệu quả, bệnh nhân cần gặp bác sĩ chuyên khoa xương khớp để chẩn đoán và cho phác đồ điều trị thích hợp.

Hiện nay chúng ta có rất nhiều thuốc chữa bệnh thấp khớp hiệu quả, từ thuốc giảm đau nhẹ, thuốc đặc trị, cho đến hóa trị. Bệnh nhân nên chữa trị dứt hẳn triệu chứng để không bị dị tật và hư các khớp.

NHÀ XUẤT BẢN WYNN MEDICAL CENTER

WYNN MEDICAL CENTER PUBLISHER

Rosemead, Los Angeles County, CA 91770, USA

Tel: +1 (626) 573-9003 / (626) 316-8287 / (626) 316-8169

Fax: (626) 573-0641

TRONG PHÒNG CHỜ
VỚI BÁC SĨ WYNN

TẬP 2

Xuất bản lần thứ nhất tại Việt Nam năm 2020

Tái bản lần thứ nhất tại Hoa Kỳ năm 2023

với một số chỉnh sửa hoàn thiện

Tái bản lần thứ hai tại Hoa Kỳ năm 2024

Phát hành trên hệ thống POD toàn cầu

Biên tập, hiệu đính & thiết kế bản in:

Nguyễn Minh Tiến

Milton Keynes UK
Ingram Content Group UK Ltd.
UKHW030907011224
451693UK00001B/15